© Dr. med. Werner Tschan 2019

Manual
Ethik der Psychotherapie

Die Teilnehmer/innen des Ausbildungslehrgangs Systemische Psychotherapie am ZSB Bern erhalten dieses Manual als Arbeitsunterlage.

Herausgegeben durch:
Dr. med. Werner Tschan
PO Box 429
CH-4009 Basel / Schweiz

fon +4161-331-6113
info@bsgp.ch
http://www.bsgp.ch

Alle Rechte vorbehalten. Veröffentlichungen, auch auszugsweise, sind nur mit schriftlicher Genehmigung durch den Autor zulässig.

Bei der Verfassung und Zusammenstellung der Texte in diesem Manual wurde mit grösster Sorgfalt vorgegangen; trotzdem können Fehler nicht vollständig ausgeschlossen werden.

Haftungsausschluss
Sämtliche Äusserungen in diesem Manual erfolgen unter Ausschluss jeglicher Haftung für möglicherweise unzutreffende Angaben tatsächlicher oder rechtlicher Art. Das vorliegende Manual kann nicht für rechtsverbindliche Auskünfte und Ratschläge verwendet werden; es kann auch keine persönliche Beratung ersetzen. Wenn Sie konkrete Anliegen in Zusammenhang mit der Thematik haben, wenden Sie sich bitte an erfahrene Fachleute. Der Verfasser kann Ihnen dabei behilflich sein.

Der Verfasser hat keinen Einfluss auf die aktuelle und zukünftige Gestaltung von Links, welche in diesem Manual angeführt werden. Werner Tschan übernimmt deshalb keine Haftung für die Inhalte externer Links, für die ausschliesslich die jeweiligen Betreiber verantwortlich sind.

Für Verbesserungsvorschläge und Hinweise auf Fehler oder möglicherweise irreführende Textpassagen ist der Autor dankbar.

Bibliografische Information der Deutschen Nationalbibliothek
Die Deutsche Nationalbibliothek verzeichnet diese Publikation
in der Deutschen Nationalbibliografie, detaillierte bibliografische Daten
sind im internet über http://dnb.dnb.de abrufbar.

© 2019 Werner Tschan

Herstellung und Verlag

BoD – Books on Demand, Norderstedt

ISBN 978-3-7431-7716-1

Inhalt: Ethik der Psychotherapie

DANKSAGUNG 5

EMPFOHLENE LITERATUR 5

VORWORT: ETHIK DER PSYCHOTHERAPIE 6

KOMPETENZ IM BERUF 7

1 DER THEORETISCHE RAHMEN 11
- 1.1 Was ist Ethik? 12
- 1.2 Begriffe 14
- 1.3 Medizinethik 15
- 1.4 Das Verhältnis zwischen Psychiatrie und Psychotherapie 16
- 1.5 Psychotherapie und Medizin 18
- 1.6 Betrug und Verrat in der Psychotherapie 19
- 1.7 Beziehungs- und Sexualethik 21

2 DER BEHANDLUNGSRAHMEN AUS ETHISCHER SICHT 23
- 2.1 Menschenbild 25
- 2.2 Informed consent 28
- 2.3 Vertraulichkeit 29
- 2.4 Tarasoff-Doktrin 32
- 2.5 Stigmatisierung (Rolle der Gesellschaft) 33
- 2.6 Nebenwirkungen von Psychotherapie 37
- 2.7 Berührungen in der Psychotherapie 39
- 2.8 Offenlegung persönlicher Aspekte 40

3 WAS IST EINE PSYCHISCHE STÖRUNG? 41
- 3.1 Normalität, Gesundheit, Krankheit 42
- 3.2 Suizidalität 45
- 3.3 Diagnosesysteme 47
- 3.4 Grenzen im Umgang mit der Lebensumwelt 49
- 3.5 Antropologische Dimensionen 50

4 INTERVENTIONSKONZEPTE 51
- 4.1 Methodenvielfalt 54
- 4.2 Die junge Patientin / der junge Patient 56
- 4.3 Familien und Angehörige 59
- 4.4 Die alte Patientin / der alte Patient 60
- 4.5 Menschen mit Behinderungen 62
- 4.6 Auswirkungen von Bindungserfahrungen 64
- 4.7 Das Internet in der Behandlung 65
- 4.8 Schulenübergreifende Interventionskonzepte 67
- 4.9 Einsatz von Psychopharmaka 68
- 4.10 Abschluss der Behandlung 73
- 4.11 Behandlung gegen den eigenen Willen 75
- 4.12 Sterbebegleitung 78

5	**AUS- UND WEITERBILDUNG**	**82**
5.1	SELBSTERFAHRUNG	83
5.2	SELBSTVERANTWORTUNG	84
5.3	FALL-SUPERVISION	85
5.4	INFORMATIONSMANAGEMENT (WIE HALTEN SICH FACHLEUTE À JOUR?)	86
5.5	GUIDELINES ZUR ETHIK	87
6	**RECHT UND PSYCHIATRIE**	**90**
6.1	DIE THERAPEUTIN/DER THERAPEUT IST NICHT RICHTER/IN	93
6.2	GRENZEN IN DER BEHANDLUNG	94
6.3	HILFE UND REHABILITATION BEI FACHLICHEM FEHLVERHALTEN	96
6.4	ROLLE DER AUFSICHTSORGANE	98
6.5	AUSEINANDERSETZUNG MIT DER RECHTSSPRECHUNG	100
6.6	SOZIALVERSICHERUNGEN	103
6.7	PATIENTENRECHTE UND OMBUDSSTELLEN	104
7	**FORENSISCHE PSYCHIATRIE UND PSYCHOTHERAPIE**	**107**
7.1	BEGUTACHTUNGEN	109
7.2	PROGNOSEGUTACHTEN	111
7.3	ROLLEN KONFLIKTE	113
7.4	REAKTIONEN DER GESELLSCHAFT AUF FORENSISCHE DIAGNOSEN	113
8	**RESSOURCEN-DISKUSSION**	**117**
8.1	ZUGANG ZU PSYCHIATRISCH-PSYCHOTHERAPEUTISCHEN DIENSTEN	118
8.2	KOSTENDISKUSSION	119
8.3	DIGITALISIERUNG IM GESUNDHEITSWESEN	121
9	**FORSCHUNG**	**122**
10	**GESUNDHEITSPRÄVENTION**	**124**
10.1	PSYCHIATRIE UND PSYCHOTHERAPIE IN DEN MEDIEN	125
10.2	INFORMATION DER GESELLSCHAFT	126
10.3	GESUNDHEITSPRÄVENTION IN DER SCHULE	127
	HUMOR IN DER PSYCHOTHERAPIE	**129**
	ZUM SCHLUSS	**130**
	LITERATUR:	**133**
	DER AUTOR: DR. MED. WERNER TSCHAN MAE	**142**

Danksagung

Ich danke Beat Ramseyer, Tessa Meuter, Brigitte Dolder, Judit Pók Lundquist, Philipp Hauser, Katrin Schudel, Martin Rufer, Peter Zihlmann, Flurina Elvedi, Daniela Ritzenthaler, Harald Requardt, Felix Harder und Jörg Wanner für die kritische Durchsicht und die fachlichen Anregungen – die teilweise jahrelange gemeinsame Arbeit verbunden mit vielen Diskussionen hat den Blick für die ethischen Fragestellungen in unserem Beruf geschärft.

Danken möchte ich auch meiner Ehefrau Melanie Kast Tschan, die neben Medizin auch Philosophie studiert hatte – und die mich Dank ihren Kenntnissen und Erfahrungen stets unterstützt hat. Sie hat in der Entstehung dieses Manuals Wesentliches beigesteuert und hat durch ihre Sicht als Frau auch mitgeholfen, einen allfälligen Genderbias zu überwinden.

Einen herzlichen Dank gebührt auch Karin Gfeller Grehl vom ZSB Bern für die Einladung als Kursdozent zur Ethik der Psychotherapie und die damit ausgelöste Auseinandersetzung mit dieser Thematik.

Und danken möchte ich insbesondere auch Christoph Rehmann-Sutter für die Bereitschaft, das Manual mit einem Vorwort abzurunden. Er musste eine sportliche Leistungen an den Tag legen, weil der Zeitrahmen doch sehr kurz war, den ich ihm vorgeben konnte.

Empfohlene Literatur

- Bergdolt Klaus: Das Gewissen der Medizin. Ärztliche Moral von der Antike bis heute. München, Beck, 2004.
- Damasio Antonio: The Strange Order of Things. Life, Feeling, and the Making of Cultures. New York, Pantheon Books, 2018.
- Ellenberger Henri F.: The Discovery of the Unconscious. New York, Basic Books, 1970
- Frances Allen: Normal. Gegen die Inflation psychiatrischer Diagnosen. Köln, DuMont, 2013.
- Giordano James J., Gordijn Bert (eds.): Scientific and Philosophical Perspectives in NeuroEthics. Cambridge, Cambridge University Press, 2010.
- Green Stephen A., Bloch Sidney (eds.): An Anthology of Psychiatric Ethics. Oxford, Oxford University Press, 2006
- Hutterer-Krisch Renate: Grundriss der Psychotherapieethik. Wien, Springer, 2007
- Keith-Spiegel P., Koocher G.P.: Ethics in Psychology. Professional standards and cases. New York, McGraw-Hill, 1985.
- Nida-Rümelin J. (Hrsg.): Angewande Ethik. Die Bereichsethiken und ihre theoretische Fundierung. Stuttgart, Kröner, 2005.
- Von Foerster Heinz, Bröcker Monika: Teil der Welt: Fraktale einer Ethik. Heidelberg, Carl Auer, 2002.

Vorwort: Ethik der Psychotherapie

Bei aller Asymmetrie, die in der therapeutischen Beziehung oft unvermeidlich ist, bleibt das therapeutische Geschehen für die Therapeutin oder den Therapeuten nur auf Augenhöhe mit dem Patienten wirklich erfahrbar. Auf Augenhöhe zu sein ist die Bedingung eines Verhältnisses der wechselseitigen Anerkennung, der achtsamen Zuwendung und des Respekts. Dieses Motto zieht sich durch die Ethik der Psychotherapie hindurch und wird im vorliegenden Manual in vielen farbigen Details expliziert.

Ethik wird hier als eine Reflexion darauf verstanden, was in der therapeutischen Beziehung wichtig ist, im Hinblick darauf, sie gelingen zu lassen. Es ist entscheidend wichtig, dass diese Ethik der Psychotherapie von einem Psychotherapeuten formuliert wird. Denn Ethik kann nicht „von außen" an die therapeutische Beziehung herangetragen werden, sondern muss sich aus der Beziehung selbst entfalten. Die Gesetze und Richtlinien, die es in diesem Bereich gibt, und die zu kennen wichtig und hilfreich ist, können die Aufmerksamkeit lenken für den ethischen Gehalt, der sich in der Beziehung selbst ereignet. Ebenso die ethischen Theorien. Man kann sie nicht nehmen, um aus ihnen abzuleiten, was für einen persönlich richtig ist. Denn die Ethik ist immer der jeweils eigene Versuch der Klärung, welche Orientierungen, welches Vorgehen oder welche Haltung einem Patienten gegenüber im Bezug auf sein Wohl sinnvoll sind. „Den Kompass justieren" – eine sehr treffende Metapher, die Werner Tschan für die Aufgabe der Ethik im therapeutischen Geschehen formuliert – muss man selbst. Der Maßstab, an dem sich Orientierungen in einer therapeutischen Beziehung messen, ist dabei immer das Wohl des Patienten, und zwar dieses Patienten, der sich in dieser schweren Situation befindet und seelisch in Not geraten ist.

Das Wohl ist keine abstrakte Größe. Es ist im psychiatrisch-psychotherapeutischen Bereich nicht von der Person zu trennen, der es wohl oder übel ergeht. Denn die Psyche ist ja die Person, allerdings in einer manchmal aufregenden und schwer durchschaubaren, abgründigen, untergründigen, allzu lapidar gesagt in einer „komplexen" Weise. Das Wohl, das die Orientierung in der therapeutischen Beziehung ist, lässt sich aber auch nicht von der Person der Therapeutin oder des Therapeuten trennen. Denn der Therapeut/die Therapeutin ist persönlich beteiligt und reflektiert sich persönlich. Er oder sie erkennt sich nicht als Techniker einer psychopharmakologischen Intervention und nicht als Verkäufer einer Dienstleistung, sondern als menschlicher Partner, der darüber hinaus auch über spezialisiertes Wissen und Können verfügt. Dies wird, wenn man mit dem vorliegenden Manual arbeitet, erfahrbar. Es ist ein Text, mit dem man sich beschäftigen kann, um selbst auf dem eigenen Weg Orientierungen zu finden.

Prof. Christoph Rehmann-Sutter, Lübeck/Basel

Die Kunst der Entscheidungsfindung in der Psychotherapie
Ethik und ihre praktische Anwendung

Kompetenz im Beruf

Prägnanter als der Berner Psychotherapeut Martin Rufer kann man es wohl nicht formulieren: „*Die Essenz der Psychotherapie ist der Therapeut*" (Rufer 2013, p. 49). Oder die Therapeutin, falls es eine Frau ist. Ihre/seine Person, das Wissen, die Erfahrung und die Haltung charakterisieren die therapeutische Kompetenz. Kompetenz ist der heutige Schlüsselbegriff für die fachliche Qualifikation. Weiter muss der praktische Nutzen der Auseinandersetzung mit ethischen Fragen ersichtlich sein – nur wenn die Anwendungsorientierung klar ersichtlich ist, erfüllt sie ihren Zweck.

Mit Kompetenz wird im Allgemeinen die Befähigung zur Ausübung einer beruflichen Tätigkeit auf einer bestimmten Stufe umschrieben. Dabei spielen Kenntnisse, Fertigkeiten und Haltungen eine zentrale Rolle. Zunehmend wird heute gefordert, dass die Abschlüsse der Berufsbildung international vergleichbar sein sollen. Die EU hat im Jahre 2000 mit der Lissabon-Strategie ein Vorgehen festgelegt, welches durch den Kopenhagen-Prozess (2002) weiter konkretisiert wurde. Im Hochschulbereich hat die Bologna-Reform eine Vereinheitlichung der Studiengänge zum Ziel gehabt – der Kopenhagen-Prozess unterstützt hingegen die Vielfältigkeit der Berufsbildungssysteme aller Länder. Die Schweiz hat aufgrund der vom Bundesrat am 30. Juni 2010 verabschiedeten Strategie beschlossen, einen nationalen Qualifikationsrahmen für Abschlüsse der Berufsbildung (NQR-CH-BB) zu erarbeiten. Basis bildet dabei der Europäische Qualifikationsrahmen für lebenslanges Lernen (EQR), welcher ein aus acht Niveaus bestehendes Raster als Referenzinstrument entwickelt hat.

Für die universitäre Bildung hat sich die ECTS Bewertung (European Credit Transfer System) etabliert. Ein Kreditpunkt entspricht einem zeitlichen Arbeitsaufwand des Studierenden von 25-30 Stunden. Ein im Vollzeitstudium absolviertes Studienjahr umfasst 1500-1800 Stunden (60 Kredit–Punkte). Der Workload umfasst den gesamten Zeitaufwand für die Erreichung der Lernziele (Learning Outcomes), inkl. Vor-/Nachbereitung, Selbststudium und Leistungsnachweisen). Nach Möglichkeit werden Leistungsüberprüfungen auf Modulebene durchgeführt.

Gemäss Art. 5 des Schweizer Bundesgesetzes über die Psychologieberufe vom 18. März 2011 (in Kraft seit 1. April 2013) erweitern und vertiefen Fachkräfte die in der Hochschulausbildung erworbenen Kenntnisse, Fähigkeiten und sozialen Kompetenzen so, dass die Absolventinnen und Absolventen in den entsprechenden Fachgebieten der Psychologie eigenverantwortlich tätig werden können. Gemäss Absatz 2 befähigt die Weiterbildung die Absolventinnen und Absolventen:

a. aktuelle wissenschaftliche Erkenntnisse, Methoden und Techniken einzusetzen;
b. die berufliche Tätigkeit und ihre Folgewirkungen, namentlich aufgrund angemessener Kenntnisse über die spezifischen Bedingungen, fachlichen Grenzen und methodischen Fehlerquellen systematisch zu reflektieren;
c. mit Berufskolleginnen und Berufskollegen im In- und Ausland zusammenzuarbeiten sowie interdisziplinär zu kommunizieren und zu kooperieren;
d. sich mit der eigenen Tätigkeit im jeweiligen gesellschaftlichen, rechtlichen und ethischen Kontext kritisch auseinanderzusetzen;
e. die Problemlagen und die psychische Verfassung ihrer Klientinnen und Klienten und Patientinnen und Patienten richtig einzuschätzen und adäquate Massnahmen anzuwenden oder zu empfehlen;

f. bei der Beratung, Begleitung und Behandlung ihrer Klientinnen und Klienten sowie ihrer Patientinnen und Patienten die Institutionen des Sozial- und Gesundheitswesens einzubeziehen und die rechtlichen und gesellschaftlichen Rahmenbedingungen zu berücksichtigen;
g. mit den zur Verfügung stehenden Mitteln wirtschaftlich umzugehen;
h. auch in kritischen Situationen reflektiert und selbstständig zu handeln.

Die folgenden Kompetenzen werden im Modul „Ethik der Psychotherapie" vermittelt:

Kenntnisse
- Der theoretische Rahmen der Ethik und ihre Bezüge zu anderen Wissenschaftsbereichen
- Die spezifischen ethisch relevanten Fragestellungen für das Gebiet der Psychiatrie und der Psychotherapie
- Die bestehenden ethischen Guidelines und deren Grundgehalt
- Der gesellschaftliche Kontext von Psychiatrie und Psychotherapie
- Die praxisrelevanten Aspekte von Psychiatrie und Psychotherapie im Hinblick auf die Gesundheitsprävention

Fertigkeiten
- Erkennen der relevanten ethischen Fragestellungen
- Erarbeiten von Entscheidungsgrundlagen und deren ethische Begründung

Haltungen
- Reflexion über die Bedeutung von Haltungen in der Psychiatrie und Psychotherapie
- Historische Einbettung von Strömungen und theoretischen Konzepten in der Psychiatrie und Psychotherapie und deren Implikationen für das jeweilige Menschenbild

Anmerkung: Mit Fertigkeiten werden im allgemeinen technische („handwerkliche") Kompetenzen beschrieben – für die Psychotherapie muss diese Begrifflichkeit insofern erweitert werden, dass mit Fertigkeiten auch der Bereich der Sozialkompetenzen mit berücksichtigt werden muss, wie beispielsweise eine Gesprächsführung mit schwer traumatisierten Menschen. *„Wirksame therapeutische Arbeit ist nur möglich, wenn der Klient sich in der Therapiesituation sicher fühlt"* (Porges 2017, S. 190). Traumatherapeuten müssen zudem über ein spezifisches Wissen, spezifische Fertigkeiten und eine bestimmte Haltung verfügen – alles vereint wird dies mit dem Begriff der Kompetenz charakterisiert.

Kompetenzen
Gemäss §7 des deutschen HRG wird als Ziel der Ausbildung gefordert: *„Lehre und Studium sollen den Studenten auf ein berufliches Tätigkeitsfeld vorbereiten und ihm die dafür erforderlichen fachlichen Kenntnisse, Fähigkeiten und Methoden dem jeweiligen Studiengang entsprechend so vermitteln, dass er zu wissenschaftlicher oder künstlerischer Arbeit und zu verantwortlichem Handeln in einem freiheitlichen, demokratischen und sozialen Rechtsstaat befähigt wird"*.

Teilnehmer sollen nach Besuch der Vorlesung zur Ethik der Psychotherapie sowie nach Absolvierung des Leistungsnachweises über folgende Kompetenzen verfügen:

- Analyse und fundierte ethische Reflexion über Themenfelder, die für die Psychotherapie und verwandte Fachgebiete relevant sind.
- Erarbeiten von praxiswirksamen begründeten Urteilen

> Aufgabe 0.1:
> Wann fühle ich mich als Psychotherapeutin/als Psychotherapeut in ethischen Fragestellungen kompetent? Welche Vorausetzungen müssen gegeben sein?

Die in den Text eingearbeiteten Fragestellungen dienen der praktischen Vertiefung der jeweiligen Stoffgebiete. Sie finden im Seminar Verwendung und werden zum Teil im Plenum erörtert und diskutiert. Die Bearbeitung und Diskussion dieser Fragen bildet Basis des Leistungsnachweises für dieses Modul.

Kompetenz könnte man auch mit Problemlösefähigkeiten umschreiben. Dazu gehört für die Psychotherapeutin resp. den Psychotherapeuten selbstverständlich auch die Systemkompetenz, d.h. der Umgang mit komplexen Einflussgrössen auf das jeweilige Individuum resp. die Patientin oder den Patienten. Erfahrung kann nicht im Kurs vermittelt werden – die müssen sich Teilnehmer in ihrer praktischen Tätigkeit und Lebenswirklichkeit selber aneignen. Im Mittel geht man davon aus, dass es 10 Jahre in einem Berufsfeld dauert, bis man über die notwendige Erfahrung verfügt. Kompetenz wird durch Heinz Bachmann wie folgt verstanden:

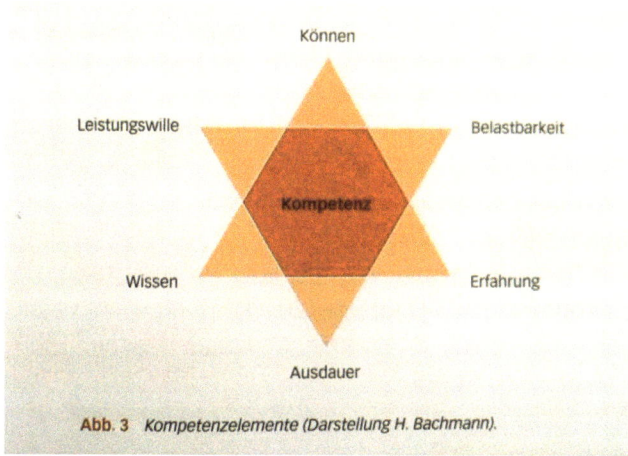

Abb. 3 *Kompetenzelemente (Darstellung H. Bachmann).*

Abbildung aus: Bachmann 2011, p. 19

Für die Dozenten-Kompetenz bedeutet die Stoffvermittlung im Bereich der Ethik der Psychotherapie zunächst die Anforderung: „[...] *als Lehrende(r) die Fähigkeit zu besitzen, die Fachinhalte [...] nicht allein entlang der Logik des Erkenntnisgebäudes der Wissenschaftsdisziplin auszuwählen, sondern aus der beruflichen Praxis abgeleitete Auswahlkriterien entwickeln zu können, um die für ein berufliches Tätigkeitsfeld erforderlichen fachlichen Kenntnisse zu vermitteln*" (Webler 2004, p. 12). Dies setzt fundierte und schulenübergreifende Kenntnisse über die Psychotherapie voraus sowie Erwachsenenbildner-Kompetenz und Know-How über angewandte Ethik. „*Um hier entscheidungssicher zu sein, muss dieses berufliche Tätigkeitsfeld den Dozenten ausreichend vertraut sein – ein verbreiteter struktureller Mangel, denn viele Dozenten an Universitäten verfügen nur über drei Erfahrungsräume – die Schüler-, Studierenden- und Lehrendenperspektive, sollen aber für akademische Berufe ausserhalb der Hochschulen ausbilden*" (Webler 2004, p. 12).

Die Kompetenzen, wie sie in der Aus-, Fort- und Weiterbildung vermittelt werden, werden im fünften Kapitel ausführlich dargestellt.

Die Psychotherapeutin resp. der Psychotherapeut ist für ihre/seine Patienten stets auch ein Rollenmodell für Konfliktlösungs-Strategien. Sie oder er muss daher ihre/seine Haltungen vor diesem

Hintergrund reflektieren. Das heisst mit anderen Worten, dass ein Dozierender im Bereich Ethik sorgfältig auf die Menschenwürde und Gerechtigkeit zu achten hat und dass er nicht in einem autoritären Stil sein Wissen doziert, sondern in einem partizipativen, wo auch andere Meinungen Geltung haben können. Die Lernenden haben ihre Kompetenzen, wie auch die Patienten in der Psychotherapie. Dem ist in didaktischer und methodischer Hinsicht Rechnung zu tragen – der Dozent steht nicht wie ein General vor seiner Armee, die er zu befehligen hat, vielmehr sollen die Lernenden ihr Wissen, ihre Fähigkeiten und Kompetenzen einbringen können. Damit wird der Unterricht selbst zu einem Modell, wie Psychotherapie zu praktizieren ist.

„Verantwortliches Handeln kann nur im Zusammenwirken von Theorie und Praxis, durch Aufklärung und Aufmerksamkeit dieser Verantwortungsdimension gegenüber, in Lehrveranstaltungen und durch praktische Erprobung erlernt werden" (Webler 2004, p. 14). Mit diesem anspruchsvollen Ziel der klaren Anwendungsorientierung vor Augen habe ich dieses Modul über die Ethik der Psychotherapie konzipiert.

Literatur:

- Bachmann Heinz: Hochschullehre neu definiert – shift from teaching to learning. In: Heinz Bachmann (Hrsg.): Kompetenzorientierte Hochschullehre. Die Notwendigkeit von Kohärenz zwischen Lernzielen, Prüfungsformen und Lehr-Lern-Methoden. Bern, hep Verlag, 2011; 12-28.
- Myers Michael: Doctors' Marriages: A Look at the Problem and their Solution. New York, Plenum Medical Books, 1994.
- Norcross John C., Guy James D.: Lassen Sie es in Ihrer Praxis. Wie Psychotherpeuten für sich selbst sorgen können. Bern, Huber, 2010.
- Rufer Martin: Erfasse komplex, handle einfach. Systemische Psychotherapie als Praxis der Selbstorganisation – ein Lernbuch. Göttingen, Vandenhoeck & Ruprecht, 2013.
- Webler Wolff-Dietrich: Lehrkompetenz – über eine komplexe Kombination aus Wissen, Ethik, Handlungsfähigkeit und Praxisentwicklung

1 Der theoretische Rahmen

Es soll nachfolgend ausgeführt werden, was Ethik ist, und was nicht. Zunächst soll einem möglicherweise weit verbreiteten Vorurteil begegnet werden. Hutterer-Krisch (2007, p. V) weist in ihrem Ausführungen darauf hin, dass sie immer wieder erlebt habe, dass sich Psychotherapeutinnen und Psychotherapeuten durch ethische Richtlinien gemassregelt fühlten und aversiv darauf reagiert haben. Ethik will jedoch niemanden ans Gängelband nehmen, im Gegenteil. Ethik soll eine Handlungsorientierung vermitteln, wie dies in der Madrid Deklaration vom 25. August 1996 (and amendments) der WPA (World Psychiatric Association) deutlich zum Ausdruck kommt: *„As practitioners of medicine, psychiatrists must be aware of the ethical implications of being a physician, and of the specific ethical demands of the specialty of psychiatry. ... Ethical practice is based on the psychiatrist's individual sense of responsibility to the patient and judgment in determining what is correct and appropriate conduct. External standards and influences such as professional codes of conduct, the study of ethics, or the rule of law by themselves will not guarantee the ethical practice of medicine"*. Derartige ethische Richtlinien der Medizin oder der Psychiatrie gelten sinngemäss auch für die Psychotherapie – letztlich legen diese Regeln fest, wie Menschen mit einander umgehen. Ethik soll demgemäss mithelfen, den Kompass in der eigenen Arbeit zu justieren. Jede Psychotherapeutin und jeder Psychotherapeut handelt letztendlich eigenverantwortlich – weder gesetzliche noch berufspolitische Bestimmungen entbinden psychotherapeutische Fachleute von dieser Verantwortung.

Psychotherapie darf nie zum Selbstzweck verkommen. Psychotherapie kann auch nicht bloss auf technische Aspekte reduziert werden. Dass diese Warnung im heutigen Gesundheitsalltag nicht ganz unbegründet ist, mag ein Zitat von Stauder über die Fortschritte in der Psychopharmakotherapie (1951) belegen: *„Von der Wiederentdeckung des Menschen in der Medizin sind wir noch weit entfernt, [...]. Es regiert in den therapeutischen Statistiken noch immer der technische Fortschrittsglaube, den endlich aufzugeben es unserer Zeit nicht an mahnenden Imperativen fehlt. Dabei soll hier ausser Ansatz bleiben, dass dieser Fortschrittsglaube so hinfällig und leer ist, weil ihm jede metaphysische Verantwortung mangelt. Gerade unser Fachgebiet wäre hier berufen gewesen, Angelpunkt einer grossen Schwenkung in der Wiederentdeckung des Subjekts – nicht nur in der Therapie – zu werden [...]."* (zit. in Hall 1997, p. 366ff). Es soll auch nicht vergessen werden, dass die erste deutschsprachige Publikation *„Ärztliche Ethik"* durch den Berliner Psychiater Albert Moll (1862-1939) im Jahre 1902 veröffentlicht wurde – er hat *„dabei mit stets wachsendem Erstaunen wahrgenommen, dass sich einzelne Mediziner, von einer Art Forschungsmanie besessen, über die Gebiete des Rechts und der Sittlichkeit in bedenklichster Weise hinwegsetzen. Für sie geht die Freiheit der Forschung so weit, dass sie jede Rücksicht auf andere durchbricht. Die Grenze zwischen Mensch und Tier ist für sie verwischt. Der unglückliche Kranke, der sich ihnen zur Behandlung anvertraut hat, wird von ihnen schmählich betrogen, das Vertrauen getäuscht, und der Mensch wird zum Versuchskaninchen degradiert"* (Moll 1902, p. 504ff.).

Aufgabe 1.0.1:
Kennen Sie Bereiche, wo der Psychotherapeut in eine Kollusion zwischen therapeutischem Engagement und fachlichen Pflichten geraten kann? Führen Sie die stichwortartig aus – wir werden am Ende des Seminars diese Frage diskutieren.

Der kranke Mensch, der Psychotherapie in Anspruch nimmt, ist kein isoliertes Einzelwesen, sondern stets eingebettet in seinen sozialen, familiären, partnerschaftlichen und freundschaftlichen Bezügen. Eine ethische Reflexion muss deshalb stets dieses Beziehungsgefüge mit berücksichtigen und untersuchen, wie ressourcenorientierte und gesundheitsfördernde Beziehungsmuster für den psychotherapeutischen Prozess genutzt werden können. Diese Auffassung ist der Systemischen

Therapie ohnehin vertraut: *„Ein besonderer Beitrag eines systemischen Verständnisses von Krankheit ist es, diese nicht als ein persönliches Merkmal anzusehen, das ein einzelner Mensch für sich allein hat"* (Schweitzer et al. 2012, p. 15). Die Ursache von Krankheiten ist generell zu überdenken: *„Das Wunderbare an uns Menschen ist, dass wir zwei Vererbungssysteme besitzen – ein chemisches und ein kulturelles. Das chemische System gründet sich auf die DNS-Fadenmoleküle und andere Teile unserer Zellen und bestimmt, was wir sein können. Das kulturelle System besteht aus der Zwiesprache zwischen den Generationen und bestimmt was wir dann werden"* (Schatz 2013, p. 9). Schatz ist Biochemiker – er sieht die Welt mit anderen Augen als viele von uns. In seinen Essays geht er unter anderem der Frage nach, ob Parasiten den Charakter menschlicher Kulturen mitgeprägt haben. Zumindest eindeutig erwiesen ist, dass Parasiten das Verhalten von Tieren verändern können – wieso nicht auch beim Menschen? Wenn beispielsweise Säugetiere vom Parasit Toxoplama gondii infiziert werden, nisten sich gemäss Schatz die Parasiten bevorzugt in Gehirnregionen ein, welche Emotionen und Furcht steuern – mit der Folge, dass sich überlebenswichtige Schutzfunktionen in ihr Gegenteil verkehren. Schatz stellt Fragen, die auch die Ethikdiskussion nachhaltig beeinflussen: *„Wenn Toxoplasma gondii Männer tatsächlich traditionsbewusster und gruppentreuer macht [wie die heutigen Forschungsbefunde belegen], könnte es vielleicht dafür mitverantwortlich sein, dass manche Kulturen mehr als andere die herkömmlichen Geschlechterrollen hartnäckig verteidigen oder Ehrgeiz und materiellen Erfolg über Gemütstiefe und menschliche Beziehungen stellen. Und könnte es sein, dass verringerte Offenheit gegenüber Neuem die Innovationskraft ganzer Kulturen geschwächt hat?* (Schatz 2013, p. 13ff.). Die Antwort wissen wir nicht schlüssig – aber solche Fragen sollten uns vorsichtig machen in Bezug auf das Krankheitsverständnis.

Es wird geschätzt, dass rund ein Viertel aller Menschen im Laufe ihres Lebens Psychotherapie in Anspruch nehmen. Wir sind deshalb als Gesellschaft verpflichtet, dafür zu sorgen, dass Menschen in Not eine optimale Behandlung erhalten – die derzeitige Versorgungslage gibt diesbezüglich zu grosser Sorge Anlass. Im Kapitel 8 über die Ressourcen-Diskussion werden diese Gedanken weiter ausgeführt. Die Inanspruchnahme psychotherapeutischer Leistungen ist für die meisten Menschen mit beschämenden Konsequenzen verbunden – neben langen Wartezeiten für Kassenpatienten müssen sie mit drastischen sozialrechtlichen Nachteilen rechnen – der Zugang zu Versicherungsleistungen wird nach Inanspruchnahme psychotherapeutischer Leistungen erheblich eingeschränkt. Wer sich hingegen medizinischen Vorsorgeuntersuchungen unterzieht, wird belohnt (Requardt 2014). Die Gesellschaft grenzt Menschen mit psychischen Problemen subtil aus. Dies führt dazu, dass Einzelne die Psychotherapie (heimlich) selber bezahlen, um dies später verschweigen zu können, wenn sie sich im Rahmen von Versicherungsanträgen zum Versicherungsbetrug gezwungen sehen. Besonders stossend ist diese Situation für Opfer sexualisierter Gewalt, die damit erneute Nachteile in Kauf nehmen müssen, während die Täter lachend optimale Versicherungsleistungen in Anspruch nehmen können. Die Fachleute für Psychotherapie müssen sich deshalb mit Richard Taylor – der dies für die Versorgung von Menschen mit Demenz formuliert hat - fragen: *„Wie wäre es, wenn wir uns darauf einigen würden, dass die Sicherstellung einer umfassenden Gesundheitsversorgung für alle Bürgerinnen und Bürger ein moralischer Imperativ ist, und zwar für jede Regierung?"* (Taylor 2011, p. 14).

1.1 Was ist Ethik?

„Ethik ist die Theorie des richtigen Handelns" (Nida-Rümelin, 1996, p. VII). Ethik wird auch als praktische Philosophie bezeichnet – sie stellt damit ein Teilgebiet der Philosophie dar, welches sich mit der Begründbarkeit menschlichen Handelns beschäftigt. Die Ethik wird auf Aristoteles zurück geführt. In Anlehnung an Kant versucht die Ethik allgemeingültige Antworten auf die Frage zu geben: *„Was soll ich tun?"*. Die Ethik wird auch als Moralphilosophie bezeichnet.

In der Vorlesung zur Ethik wird von Werner Tschan nicht das eigene Weltbild vermittelt, sondern es werden allgemein gültige Einsichten basierend auf wissenschaftlichen Erkenntnissen weiter gegeben. Naturgemäss ist jede Auswahl und Sichtweise subjektiv geprägt. Sowenig es eine objektive Wahrheit gibt, so unterliegt die Ethik stets einer Einflussnahme durch bestimmte Interessensgruppen sowie neueren Erkenntnissen. Damit ist die Ethik durch einem steten Wandel charakterisiert.

Die Ethik vermittelt Handlungsorientierung und ist damit zu einem zentralen Element menschlichen Entscheidens geworden. In der praktischen Ausdifferenzierung hat sich die allgemeine Ethik zu sogenannten Bereichsethiken weiterentwickelt, welche jeweils Teilgebiete wie z.B. die Bioethik oder die Medizinethik abdecken. Eine weitergehende Ausdifferenzierung ist durchaus möglich und in einzelnen Bereichen auch tatsächlich erfolgt, so z.B. im Bereich der Genethik, der ökologischen Ethik, der feministischen Ethik, etc.. Teilweise haben neue technologische Entwicklungen neue Handlungsoptionen eröffnet, die Entscheidungen bisher ungeahnter Dimensionen erfordern, wie sie sich etwa innerhalb der Medizin stellen – Fragen zum Ende des Lebens, zur Organentnahme und – Verpflanzung (Stichwort: Intensivmedizin, Transplantationsmedizin), aber auch von gentechnischen Eingriffen, von In-vitro-Fertilisationen, der Digitalisierung und dergleichen mehr. Welche moralischen Leitlinien bestimmen solches Tun? Die Ethik vermittelt so betrachtet einen Orientierungsrahmen für menschliche Handlungsentscheidungen. Die Ethik berührt damit auch Fragen der Verantwortung – und zwar nicht primär in juristischem Sinn, sondern mehr in moralischem. Ist es vertretbar, dieses und jenes zu tun? Es versteht sich von selbst, dass mit zunehmenden Handlungsoptionen mehr und mehr ethische Fragen auftauchen – was mit ein Grund für die zunehmende Bedeutung der Angewandten Ethik im heutigen Berufsalltag sein dürfte. Das Leben gilt nicht mehr als heilig, Organe gelten als ersezbar – der Ruf nach Ethik ist verständlich. Was aber gleichzeitig die Grenzen jedes ethisch geführten Diskurses verdeutlicht – die Ethik kann den Menschen die Entscheidungsfindung nicht abnehmen – sie kann höchstens die Bedingungen reflektieren, an denen wir uns orientieren.

Aufgabe 1.1.1:
Wo sind Sie in Ihrer fachlichen Tätigkeit mit ethisch relevanten Fragestellungen konfrontiert? Erstellen Sie bitte stichwortartig eine Liste – die Frage wird im Plenum ausgetauscht.

Für die ethische Reflexion gibt es kein Nicht-Handeln. Unterlassungen können wie andere Handlungsoptionen unter ethischen Gesichtspunkten erörtert werden.

Ethik lässt sich nach teleologischen und deontologischen Theorien kategorisieren. Die teleologischen Begründungen richten sich nach dem Ziel resp. dem Ergebnis, während deontologische Begründungen allgemeingültige Pflichten postulieren, nach denen sich menschliches Handeln richten soll. Nida-Rümelin ist der Meinung, „[...] *dass derartige Theoriebildungen für unsere Überzeugung de facto keine wesentliche Rolle spielen*" (Hutterer-Krisch 2007, p. 6).

Das Handeln dient einem Zweck – nicht ihrer selbst willen vollzieht sich eine Handlung, sondern die Handlung wird ausgeführt zur Erreichung eines bestimmten Ziels. Dies ist der Grundgedanke der teleologischen Ethik. Hierher gehört beispielsweise der Utilitarismus: „*grösstmögliches Glück für die grösstmögliche Zahl*" (Bentham 1789). Zur selben Gruppe wird der Libertarismus gezählt, welcher das Primat der Individualrechte postuliert, wie sie beispielsweise in der UN-Menschenrechtskonvention und den staatlichen Verfassungen verankert sind.

Paradigmatisch für den deontologischen Ansatz ist der kategorische Imparativ von Kant: „*Handle nur nach derjenigen Maxime, durch die du zugleich wollen kannst, dass sie ein allgemeines Gesetz werde*"

(Kant 1785). Eine Handlung ist dann moralisch, wenn sie nicht aus Eigeninteresse oder aus persönlicher Neigung erfolgt.

Psychotherapeutinnen und Psychotherapeuten müssen in ihrer täglichen Praxis immer wieder Entscheidungen und Nützlichkeitsüberlegungen anstellen. Die Psychotherapieethik liefert neben den schulenspezifischen Interventionsansätzen, den gesetzlichen sowie den administrativ-rechtlichen und berufspolitischen Rahmenbedingungen die Grundlagen der Handlungsentscheidungen. Entsprechend der Tradition der Ethik hinterfragt die Psychotherapieethik naturgemäss auch diese Rahmenbedingungen im Hinblick nach deren moralischen Implikationen. *„As members of society, psychiatrists must advocate for fair and equal treatment of the mentally ill, for social justice and equity for all"* (WPA 1997 and amendements). Eine kritische Haltung gegenüber politischen und gesetzlichen Vorgaben, wenn beispielsweise Patientenrechte tangiert werden, stellt eine implizite Berufspflicht dar!

1.2 Begriffe

Gesundheit Nach der Definition der WHO ist Gesundheit ein *„Zustand vollkommenen körperlichen, geistigen und sozialen Wohlbefindens"* (WHO 1946). Diese Formulierung übersieht den dynamischen Charakter von Gesundheit – Belastungen gewachsen zu sein, ist ebenso sehr Ausdruck von Gesundheit. Deshalb macht die neuere Definition der WHO zur psychischen Gesundheit Sinn: *„Ein psychisch gesunder Mensch kann seine Fähigkeiten ausschöpfen, die normalen Lebensbelastungen bewältigen, produktiv arbeiten und ist im Stande, etwas zu seiner Gemeinschaft beizutragen"*. Die Psychotherapie muss deshalb Gesundheit anders formulieren – zwischen krank und gesund ist ein weites Spektrum. Der Gefahr der Stigmatisierung trägt auch die ICD Rechnung, wenn sie anstelle von Krankheit (als Ausdruck von Nicht-Gesundheit) durchwegs den Begriff der Störung verwendet. Als Störungen werden Zustände von klinisch manifesten Symptomen oder Verhaltensauffälligkeiten verstanden, die mit Belastungen und mit Beeinträchtigungen verbunden sind, die bei Betroffenen oder deren Umgebung zu einem Leiden führen.

Normalität Der Norm entsprechend, regelgerecht, innerhalb bestimmter Werte resp. konformes Verhalten entsprechend der kulturellen und gesellschaftlichen Normen. Abweichungen entsprechen dann nicht mehr der Norm (Frances 2013).

Krankheit Störungen der normalen Funktionen eines Organismus, morphologische Abweichungen vom üblichen Körperbau (oft verbunden mit Einschränkungen), Zustand des Leidens (körperlich und/oder seelisch), (krankheitsbedingte) Arbeitsunfähigkeit, Einschränkung sozialer Funktionen. Die rechtliche Definition für die Schweiz findet sich im ATSG (Bundesgesetz über den Allgemeinen Teil des Sozialversicherungsrechts) vom 6. Oktober 2000:

Art. 3 ATSG Krankheit

[1] Krankheit ist jede Beeinträchtigung der körperlichen, geistigen oder psychischen Gesundheit, die nicht Folge eines Unfalles ist und die eine medizinische Untersuchung oder Behandlung erfordert oder eine Arbeitsunfähigkeit zur Folge hat.

[2] Als Geburtsgebrechen gelten diejenigen Krankheiten, die bei vollendeter Geburt bestehen.

Autonomie Das Recht auf Selbstbestimmung gehört zu den Grundfragen erster Ordnung innerhalb der Medizinethik. Eine selbstbestimmte Entscheidung wird durch drei Elemente charakterisiert: Sie muss von einem Patienten, der versteht, worum es geht, bewusst und ohne steuernde Einflüsse Dritter getroffen werden – eine Definition, die sich an die Doktrin des *informed consent* anlehnt.

Allokation Zuteilung von Gütern oder Ressourcen (z.B.: wer hat Anspruch auf welche Leistungen?). Durch die vielfältigen Regulierungen im Gesundheitswesen stellen sich Fragen der Verteilungsgerechtigkeit. Wer hat Anspruch auf welche Psychotherapie-Leistungen? Entspricht die Versorgungslage dem aktuellen Bedarfsnachweis (eine brisante Frage, wenn man bedenkt, dass 80-90% aller Psychatriepatienten höchstens suboptimal versorgt werden)?

Nosologie Krankheitslehre; Systematik der Krankheitsbegriffe und deren Einteilung in der Psychiatrie und Psychotherapie. Vor dem Hintergrund der laufenden Überarbeitungen von DSM und ICD sind Diagnosen alles andere als gesichert – so wurde beispielsweise im DSM III von 1980 die Diagnose „Homosexualität" nicht mehr aufgeführt, eine sexuelle Präferenz, welche bis zu diesem Zeitpunkt als Krankheit angesehen wurde.

1.3 Medizinethik

Die Medizinethik befasst sich als Bereichsethik mit den Fragen um menschliche Gesundheit, Krankheit, Heilungsmethoden sowie Anfang und Ende des Lebens. Die *„Fragestellungen der Medizinethik sind in weiten Teilen zeit- und kulturspezifisch"* (Schöne-Seifert 1996, p. 553). Medizinisches Denken und Handeln hat sich über Jahrhunderte innerhalb der jeweiligen Kulturräume entwickelt und wird heute noch stark innerhalb staatlicher Grenzen bestimmt. Die zunehmende Internationalisierung trägt zu einem neuen Paradigma bei: global denken, lokal handeln. Diese zunächst für die neueren ökologischen Tendenzen formulierte These findet zunehmend im medizinischen Denken Eingang, wie etwa der Konferenz-Slogan *„Linking local initiatives with global learning"* an der 3. Internationalen Conference on Violence in the Health Sector vom 24.-26. Okt. 2012 in Vancouver (Canada) belegen mag.

Ärztlicher und pflegerischer Ethos sind über Jahrhunderte gewachsen – umso erstaunlicher die Geringschätzung historischer Aspekte und Traditionen im aktuellen Diskurs. Auch wenn das Schrifttum es fälschlicherweise so suggerieren mag: die Medizinethik ist nicht erst mit der Zeit der Aufklärung entstanden. Kritische Diskurse über die Bedeutung der Medizinethik gab es auch schon früher – die Kritik: *„medicinae nihil commune cum ethica"* (Medizin hat mit Ethik nichts Gemeinsames) stammt von Petrarca (1304-1374) (zit. in Bergdolt 2004, p. 13). Auf einen wichtigen Zusammenhang in Bezug auf aktuelle Diskurse weist Bergdolt hin, „[...] *nach Johannes Fried stellt die Historie eine Art kollektiven Erfahrungsspeicher dar*". Das heisst nun freilich nicht, dass man kritiklos an althergebrachten Traditionen festhalten soll – im Gegenteil verdeutlicht der historische Blick die stete Entwicklung der Heilkunde, insbesondere auch der Psychiatrie und Psychotherapie (siehe dazu auch Ellenberger 1970).

Bis in die jüngste Vergangenheit galt die seit Hippokrates praktizierte Tradition, dass Fragen der Medizinethik nahezu ausschliesslich innerhalb der Ärzteschaft debattiert wurden. Der Verlust der moralischen Autorität und der Unanfechtbarkeit ärztlicher Entscheidungen als Folge des moralischen Pluralismus hat gemäss Schöne-Seifert die Medizinethik interdisziplinär werden lassen (Schöne-Seifert 1996). Ärztliche Fehlentscheide werden durch eine breite Öffentlichkeit nicht mehr kritiklos hingenommen. Der Nürnberger Kodex stellt die erste neuzeitliche Formulierung eines ethischen Standards dar – ein richterlicher Erlass als Antwort auf die grauenvollen Menschenversuche der Ärzte unter dem Nazi-Regime. Ebenfalls auf richterliches Urteil geht die Schaffung des *informed consent* zurück, welches die vollständige Aufklärung von Patienten und deren uneingeschränkte Entscheidungsfindung verlangt.

Vor dem Hintergrund dieser Entwicklung haben Beauchamp und Childress 1979 die erste Auflage von „Priciples of Biomedical Ethics" vorgelegt. Sie formulieren vier Grundprinzipien für medizinisches Handeln: (1) *do no harm* (Schadensvermeidung); (2) *do your best* (Fürsorge); (3) *autonomie* (Recht auf Selbstbestimmung) und (4) *justice* (Gerechtigkeit) (Beauchamp and Childress, 2001). Im Code of Ethics and Conduct der Britischen Gesellschaft für Psychologie (http://www.bps.org.uk/code) werden ebenfalls vier Prinzipen, die im speziellen für die Ausübung der Psychotherapie gelten, formuliert: *respect*, *competence*, *responsibility* und *integrity*. Die Medizinethik wird damit in allgemeine gesellschaftliche Entwicklungen eingebettet und nimmt diese Einflüsse auf – Medizinethik ist heutzutage auch nicht mehr alleinige Sache von Medizinern. Dies gilt erst recht für die Psychotherapie-Ethik.

Wenn in Publikationen zur Thematik die Rede von Krankenmaterial und ähnlichen Begriffen angewandt werden, so ist die Haltung dieser Fachleute kritisch zu hinterfragen. Wir behandeln keine „Fälle", sondern Menschen, die krank sind und der Hilfe bedürfen. Bereits Moll hatte vor über hundert Jahren auf diese Problematik hingewiesen: *„Wie verderblich das Experimentieren auf das Gefühlsleben mancher Ärzte wirkt, geht auch aus der Ausdrucksweise hervor, die sich gelegentlich in den Arbeiten solcher Forscher findet"* (Moll 1902, p. 558).

1.4 Das Verhältnis zwischen Psychiatrie und Psychotherapie

Der erste Satz eines Buch über die Kulturgeschichte der Psychotherapie beginnt mit einer schamlosen Übertreibung: „Die moderne Psychotherapie beginnt mit Sigmund Freud. Vor ihm hat niemand entdeckt, dass man das Leiden der psychisch Kranken beeinflussen kann, indem man mit ihnen redet – oder vielmehr ihnen zuhört" (Fischer 2013, p. 9). Freud mied jeden Augenkontakt mit seinen Klienten – das A und O jeder gelingenden Kommunikation. In seiner umfangreichen Historiografie über die Entwicklung der dynamischen Psychotherapie zeichnet Ellenberger ein etwas differenzierteres Bild über die Beziehung zwischen Fachperson und Patientin oder Patient (Ellenberger 1980). Die moderne Neurobiologie betrachtet die Bindungserfahrungen heutzutage als fundamental zum Verständnis der Entwicklung und Organisation des zentralen Nevensystems (siehe beispielswesie Siegel 2012).

Der Fachausdruck Psychatrie wurde von Johann Christian Reil (1759 – 1813) im Jahre 1808 erstmals verwendet – es sollte an die dreissig Jahre dauern, bis der Begriff in der medizinischen Literatur Fuss fasste (Geyer 2014, p. 27). Vorher war die Rede von Erfahrungsseelenkunde. Erstaunlicherrweise galt schon zur Zeit der Aufklärung der Grundsatz, dass die Chancen zu gesunden besser standen, desto früher jemand in fachgerechte Behandlung kam. Trotzdem galt lange die Einteilung in heilbare und unheilbare Krankheiten – erst Wilhelm Griesinger (1917 – 1868), deutscher Psychiater und Internist, beendete diesen Unsinn.

Die Psychiatrie stand den Kranken jedoch ziemlich hilflos gegenüber, und sie tut dies auch heute weitgehend noch, wenn man beispielsweise den Umgang der Psychiater mit Traumafolgestörungen untersucht. Mittels Schocktherapie sollte die oder der Kranke buchstäblich aus seinem Wahnsinn oder seiner Melancholie heraus gerissen werden. Dem Erfindungsgeist waren keine Grenzen gesetzt. Die Vorgehensweisen bedienten sich mit der Zeit modernerer Methoden, so etwa des Insulinschocks oder die Malariakur (immerhin erhielt Wagner von Jauregg dafür 1927 den Nobelpreis!). Im faschistischen Italien wurde 1938 die Elektroschocktherapie erfunden, die bis heute im klinischen Alltag eine der wohl schrecklichsten Horrorfantasien von Psychiatriepatientinnen und –patienten prägt (siehe: Einer flog über das Kuckucksnest). Mittels Elektroschocks sollten beispielsweise Homosexuelle von ihrer Abartigkeit geheilt werden. Die Steigerung des Ganzen waren Psychochirurgische Eingriffe (Lobotomien, dafür erhielt António Egas Moniz 1949 den Nobelpreis), Sterilisationen und Kastrationen. Es gab die Medicinalpolizey und das Irreseyn galt allgemein als Behördensache. Tausende von Menschen wurden durch die psychochirurigischen Eingriffe im Zusammenwirken von Psychiatern und Neurochirurgen verstümmelt – das dafür auch noch ein Nobelpreis vergeben wurde, verdeutlicht die Ungeheuerlichkeit einer derartigen Vorgehensweise (Meier 2015).

Der erste Lehrstuhl für Psychische Therapie wurde 1811 an der Universität Leipzig eingerichtet – Johann Christian August Heinroth (1773 – 1843) wurde an dieses Extraordinariat berufen. Fast gleichzeitig bot Alexander Haindorf (1782 – 1862) ab Winter 1811/1812 in Heidelberg Vorlesungen zur Psychischen Therapie an (Geyer 2014). Kurze Zeit später, genauer 1818, erschien die erste Ausgabe der Zeitschrift für Psychische Ärzte, herausgegeben durch den Kliniker Christian Friedrich Nasse (1778 – 1851). Nasse prangerte die Sprachverwirrung in der Psychatrie an: Blödsinn, Seelenkrankheit, Seelenverwirrung, Seelenstörung, Geisteskrankheit, Geistesverwirrung, Geisteszerrüttung, Gemüthskrankheit, Gemüthsverwirrung, Gemüthsstörung, psychische Krankheit, psychische Deflexe, Verfinsterung der Psyche, Verrückung, Verrücktheit, Verwirrtheit, Unsinnigkeit oder Verkehrtheit, Wahnsinn und Narrheit. Anstelle all dieser Begriffe empfahl Nasse fortan die Verwendung von Irreseyn für alle psychischen Erkrankungen (Geyer 2014, p. 75ff). In seiner Zeitschrift diskutierte er in den folgenden Ausgaben das Einsseyn von Seele und Leib, und schlug Begriffe wie die Psychosomatologie oder die Psycho-Physiologie vor (Geyer 2014, p. 77).

Der Ausdruck „*Psychische Therapie*" ist aus heutiger Sicht jedoch ein reiner Euphemismus – die damaligen psychischen Kurmethoden bedienten sich eines äussert umfangreichen Geräte- und Maschienenparks, der einem Schaudern lässt. Ketten als Behandlungsmittel waren zwar seit der Zeit Pinels obsolet geworden – dafür wurden nun fast jede erdenkliche Zwangsmassnahme als psychische Curmethode ausdrücklich gutgeheissen. Erst gegen des 19. Jahrhunderts etablierte sich die Psychotherapie als eigenständige Disziplin – Wegbereiter war Pierre Janet (1859 – 1947), der als Experimentalpsychologe an der Klinik Salpêtrière in Paris arbeitete, berufen durch Charcot. Er wurde 1904 an die Weltausstellung in St. Louis eingeladen (Louisiana Purchase Exposition) und absolvierte anschliessend eine Vortragreihe in den USA. Sein Wirken und seine Bedeutung wurde durch Ellenberger umfassend nachgezeichnet (Ellenberger 1970).

Das Verhältnis zwischen Psychiatrie und Psychotherapie ist bis heute noch vielerorts von gegenseitiger fehlender Wertschätzung und einer Misstrauenshaltung gekennzeichnet. In den Anfängen der Entwicklung zu einer eigenständigen Disziplin waren die Mehrzahl der Psychotherapeuten nicht Psychiater, sondern Allgemeine oder Internistische Ärzte und Psychologen. Wilhelm Griesinger führte in Deutschland die Universitätspsychiatrie mit der Neurologie zusammen – bis 1970 war fortan von Nervenheilkunde die Rede. Sigmund Freud (1856 – 1939) war beispielsweise Neurologe gewesen, Jean Martin Charcot (1825 – 1893) war Pathologe und Neurologe gewesen, Pierre Janet (1859 – 1947) war Psychologe gewesen. Einer der wenigen Psychiater, der sich für die Psychotherapie entschied, war Carl Gustav Jung (1875 – 1961). Immerhin bildet die Zürcher Klinik „Burghölzli" unter Bleuler und Jung die Avantgarde der klinischen Psychotherapie – aber dies war bald „kalter Kaffee" und wich einem weitgehenden Desinteresse der klinischen Psychiatrie an psychotherapeutischem Denken. Das Abseitsstehen der Psychiatrie hatte für die Entwicklung einer eigenständigen Disziplin „Psychotherapie" eine nicht zu unterschätzende Bedeutung, die sich u.a. auch in der Ausbildung einer eigenständigen Nomenklatur zeigte, welche durch die Psychiatrie wenn überhaupt, dann nur höchst zögerlich übernommen wurde.

1.5 Psychotherapie und Medizin

Der französische Arzt Philippe Pinel (1745 – 1826) führte die medizinische Behandlung von seelischen Störungen ein. Bis zu diesem Zeitpunkt hatte sich die Medizin nicht für die Irren zuständig gefühlt. In den Spitälern gibt es kaum eine Abteilung für Psychiatrie, schon gar nicht für Psychotherapie. Das Verhältnis blieb bis heute zwiespältig. Die Medizin gibt gerne vor, sie befasse sich mit dem objektiv fassbaren – funktionelle Beschwerden sind ihr suspekt, *„psychisches"* noch mehr. Die Mediziner erfanden in ihrer Not den Begriff der *psychosomatischen Krankheiten* – und man fragt sich unwillkürlich, ob den nicht alle Krankheiten *„psychosomatischer"* Natur sind; sich ergebend aus der Unteilbarkeit von Körper und Psyche. Die modere Neurobiologie postuliert jedenfalls die Verschränktheit von Körper und Psyche und deren wechselseitige Bezogenheit. Die Dynamik lebender Organismen erfordert die Berücksichtigung beider Aspekte.

Lange Zeit waren die Chirugen für die Versorgung von Unfallopfer verantwortlich – das erste Werk über die Behandlung von psychischen Traumafolgen wurde durch Ericksen 1867 unter dem Titel: *„Concussion of the Spine"* veröffentlicht. Der Begriff der *„traumatischen Neurosen"* wurde durch Oppenheim geprägt, einem deutschen Neurologen.

Die Psychotherapieschulen haben sich umgekehrt bisher mehrheitlich dem *„körperlichen"* verschlossen. So hat beispielsweise die «*talking cure*» den Körper bis heute schlicht vergessen. Das Seelische wurde losgelöst vom Körperlichen betrachtet. Die Psychiatrie hat aus der Not schliesslich den Begriff der Somatoformen Störungen für funktionelle Beschwerden geprägt. Die modernen Forschungsergebnisse der ACE-Studie verdeutlichen die Auswirkungen seelischer Erfahrungen auf die Gesundheit mit aller Deutlichkeit (Felitti et al. 2010), ebenso die Forschungsergebnisse über epigenetische Veränderungen und traumatische Lebenserfahrungen (siehe Bridi et al. 2013). Die Lehrbücher der Inneren Medizin müssen neu formuliert werden – aber auch die Lehrbücher über Psychiatrie und Psychotherapie. Die WHO spielt in dieser Auseinandersetzung eine wegleitende Rolle – mit der Veröffentlichung des *„World Report on Violence and Health"* (Krug et al. 2002) hat die WHO ein wichtiges Zeichen gesetzt. Unter der Führung der WHO wird die ICD, die International Classification of Diseases, herausgegeben. Es ist wohl nicht weiter verwunderlich, dass der Prozess der Festlegung medizinischer Diagnosen einer ausgeprägten Einflussflussnahme durch diverse Interessensgruppen unterliegt (Charpak et al. 2016). Brisant wird es spätestens dann, wenn die Einflussnahme über finanzielle Zuwendungen die politischen Strukturen der WHO unterlaufen – derzeit prüft die WHO die Aufnahme der Gates-Foundation an die Mitgliederversammlung. Gebauer verweist in seinen Ausführungen auf die Politikwissenschaften, die solche Vorgehensweisen als Refeudalisierung von demokratischen Verhältnissen bezeichnet – kommerzielle Interessen und die Macht des Geldes unterlaufen die Entscheidungsfindungsprozesse der WHO (medico international, 15. Sept. 2011).

In Deutschland etablierte sich die Psychotherapie nach dem ersten Weltkrieg als eigenständiges Fach – zunächst nach wie vor durch Ärzte, wie der Name der ersten Veranstaltung belegt: *„Erster Allgemeiner ärztlicher Kongress für Psychotherapie"*, 1926 in Baden-Baden. Den Veranstaltern war ein Riesenerfolg beschieden: 537 Teilnehmer aus sieben Länder nahmen an der Tagung teil. Bereits zwei Jahre später, 1928, wurde die *„Allgemeine Ärztliche Gesellschaft für Psychotherapie"* gegründet. Doch nach der öffentlichen Bücherverbrennung der Werke Freuds und weiterer Autoren vom 10. Mai 1933 übernahmen braune Schergen unaufhaltsam das Zepter – die Psychotherapie wurde von den Nazis als *„jüdisch-marxistische Schweinerei"* verteufelt. Nach dem 2. Weltkrieg etablierte sich das Fach „Psychotherapie" als eigenständige Wissenschaftsdiziplin, klar als Heilkunde verstanden und doch deutlich beargwöhnt durch die Schulmedizin, die mit dieser Art von Wissenschaftlichkeit sowie der Nomenklatur bis heute ihre liebe Mühe bekundet. Ohne die Bedeutung Kraepelin's für die heutige Psychiatrie schmälern zu wollen, muss doch auch festgehalten werden, dass seine Beiträge in seinem Lehrbuch über Degeneration, Entartung oder psychopathische Minderwertigkeit höchst bereitwillig durch die Nazi-Ideologie aufgriffen wurden und sozusagen als ihre „wissenschaftlich" fundierte Basis dienten. Die Ärzte im Verbund mit Juristen definierten lebensunwertes Leben: *„Die Kriterien dafür hatten nicht rabiate Nazis erfunden, sondern honorige Ordinarien des Strafrechts und der Psychiatrie"* (Geyer 2014, p. 297). Die Deutsche Gesellschaft für Psychiatrie (DGPPN) entschuldigte sich erst im Herbst 2010 für die Mittäterschaft der Fachleute an den Verbrechen der Nazi-Zeit. *„Euthanasie-Experten, die der Mordanklage entgingen, gelangten erneut in Amt und Würden"* (Geyer 2014, p. 298).

Die Auseinandersetzung mit den Verding- und Heimkindern in der Schweiz zeigt ebenfalls deutlich die Rolle der Ärzteschaft an derartigen Verbrechen. Bisher haben sich weder Exponenten der Psychiatrie noch der Ärzteschaft in der Schweiz für ihr stummes Abseitsstehen oder gar für die Mittäterschaft entschuldigt (siehe beispielsweise den Film *Lina* von Michael Schaerer, 2015; oder die Medikamentenversuche an psychiatrischen Patienten; Germann 2017).

1.6 Betrug und Verrat in der Psychotherapie

Der Begriff *„Betrug"* weckt zunächst Assoziationen an wirtschaftliche Verfehlungen – in der Psychotherapie geht es jedoch mehr um Irreführung und Hintergangenwerden. Es wird mehrheitlich davon ausgegangen, dass man in einer Psychotherapie korrekt behandelt wird. Psychotherapeutinnen und Psychotherapeuten sind jedoch wie andere Menschen auch fehlbar – sei aus persönlichen Motiven, sei es durch strukturelle Gegebenheiten, sei es aus Irrtum oder Versehen, sei es aus Vorsatz. Verrat durch Psychotherapeutinnen und Psychotherapeuten ist ein Tabuthema, über das nicht viel geschrieben wird, was jedoch nicht bedeutet, dass die Problematik inexistent ist. Fehlverhalten innerhalb der Psychiatrie ist hinlänglich bekannt. Ganz allgemein ist zu bedenken, dass Helfer Machtstrukturen ausnutzen können, wie etwa das Beispiel Oxfam oder Médecins sans Frontière (Budras 2018) schmerzhaft zeigt.
Fehlverhalten von medizinischen Fachleuten wurde beispielswesie durch verschiedene umstrittene Forschungsprogramme, unethische medizinische und pharmakologische Versuche mit Menschen (siehe z.B. Psychiatrieprofessor Roland Kuhn) sowie Sterilisationen, Versuche mit radioaktiven Substanzen oder Programme wie etwa dasjenige des CIA (MKULTRA) bekannt. Diese Beispiele verdeutlichen, wie Fachleute im Gesundheitswesen ihre ethische Orientierung verlieren konnten und wie sie gedeckt wurden. Es sind arbeitsteilige Täterschaften, die derartige Verfehlungen erst ermöglichen. So erhielt beispielsweise Moniz für seine abstrusen hirnchirurgi-schen Eingriffe den Nobelpreis zugesprochen – eine grössere Rechtfertigung für diesen "Irrsinn" kann man sich kaum vorstellen (Meier 2015). Die Geschichte der Heilkunst wird gerne als Erfolgsgeschichte dargestellt, als eine Aneinanderreihung von sensationellen Entdeckungen und Fortschritten im Kampf gegen Krankheiten (Kathan 2002) - Betrug und Verrat hat bei dieser Verteilung von Meriten keinen Platz. Das Werk von Fitzharis (2017) *„The butchering art"* beschreibt z.B. den Kampf um die Einführung aseptischer Behandlungstechniken in der Medizin und die unglaublichen Widerstände – und welches unermessliche Leid den Menschen angetan wurde.

Wie sehr Mediziner Verfehlungen begehen können, zeigt mit aller Deutlichkeit die Nazizeit. Im Jahre 1949 wurde der Arzt Otto Mauthe in Tübingen wegen Mord und Verbrechen gegen die Menschlichkeit zu fünf Jahren Gefängnis verurteilt. Es war bekannt geworden, dass in Grafeneck bei Münsingen (Baden-Württtenberg) im Laufe des Jahres 1940 über 10'600 Kranke und Behinderte ermordet worden waren. Der Vorgesetzte und Leiter der Gesundheitsabteilung im Innenministerium von Baden-Württemberg, der Arzt Eugen Stähle, verstarb vor Prozessbeging in Untersuchungshaft. Über 70'000 Menschen aus Heil- und Pflegeanstalten, überwiegend Menschen mit psychischen Erkrankungen oder geistigen Behinderungen, wurden von Januar 1940 bis August 1941 in sechs Vernichtungsstätten auf deutschem Reichsgebiet mit Gas ermordet (Stöckle 2009, p. 59). Die beteiligten Mediziner sahen sich als Wohltäter: *„Zum Arzt berufen ist nach meiner Auffassung derjenige, der den Willen und den Drang verspürt, den Menschen in Krankheit und Not zu helfen"* (Stähle, zit. In Stöckle 2009, p. 61). Von den Fachleuten im Gesundheitswesen in Deutschland haben bloss eine kleine Zahl tatsächlich der Nazi-ideologie gehuldigt – die wirkliche Zahl von Beteiligten ist im Grunde irrelevant: *„Das Problem besteht vielmehr darin, dass die grosse Mehrheit der deutschen Ärzte nach 1945 diese Zahlen manipulierte, um sich zu entlasten"* (Kater 2000, p. 361). Dass viele ehemalige Nazigrössen im Nachkriegsdeutschland einflussreiche Positionen innehatten, lässt den Fortbestand einer medizinischen Mentalität vermuten, die erschreckend ist. Nach derzeitigem Forschungsstand wurden durch die deutsche Justiz gegen 172'294 Personen (36'393 Verfahren, 2378 gegen Unbekannt) wegen Verbrechen in der Nazi-Zeit ermittelt; 6656 Personen wurden rechtskräftig verurteilt (davon 16 Todesurteile, 4 vollstreckt, in 166 Fällen lebenslange Haft, 6297 wurden zu Freiheitsstrafen verurteilt, etc.). Es ist offensichtlich, dass nur eine kleine Zahl von Verantwortlichen durch die deutsche Justiz zur Rechenschaft gezogen wurde.

Verrat und Betrug durch Ärzte und ihre Helfer wurde jedoch nicht bloss unter der Naziherrschaft ausgeübt. Das wohl bekannteste Beispiel in der bisherigen Miedizingeschichte stellt die Tuskegee-Syphilis-Studie (1932-1972) dar, welche unter der Leitung des Arztes John Charles Cutler (1915 – 2003) im Auftrag des United States Public Health Service (PHS) und damit des amerikanischen Gesundheitsministeriums durchgeführt wurde. Die Sache kam durch die Journalistin Jean Heller an Tageslicht, welche am 25. Juli 1972 im Washington Evening Star einen Bericht veröffentlichte. Ein Mitarbeiter des PHS, Peter Buxtun, hatte ihr die Unterlagen zugespielt. Dieser hatte im Herbst 1965 beim Lunch zufällig ein Gespräch mitgehört: *„Als der Mann wahnsinnig wurde, brachte man ihn zu einem Arzt in der Nähe von Tuskegee. Dieser erkannte rasch, dass der Mann an Syphilis im Endstadium litt und verabreichte ihm Peniciliin – dafür bekam er massiven Ärger mit der Seuchenschutzbehörde. Man warf ihm vor, dass er eine Person behandelt habe, die nicht behandelt werden durfte. Der Arzt wusste von nichts"*. Buxtun ging der Sache nach und nachdem er das volle Ausmass realisierte, verlangte er die sofortige Beendigung der Menschenversuche. Vergeblich.

Im Jahre 1932 hatte das PHS 623 im Macon County in Alabama lebende afrikanische Männer ausgewählt, um: *"the effects of untreated syphilis in the Negro male"* zu untersuchen. Im Süden der USA waren bis zu 35% der schwarzen Männer an Syphilis erkrankt. Die Studie sollte ursprünglich 9 Monate dauern und die besten Behandlungsmöglichkeiten eruieren. 399 Männer mit Syphilis und 201 ohne wurden in die Untersuchung aufgenommen – die Teilnehmer wurden nie über die wahren Hintergründe aufgeklärt, noch wurden ihnen eine allfällige Diagnose mitgeteilt. Es hiess, sie würden wegen *"bad blood*" (Jones 1981) behandelt. Diese Untersuchung war streng geheim und wurde fortgeführt, nachdem nach 1942 Penicillin für die Behandlung zur Verfügung gestanden hat. Der amerikanische Präsident Bill Clinton entschuldigte sich offiziell am 16. Mai 1997 für das Verbrechen durch die amerikanischen Gesundheitsdienste (Gray 1998). Bis zur Entdeckung durch den japanischen Forscher Sahachiro Hata, dass Salvarsan zur Behandlung der Syphylis eingesetzt warden konnte, war die Menschheit machtlos gegen diese Geschlechtskrankheit, die im Spätstadium zu progressive Paralyse führen konnte – ein Schicksal, dem beispielswesie Nietsche erlegen ist. Wegen der toxischen Wirkung von Salvarsan wurde 1912 das Nachfolgeprodukt Neosalvarsan durch Hata und Paul Ehrlich in Frankfurt auf den Markt gebracht. Dann entdeckte Alexander Fleming 1928 das Penicilin, welches als erstes Antibioticum ab den späteren 1930er Jahren medizinisch eingesetzt wurde.

Die schwarze Krankenschwester Eunice Rivers war für einen reibungslosen Ablauf der Tuskegee-Studie besorgt. Sie kannte alle der Teilnehmer und genoss grosses Vertrauen bei ihren Landsleuten. Sie sorge dafür, dass die Männer regelmässig zu den Untersuchungen in die Universitätsklinik kamen und nicht durch andere Ärzte behandelt wurden.

Keiner der Verantwortlichen dieses grauenvollen Sterbenlassens wurde durch die Justiz zur Rechenschaft gezogen. In der US Öffentlichkeit wurde die Tuskegee-Studie mit den Menschenversuchen in deutschen Konzentrationslagern verglichen. Jones bezeichnete dieses Verbrechen als: *„the longest nontherapeutic experiment on human beings in medical history"* (Jones 1981). Als die Studie beendet wurde, waren 28 Männer an den Folgen der Syphilisinfektion verstorben, 100 waren infolge der mit der Erkrankung verbundenen Komplikationen verstorben, 40 Frauen waren durch ihre Ehemänner angesteckt worden, und 19 Kinder waren mit kongenitaler Syphilis geboren worden. Der Surgeon General (der oberste Verantwortliche des US-Gesundheitswesens) versandte zum 25. Jahresjubiläum an alle Teilnehmer eine Urkunde und dankte ihnen für ihre Kooperation.

Die von Jonas Salk (1914 – 1995) entwickelte Polio-Impfung gilt als Meilenstein in der Medizingeschichte, weil sich dank dieses Impfstoffes die gefürchtete Polioinfektion in den Industrieländern weitgehend ausmerzen liess. Die Kehrseite besteht darin, dass damit zwischen 1954 und 1963 gegen 100 Millionen Menschen mit einem karzinogenen Virus verseuchten Impfstoff – dem SV40 – geimpft wurden. Die US-Regierung versuchte lange Zeit den Sachverhalt klein zu reden (Bookchin et al. 2005) und bestritt die Gefahr, die durch den Impfstoff ausging. Salk verwendete zur Herstellung des Impfstoffes Affennieren, die er Formadehydbad aussetzte, um die Viren zu inaktivieren, was jedoch nur teilweise gelang, wie rasch erkannt wurde (die Vorfälle wurden euphemistisch als Cutter incident bezeichnet). Die unerschrockene Forscherin Bernice Eddy hatte diesen Verdacht anfangs der 1960er Jahre formuliert (Bookchin et al. 2005), was jedoch lange Zeit durch die Verantwortlichen in den Wind geschlagen wurde. Solche Dinge führen zu starken Verunsicherungen in der Bevölkerung.

Spezielle Literatur zum Thema Betrug und Verrat :

- Bookchin Debbie, Schumacher Jim: The Virus and the Vaccine, Deadly Cancers, and Government Neglect. New York, St. Martin's Griffin, 2005.
- Gray Fred D.: The Tuskegee Sphilis Study: The Real Story and Beyond. Montgomery AL, River City Publ., 1998.
- Jones James H.: Bad Blood: The Tuskegee Syphilis Experiment. New York, Free Press, 1981.
- Kathan Bernhard: Das Elend der ärztlichen Kunst. Berlin, Kadmos, 2002.
- Kater Michael H.: Ärzte als Hitlers Helfer. Hamburg, Europa Verlag, 2000.
- Reverby Susan M.: Examing Tuskegee: The Infamous Syphilis Study and its Legacy. Chapell Hill, University of North Carolina Press, 2009.
- Stöckle Thomas: Eugen Stähle und Otto Mauthe. Der Massenmord in Grafeneck und die Beamten des Innenministeriums. In: Abmayr Hermann G. (Hg.). Stuttgarter NS-Täter. Vom Mitläufer bis zum Massenmörder. Stuttgart, Verlag Hermann G. Abmayr, 2009; 58 - 67.

1.7   Beziehungs- und Sexualethik

Eine wesentliche Grundlage der Psychotherapie bildet die Beziehungs- und Sexualethik. Das Recht auf Selbstbestimmung ist in der Menschenrechtsdeklaration festgeschrieben und beinhaltet die erforderliche Unterstützung und Anleitung im Laufe der Entwicklung. In den Verfassungsbestimmungen werden diese Grundrechte weiter ausgeführt: *„Jeder Mensch hat das Recht auf persönliche Freiheit, insbesondere auf körperliche und geistige Unversehrtheit und auf Bewegungsfreiheit"* (Art. 10 Abs. 2 BV). Zum Grundrecht der persönlichen Freiheit gehört die Wahl und Gestaltung von Beziehungen, des Austauschs von Zärtlichkeiten und Liebe, und das Recht auf Schutz der körperlichen, geistigen und sexuellen Integrität. Die Grundrechte gelten auch für Menschen mit Behinderungen, die allenfalls auf vermehrten Unterstützungsbedarf angewiesen sind, um am gesellschaftlichen Leben teilzunehmen (als

Inklusion bezeichnet). Ab Alter Kindergarten haben alle Kinder Anspruch auf Sexualpädagogik. Die Schule ist neben dem Elternhaus wichtig für die Sozialisation und die Beziehungsgestaltung und der Regulation von Nähe und Distanz.

Die Psychotherapie ist auch ein Rollenmodell für die Beziehungsgestaltung (Kenneth 2015). Fachleute müssen in ihrer fachlichen Rolle einen grenzachtenden Umgang pflegen – die Aufnahme privater Beziehungen im Rahmen einer Psychotherapie ist deshalb nicht gestattet und stellt in jedem Fall ein fachliches Fehlverhalten dar, für das alleine die Fachperson die Verantwortung trägt. Übergriffe durch Fachleute führen zu strafrechtlichen Konsequenzen. Aktive Sexalassistenz kann ausschliesslich nur durch Fachleute durchgeführt werden, welche für derartige Dienstleistungen zur Verfügung stehen und über den erforderlichen fachlichen Hintergrund verfügen (siehe zum Beispiel die Filme: Sessions oder Uneasy Rider).

2   Der Behandlungsrahmen aus ethischer Sicht

„The therapist's role is analogous to that of a mother who provides her child with a secure base from which to explore the world" (Bowlby, 1988, p. 140).

Psychotherapie vollzieht sich stets in einem Beziehungsrahmen (Kenneth 2015). Der Beziehungsaufbau ist Voraussetzung für den Behandlungserfolg. John Bowlby hat sich in seinem Spätwerk zur Rolle und Aufgabe von Psychotherapeuten geäussert und dabei die Schaffung einer *„secure base"* (Vertrauensbasis) als paradigmatische Bedingung des therapeutischen Prozesses dargestellt. Dem Therapeuten kommt damit die einseitige Aufgabe im Sinne des Auftragsverhältnisses (OR 394 ff.) zu, die Grundvoraussetzungen zu schaffen, damit ein Heilungsprozess möglich wird. Die therapeutische Beziehung stellt eine dynamische Interaktion dar, die sowohl durch den Patienten, als auch durch den Therapeuten geprägt und gestaltet wird. *„ [...] a patient's way of constructing his relationship with his therapist is not determined solely by the patient's history: it is determined no less by the way the therapist treats him"* (Bowlby, 1988, p. 141).

> Die Interaktion im psychotherapeutischen Prozess ist nicht einseitig durch das Verhalten der Patientin oder des Patienten geprägt, sondern ebenso durch die Vorgehensweise und Haltung der Therapeutin oder des Therapeuten.

Scham wurde lange Zeit in der Psychotherapie nicht verstanden. *„Ein Mann hat auf Grund seiner persönlichen Struktur mit dafür gesorgt, dass Scham viele Jahrzehnte fast aus dem Blick von Therapeuten verschwunden ist: Sigmund Freud hatte deutliche Probleme mit Scham. Es wird berichtet, dass er Blickkontakt nicht ertragen konnte. Mit hoher Wahrscheinlichkeit wählte er deshalb die Couch als Setting. Er sass hinter seinen Patienten, seinerseits alles im Blick. Diese mussten zu einem «Seelenstriptease» bereit sein, Träume und sexuelle Phantasien mitteilen. Diese asymmetrische Beziehung sollte lange Psychotherapien bestimmen"* (Requardt 2014). Wie viele PatientInnen haben sich tief geschämt (Nathanson 1987) und sich durch ihre Therapeuten nicht verstanden gefühlt, wenn die Fachleute die sexualisierten Übergriffe als Phantasien abtaten. *„Die aus heutiger Sicht beschämende Verleugnung der Realität bezieht sich auf grosse Bereiche familiärer Gewalt"* (Requardt 2014).

Die historischen Untersuchungen über die zurückliegenden zweihundert Jahre Psychotherapie-geschichte verdeutlichen, dass die Auseinandersetzung mit Gewalt und die Auswirkungen auf die menschliche Gesundheit wellenförmig verläuft – Phasen grosser Anteilnahme und grosser Auseinandersetzungsbereitschaft wechseln sich ab mit Phasen völliger Verneinung. Wenn in jüngsten Veröffentlichungen über das Ausmass von Gewalterfahrungen in der Bevölkerung beispielsweise festgehalten wird, dass ein Drittel aller Frauen im Alter von 15 bis 74 Jahren innerhalb der EU-28 (rund 505 Millionen Einwohner) betroffen sind – dies betrifft 62'000'000 Frauen – so ist unschwer nachzuvollziehen, dass die Folgen von Gewalterfahrungen wohl für zahlreiche psychische Erkrankungen verantwortlich sind. Die unrichtige und völlig verfehlte Aussage der *False Memory Syndrom Foundation* ist deshalb in aller Form zurückzuweisen, dass Psychotherapeuten mit ihren suggestiven Fragen falsche Erinnerungen wecken resp. produzieren (Tschan 2005). Dass es in Einzelfällen zu unsachgemässen Behandlungen gekommen ist, stimmt wohl zweifelsfrei; daraus jedoch generelle Aussagen über den Wahrheitsgehalt von Patientenaussagen ableiten zu wollen, ist nicht statthaft. Jede wissenschaftliche Diskussion lebt von Auseinandersetzungen und unterschiedlichen Auffassungen – mit inquisitionsgleichen Mitteln gegen Forscher vorzugehen, wie dies in Nordamerika in der Vergangenheit in Zusammenhang mit komplexen Traumafolgestörungen der Fall war – bedeutet das Ende der wissenschaftlichen Auseinandersetzung.

Psychotherapie soll sich an wissenschaftlich begründbaren Hypothesen orientieren. Damit ist eine klare Abgrenzung gegen Heilslehren gegeben, die sich auf Glaubensüberzeugungen abstützen. Die Definition von Wissenschaftlichkeit hängt jedoch stark von Lehrmeinungen und fachlichen Perspektiven ab. *„The healer – whether a neurosurgeon or a family doctor, a chiropractor or the latest breed of psychotherapist – interprets the health problem within a particular nomenclature and taxonomy, a disease nosology, that creates a new diagnostic entity, an „it" – the disease"* (Kleinman 1988, p. 5). Die wissenschaftlichen Erkenntnisse über die Ursachen von psychischen Störungen, deren Diagnose und Behandlung, befinden sich in einem steten Fluss. Die Vielfalt der unterschiedlichen theoretischen Konzepte in der Psychotherapie muss erhalten bleiben – gleichzeitig taucht mehr und mehr die Forderung nach schulenübergreifenden Interventionskonzepten auf, um einseitige Sichtweisen zu überwinden. Dazu bedarf es eines Diskurses über den Wissenschaftsbegriff in der Psychotherapie: *„Denn je nach Menschenbild und Kulturtradition sind [...] die Vorstellungen davon, was 'Tatsachen' sind und welche Verfahren und Methoden zu Erkenntnissen führen, sehr unterschiedlich"* (Schlegel 2011, p. 10).

Die Schweizer Charta für Psychotherapie stellt eine Vorgehensweise von Praktikern dar, die sich ab 1989 vor dem Hintergrund zunehmender gesetzlicher Regulierungen mit der wissenschaftlichen Überprüfung der Wirkungsweise von Psychotherapien auseinander zu setzen begannen. Am 18. März 1994 wurde das neue KVG (Krankenversicherungsgesetz) in der Schweiz in Kraft gesetzt, welches in Art. 32 die Leistungsübernahme medizinischer Leistungen durch die Krankenkassen regelt. Demgemäss muss eine Behandlung *wirksam, zweckmässig* und *wirtschaftlich* sein, damit die Kosten übernommen werden (WZW-Kriterien). Die Wirksamkeit muss nach wissenschaftlichen Methoden nachgewiesen sein, und sie muss von weiten Kreisen der medizinischen Praxis anerkannt sein. Eine Behandlung ist zweckmässig, wenn sie eine therapeutische Verbesserung bringt – d.h. wenn beispielsweise ein Mittel verabreicht wird, die betreffende Person jedoch nicht an entsprechenden Symptomen leidet, dann kann die betreffende Massnahme unzweckmässig sein, obwohl das Mittel sonst als ausgezeichnet gilt. Für die Wirtschaftlichkeit gilt, dass die Kosten im Rahmen einer ökonomischen Gesamtbetrachtung sinnvoll sein müssen. Die Psychotherapieschulen kamen unter Druck, diese WZW-Kriterien erfüllen zu müssen. *„In dieser Lage besannen wir uns auf unsere eigene Berufskompetenz, Konflikte aufzudecken und zu bearbeiten. Dazu wurden die Wissenschaftskolloquien konzipiert. Es bestand die Hoffnung, dass diese und die sich in ihnen vollziehenden Prozesse aus den Aporien*[1] *herausführen könnten, die sich aus unterschiedlichen Wissenschaftsverständnissen ergeben, wenn über deren Gültigkeit und Reichweite entschieden werden soll"* (Schlegel in Schlegel 2011, p. 10). Die Patientin resp. der Patient als schwächstes Glied der Diskussionsteilnehmer im politischen Diskurs kann die Entscheide kaum mitgestalten – womit deren Autonomie ausgehebelt wird (Horn 2015).

Die Gestaltung des Auftragsverhältnisses ist eine einseitige fachliche Aufgabe, die nicht durch das Verhalten von Patienten relativiert werden kann. Es liegt an der Fachperson, die notwendigen Klärungen vorzunehmen und allenfalls einen Behandlungsauftrag abzulehnen. Dies darf nicht zu Unzeiten umgesetzt werden – also beispielsweise nicht in Notfallsituationen. Hier ist der Arzt zur unverzüglichen Hilfeleistung verpflichtet. *„Medicine is both a healing art and a science. The dynamics of this combination are best reflected in psychiatry, the branch of medicine that specializes in the care and protection of those who are ill or infirm, because of a mental disorder or impairment. Although there may be cultural, social and national differences, the need for ethical conduct and continual review of ethical standards is universal"* (WPA Declaration 1997 and amendements).

Eine verständliche Sprache ist unabdingbare Voraussetzung jeder Behandlung. Hier wird von seiten von TherapeutInnen ein stetes sich Bemühen vorausgesetzt. Wenn man verstanden werden will, muss man sich auf das Rezeptionsvermögens des Gegenübers einstellen.

---

[1] Aporie = Ratlosigkeit, Ausweglosigkeit

Die Patientin resp. der Patient ist nicht gezwungen, sich einer Interventionsstrategie auszusetzen. Patienten können grundsätzlich jederzeit eine Psychotherapie beenden. *"Zur Autonomie des [...] Patienten gehört z.B. die Freiheit, ein Psychotherapieangebot auch ausschlagen oder eine aufgenommene Psychotherapie auch wieder abbrechen zu können"* (Hutterer-Krisch 2007, p. 25).

Aufgabe 2.0.1:
Welche normativen Bestimmungen und professionellen Anforderungen bestimmen den Behandlungsrahmen?

Die therapeutische Beziehung muss auf Grund ihrer zentralen Bedeutung geschützt werden – normative Bestimmungen und professionelle Anforderungen regeln dies auf verschiedene Weise. Patienten dürfen der Fachperson vorbehaltlos vertrauen – die Ausbildungsqualifikationen und die staatlichen Bewilligungs- und Aufsichtsbehörden stellen dies sicher: *"Like the attorney-client and other relationships of trust between professionals and those in society to whom they provide a service, the physician-patient relationship is fundamentally fiduciary in nature"* (Rich, 2001, p. 50). Der therapeutische Rahmen hat eine Modellwirkung: *"Wenn der Patient am eigenen Leibe spürt, wie gut Beziehungen zwischen Menschen sein können, kann er davon für sich profitieren"* (Dörner et al. 2013, p. 33).

2.1 Menschenbild

„In Wirklichkeit ist der Mensch nicht ein von Triebhaftem getriebener, sondern er wird vom Werthaftem – gezogen" (Viktor E. Frankl, in Biller et al., 2008, p. 476).

Das Menschenbild umfasst die Vorstellungen über das Wesen des Menschen – vieles ist dem Einzelnen so selbstverständlich, dass er kaum darüber reflektiert, dass man die Dinge auch anders sehen könnte. Was ist psychische Gesundheit und welche Implikationen hat eine Störung für Betroffene? Wieviel Anpassung ist noch mit Gesundheit zu vereinbaren? Kann der Mensch ohne seine Umwelt betrachtet werden? Als die Menschenrechte zur Zeit der Aufklärung erstmalig formuliert wurden, richteten sich die Worte an die Männer – lange musste man sich fragen, ob Frauen, Kinder, Gebrechliche und Behinderte, Greise, auch als Menschen gelten – mit eigenen Rechten, wie sie durch die diversen UN-Konventionen postuliert werden? Die Kinderschutzkonvention (CRC) und später die Konvention für Menschen mit Behinderungen (CRPD) sollen die Geltung der Menschenrechte für Kinder resp. für Menschen mit Behinderungen sicherstellen. Und wie bestimmt der Geschlechterdiskurs das Menschenbild in der modernen Psychiatrie? Was soll mit Menschen geschehen, die an Störungen leiden und sich à tout prix nicht behandeln lassen wollen – welches Mass an Zwang ist gerechtfertigt? Was soll mit Menschen geschehen, die sich nicht an Konventionen halten, die Gesetze brechen, die lebensmüde sind? Soll die Psychiatrie auch „bösen" Menschen beistehen und sich um sie kümmern?

Menschen leiden unter Armut und der ungerechten Verteilung materieller Güter, unter ungleichen Bildungschancen – die Psychotherapie muss derartige Ursachen für psychische Störungen benennen und in der Öffentlichkeit Stellung beziehen. Unser Staatswesen hat es nicht geschafft, die Verantwortlichen von eklatanten gravierenden Menschenrechtsverletzungen wie etwa gegenüber Verding- und Heimkinder vor Gericht zu stellen – die Psychotherapie darf nicht stumm bleiben, sonst macht sie sich der Mittäterschaft schuldig.

Aufgabe 2.1.1:
Was ist psychische Gesundheit?

> Was ist eine psychische Störung?
> Notieren Sie stichwortartig Ihre Überlegungen. Die Frage wird im Plenum ausgetauscht.

Die Psychiatrie hat in der Vergangenheit Vieles falsch gemacht. „Kluges Verhalten bedeutet [...] die Vergegenwärtigung möglicher Irrtümer" (Bergdolt 2004, p. 20). Vieles in der Psychiatrie war jedoch auch gut und hilfreich. Wie können wir das auseinanderhalten? Welchen Standpunkt wollen wir einnehmen? Ein Menschenbild versucht die Frage zu beantworten, was der Mensch denn ist, oder wie er sein sollte und wie wir miteinander umgehen. Das Menschenbild ist stets Ausdruck des jeweiligen Zeitgeistes und unterliegt Einflüssen aus Kunst, Literatur, Medien, Musik und Film, Wissenschaft, Religion, ökonomischer Situation und wie sich die gesellschaftlichen Rollenvorbilder dazu äussern. Wenn man die Sache weder aus androzentrischer noch aus eurozentrischer Sichtweise betrachtet, und die fehlende Partizipation vieler Menschen an den sie betreffenden Entscheiden berücksichtigt, dann sieht die Sache anders aus. Die Thematisierung von frauenspezifischen Anliegen an die Gesundheitsversorgung führte zur nachfolgenden Feststellung: „Deutlich wurde ... ein zusammenhängendes Ganzes von Gesetzgebung und Politik, über Medizin und Gesundheitssystem bis hin zu den Rechtfertigungen religiöser, literarischer und vor allem auch wissenschaftlicher Art, das in seiner Komplexität und stimmigen Perfektion so von niemandem zuvor geahnt, geschweige denn diagnostiziert worden war" (Schmerl 2002, p. 34). Die Rechtfertigungen gesellschaftlicher Ausgrenzungen wurde deutlich gemacht, wie es das vorstehende Zitat belegen mag. Psychotherapiepatientinnen und -patienten haben kaum eine Lobby, die sich für ihre Belange einsetzt - Politiker betonen zwar gerne, wie innerhalb der Gesellschaft dem Schutz der Schwachen eine hohe Priorität zukomme.

> „Das Menschenbild ist ein individuelles Muster von grundsätzlichen Überzeugungen, was der Mensch ist, wie er in seinem sozialen und materiellen Umfeld lebt und welche Werte und Ziele sein Leben haben sollte. Das Menschenbild umfasst das Selbstbild und die Fremdbilder" (Fahrenberg 2008, p. 11).

Die Inanspruchnahme einer Psychotherapie ist für die meisten Menschen beschämend. Es ist ein Eingeständnis eigener Schwäche und Hilflosigkeit – zudem muss man sich in die Abhängigkeit einer anderen Person begeben. Was in sich nochmals beschämend ist. Abhängigkeit macht verletzlich (Requardt 2014). Patienten schämen sich, wenn ihnen ihre Beschwerden nicht geglaubt werden. Patienten mit chronischen Schmerzen berichten immer wieder, dass sie sich nicht ernst genommen fühlen, und dass ihnen ihre Beschwerden nicht geglaubt werden. Die Gerichte verstärken diese Beschämung noch zusätzlich, wenn den Betroffenen in sozialrechtlichen Auseinandersetzungen immer wieder die Glaubhaftigkeit abgesprochen wird. Regelmässig werden Menschen mit schweren Körperbehinderungen als Schmarozer oder Simulanten hingestellt; das Gleiche galt beispielsweise auch jahrelang für Holocaustüberlebende. Hinter solchen Haltungen kommen Menschenbilder zum Ausdruck, die das Gegenüber in seiner Würde verletzen.

In der Schweiz muss laut KVG Art. 32 eine Behandlung wirksam, zweckmässig und wirtschaftlich sein, damit die Leistungen über die ordentliche Krankenkasse gedeckt sind. Nur wissen wir immer noch nicht so recht, wie „Wirksamkeit" zu definieren ist. Dass sich solche Konstrukte an Menschenbildern orientieren, leuchtet ein – dies unterstreicht auch die Wichtigkeit einer ethischen Reflexion. Psychotherapie war jedoch nie das Feld ehrgeiziger Mediziner: „Mit Empathie und Mitleid am Krankenbett liess sich kein Nobelpreis gewinnen ..." (Bergdolt 2004, p. 288). Mit den bisher in der Schweiz zur Anwendung gelangenden Überprüfungen wird höchstens die Wirtschaftlichkeit des Leistungserbringers überprüft – und nicht, ob die erbrachte Leistung an sich wirksam, zweckmässig und wirtschaftlich ist. Utilitarismus nennt man dies – wie es den betroffenen Patienten dabei ergeht, interessiert niemanden. Eine medizinethische Debatte über diese Aspekte hat bisher kaum stattgefunden. Sichtweisen, Auffassungen, Einschätzungen werden von Menschen gemacht – das sind keine Naturgesetze; sie unterliegen damit unseren Wertvorstellungen – was logischerweise überleitet zur ethischen Reflexion.

In der heutigen Medizinethik werden drei Arten des Arzt-Patienten-Verhältnisses unterschieden und diskutiert: das Paternalistische (hippokratische), das Dienstleistungs- (Vertrags-) und das Partnerschaftsmodell. „Im erstgenannten übernimmt ein aufopferungsbereiter Arzt die Verantwortung und den Entscheidungsprimat im Dienst des Patientenwohls; im zweiten erwartet der Patient vom Arzt nicht mehr und nicht weniger als kompetente fachliche Dienstleistungen; im dritten [...] [trägt] er als beratender Experte eine Mitverantwortung für möglichst angemessene Patientenentscheidungen" (Schöne-Seifert 1996, p. 595). Die dem jeweiligen Modell zu Grunde liegenden Menschenbilder unterscheiden sich fundamental. Die Arzt-Patienten-Beziehung wird auf Grund der Kompetenz- und Wissensunterschiede als asymmetrische Beziehung verstanden.

Arzt-Patienten-Verhältnis:
1. Paternalistisches Modell: Passiver Patient, auf Krankheit fokussiert
2. Dienstleistungsmodell: Arzt ist „technischer" Experte
3. Partnerschaftliches Modell: Patient muss so informiert sein, dass er zu begründeten Entscheidungen befähigt wird. Die therapeutische Beziehung wird als grundlegend für den Behandlungsverlauf angesehen.

Im Paternalistischen Modell hat der Arzt die Rolle des „Halbgottes in Weiss"; ihm obliegt praktisch ausschliesslich die Entscheidungskompetenz, und die Autonomie des Patienten erfährt kaum Beachtung. Der Arzt weiss, was für den einzelnen Patienten gut ist. Im Dienstleistungsmodell beschränkt sich der Arzt auf seine „technische" Expertise – viele Patienten erwarten jedoch eine emotionale Anteilnahme. Im Partnerschaftlichen Modell wird der Patient als mündige Person gesehen, welche mit dem Arzt zusammen die Entscheidungsgrundlagen erarbeitet. Das Verhältnis ist kooperativ und co-evolutiv (entwicklungsfähig). Hinter den drei Modellen stehen sehr unterschiedliche Rollenverständnisse der Ärzte. Diese Fragen greifen zentral in die Auswahl und Ausbildung der Ärzte hinein – *„Die Gesellschaft finanziert ihre Ärzte und bildet sie aus im Vertrauen darauf, dass diese ihren medizinisch-technischen, sozialen und auch normativen Erwartungen entsprechen werden"* (Schöne-Seifert 1996, 595-596).

Die bisher umfassendste Begründung ethischer Entscheidungsfindungen innerhalb des Arzt-Patienten-Verhältnisses lieferten Beauchamp and Childress in ihrem 1979 erstmals publizierten Werk «Principles of Biomedical Ethics». Die von den beiden Autoren vorgeschlagenen vier Prinzipien können nicht absolut gelten, sondern müssen im Hinblick auf Konflikte zwischen ihnen diskutiert werden. „Diese Entwicklung spiegelt die [...] komplexer gewordene, höherstufige Reflexion in der Zunft wieder. Beauchamp und Childress verstehen nun jene vier Prinzipien ausdrücklich als komplexe Begriffe mit einer Vielzahl subsidiärer [...] Normen, die innerhalb der Prinzipien ebenso wie zwischen ihnen miteinander in Konflikt kommen könnten" (Schöne-Seifert 1996, p. 562).

Die medizinethische Diskussion hat es bisher unterlassen, das Arzt-Patienten-Verhältnis vor dem Hintergrund des ökonomischen Drucks innerhalb des Gesundheitswesens, dem Einfluss der Key-Player sowie der persönlichen Karriereinteressen von Medizinern und Pflegefachkräften zu untersuchen. Der Einfluss der Politik ist nicht zu unterschätzen – weil sich hier die zentralen Machtkonstellationen innerhalb einer Gesellschaft artikulieren: Die Finanzierung von Grosskliniken wird problemlos genehmigt – die Aufwendungen für Personalkosten für den Betrieb einzelner Abteilungen werden gestrichen. Lobbying wird dies bezeichnet – als würde diese Art der Einflussnahme unabdingbar zu demokratischen Einrichtungen gehören. Die Frage, wie die Abgeltungsgrundlagen die Ausgestaltung des Arzt-Patienten-Verhältnisses beeinflussen, ist zentral und muss vor dem Hintergrund der Patientenrealität diskutiert werden, die sich über Ängste und Entfremdungen, Hilflosigkeit, Kontrollverlust und einem zunehmenden Misstrauen in die ärztlichen und pflegerischen Kompetenzen artikuliert. Damit wird eine systemische Betrachtungsweise gefördert, welche das Arzt-Patienten-Verhältnis in einen grösseren Zusammenhang stellt.

Die Marginalisierung der psychiatrischen und psychotherapeutischen Versorgung im heutigen Gesundheits-Diskurs ist angesichts der Häufigkeit der Inanspruchnahme entsprechender Dienstleistungen schräge. Diese Entwicklung hat dazu geführt, dass Erwerbsausfallsversicherungen für Ärzte bei Vorliegen psychischer Leiden höchsten 50% der Leistungen übernehmen, die sie bei somatischen Krankheiten übernehmen würden. Auch das ist schräge.

2.2 Informed consent

„[...] *all our knowledge grows only through the correcting of our mistakes*" (Popper 1963, p. XV).

Die Grundidee hinter dem Konzept des informed consent ist die Patientenautonomie. Eine Entscheidung kann dann als autonom bezeichnet werden, wenn die nachfolgenden drei Bedingungen erfüllt sind. Sie muss von einer Patientin resp. einem Patienten, die/der versteht, worum es geht, bewusst und ohne steuernde Einflussnahme Dritter getroffen werden (Faden, Beauchamp 1986, p. 235ff.). Aus Sicht der Patienten stellt die Doktrin des informed consent einen Rechtsanspruch dar – aus Sicht des Arztes ist dies eine (lästige) Verpflichtung. Die Haltung vieler Ärztinnen und Ärzte wird im nachfolgenden Zitat charakterisiert: „Die Ärzteschaft hätte sich wohl kaum freiwillig von der Idee des Paternalismus verabschiedet, hätten nicht Öffentlichkeit, Geisteswissenschaftler, Medien und diverse gesellschaftliche Gruppen in die Debatte eingegriffen" (Bergdolt 2004, p. 290).

Man könnte annehmen, dass die Idee der informierten Zustimmung des Patienten zu medizinischen Handlungen (informed consent) Ausdruck einer selbstverständlichen Haltung innerhalb des Gesundheitswesens darstellt – dem ist leider nicht so. Die Doktrin des informed consent wurde der Medizin durch die Justiz „aufgezwungen" – ausgehend von einem US-amerikanischen Bezirksgerichtsurteil im Jahre 1957 hat sich das Konzept des informed consent zu einem universell gültigen Paradigma entwickelt.

Vor dem Hintergrund der im 2. Weltkrieg bekannt gewordenen Gräueltaten medizinischer Fachleute (siehe Nürnberger Prozesse und Menschenversuche, Verbrechen japanischer Ärzte an Tausenden von Kriegsgefangenen, etc.) entwickelte sich der Grundsatz, dass medizinische Eingriffe und Handlungen nur dann ethisch vertretbar sind, wenn sie unter ausdrücklicher Zustimmung des betreffenden Patienten erfolgen. Die Zustimmung setzt voraus, dass die Patientin resp. der Patient weiss, zu was er ihre/seine Zustimmung erteilt – deshalb: informed consent. Dies wird im nachfolgenden Zitat noch einmal ausgeführt: „ ... *that informed consent be obtained before a physician is legally entitled to administer treatment to a patient. This requirement is actually composed of two seperate but related legal duties imposed on physicians: the duty first to disclose information to the patient, and the duty subsequently to obtain consent before administering treatment*" (Berg et al. 2001, p. 12).

Die Doktrin des informed consent wurde zunächst innerhalb der amerikanischen Rechtslehre entwickelt. Berg und Mitautoren haben dies wie folgt geschildert: „*In 1955, the Supreme Court of North Carolina statet that the failure to explain the risks involved in surgery 'may be considered a mistake on the part of the surgeon'. Two years later, in Salgo vs. Leland Stanford Junior University Board of Trustees, a California Court – relying in part on the North Carolina precedent – specifically held that physicians had an affirmative duty of disclosure. The following year, the Supreme Court of Minnesota reinforced this duty. It held a physician liable for failing to inform a patient before surgery of alternative forms of treatment that would not have entailed the undesirable consequence of the procedure actually performed. Thus began the modern evolution of informed consent, which not only requires free consent but also requires that patients be fully informed by practitioners about risks and benefits and other aspects of treatment*" (Berg et al. 2001. P. 44). Im Urteil von 1957 wurde erstmals der Begriff des informed consent verwendet. In der Folge hat sich der Ausdruck weltweit in der Rechtslehre sowie der medizinischen Entscheidungsfindung eingebürgert.

Mit der Auftragsklärung und der co-evolutiven Vorgehensweise zur Festlegung von Behandlungszielen und Interventionsstrategien wird die Doktrin des informed consent befolgt. Die Aufklärungspflicht in der Psychotherapie ist ein prozesshaftes Geschehen, wo sich im Laufe der Behandlung neue Gesichtspunkte und Sichtweisen ergeben können, die neue Beurteilungen erforderlich machen. Die angewandte Methodik und die zugrundeliegenden Arbeitshypothesen (im Sinne des Störungs- und Krankheitsverständnisses) sind gegenüber der Patientin resp. dem Patienten offen zu legen. Aber aufgepasst: so wenig, wie jemand wissen kann, wie eine Zitrone schmeckt, bevor sie/er das erste Mal den Geschmack erlebt hat, können Patientinnen und Patienten wissen, was im Rahmen einer Psychotherapie auf sie zu kommt, resp. welche Ziele sie verfolgen wollen. Die Therapeutin resp. der Therapeut müssen den Prozesscharakter der Psychotherapie und die co-evolutive Vorgehensweise klarstellen und die therapeutischen Interventionen fortlaufend neuen Gesichtspunkten anpassen.

Rechtlich wird im therapeutischen Alltag zwischen einer Eingriffsaufklärung und einer Sicherungsaufklärung unterschieden. Nach Kurmann und Zimmer orientiert die Eingriffsaufklärung die Patientin resp. den Patienten <u>vor</u> der psychotherapeutischen Behandlung über (Kurmann et al. 2014, p. 348ff.):

- Diagnose
- Behandlungsmöglichkeiten
- Mögliche Risiken der Behandlung
- Notwendigkeit (sachlich und zeitlich) von therapeutischen Interventionen
- Entwicklung des Gesundheitszustandes mit oder ohne Behandlung

Die Eingriffsaufklärung ermöglicht der Patientin resp. dem Patienten eine informierte Entscheidung – eine Behandlung darf rechtmässig nur vorgenommen werden, wenn diese Eingriffsaufklärung erfolgt ist und die Patientin resp. der Patient dazu seine Zustimmung erteilt hat. Die Sicherungsaufklärung – auch als therapeutische Aufklärung bezeichnet – dient dazu, die Patientin resp. den Patienten darüber zu informieren, mit welchen Massnahmen der Erfolg der Behandlung und die Erhaltung ihrer/seiner Gesundheit erreicht werden kann (Kurmann et al. 2014, p. 348ff.). Diese Vorgehensweise stellt sicher, dass sich die Patientin resp. der Patient auf *„Augenhöhe"* mit der Therapeutin resp. dem Therapeuten befindet (Shared-Decision-Making) und dass damit auch die Verantwortung für die weitere Behandlung gemeinsam getragen wird. Die Autoren erteilen den kollegialen Rat: „In jeder Institution oder Praxis ist es wichtig, eine Kultur zu schaffen, die davon geprägt ist, dass der Patientenaufklärung zentrale Bedeutung zukommt" (Kurmann et al. 2014, p. 350). Das Aufklärungsgespräch ist Teil der Therapie und verdeutlicht das Rollenverständnis. Patientensicherheit und Selbstbestimmung sind zentrale Anliegen jeder Psychotherapie.

2.3 Vertraulichkeit

Die Vertraulichkeit in der Psychiatrie und Psychotherapie gilt als Schlüssel für den Behandlungserfolg. Ärztin resp. Arzt und Psychologin oder Psychologe haben alle Kenntnisse, die sie über ihre Patienten erlangen, vertraulich zu behandeln. Sie dürfen Angaben nur mit Zustimmung der Patientin resp. des Patienten an Dritte weiter geben.

Die Vertraulichkeit wird über das Patientengeheimnis (oft fälschlicherweise als Arztgeheimnis bezeichnet) sichergestellt. In der Psychotherapie ist die Patintin resp. der Patient der Geheimnisherr – d.h. es steht ihr/ihm frei, alles offenzulegen, was ihre/seine Situation betrifft, zu wem auch immer. Die entsprechende Gesetzesbestimmung zur Schweigepflicht von Fachleuten findet sich im Strafgesetzbuch. Die dabei aufgeführten Berufe sind abschliessend (d.h. das Gesetz gilt nur für die Genannten) – als Hilfspersonen werden beispielsweise die Praxis- resp. Spitalmitarbeiter verstanden.

Art. 321 CH-StGB Verletzung des Berufsgeheimnisses

1. Geistliche, Rechtsanwälte, Verteidiger, Notare, Patentanwälte, nach Obligationenrecht zur Verschwiegenheit verpflichtete Revisoren, Ärzte, Zahnärzte, Chiropraktoren, Apotheker, Hebammen, Psychologen sowie ihre Hilfspersonen, die ein Geheimnis offenbaren, das ihnen infolge ihres Berufes anvertraut worden ist oder das sie in dessen Ausübung wahrgenommen haben, werden, auf Antrag, mit Freiheitsstrafe bis zu drei Jahren oder Geldstrafe bestraft.
Ebenso werden Studierende bestraft, die ein Geheimnis offenbaren, das sie bei ihrem Studium wahrnehmen.
Die Verletzung des Berufsgeheimnisses ist auch nach Beendigung der Berufsausübung oder der Studien strafbar.

2. Der Täter ist nicht strafbar, wenn er das Geheimnis auf Grund einer Einwilligung des Berechtigten oder einer auf Gesuch des Täters erteilten schriftlichen Bewilligung der vorgesetzten Behörde oder Aufsichtsbehörde offenbart hat.

3. Vorbehalten bleiben die eidgenössischen und kantonalen Bestimmungen über die Zeugnispflicht und über die Auskunftpflicht gegenüber einer Behörde.

Nachfolgend die Fomulierung im deutschen Strafgesetzbuch.

§ 203 D-StGB Verletzung von Privatgeheimnissen

(1) Wer unbefugt ein fremdes Geheimnis, namentlich ein zum persönlichen Lebensbereich gehörendes Geheimnis oder ein Betriebs- oder Geschäftsgeheimnis, offenbart, das ihm als

- Arzt, Zahnarzt, Tierarzt, Apotheker oder Angehörigen eines anderen Heilberufs, der für die Berufsausübung oder die Führung der Berufsbezeichnung eine staatlich geregelte Ausbildung erfordert,
- Berufspsychologen mit staatlich anerkannter wissenschaftlicher Abschlußprüfung,
- Rechtsanwalt, Patentanwalt, Notar, Verteidiger in einem gesetzlich geordneten Verfahren, Wirtschaftsprüfer, vereidigtem Buchprüfer, Steuerberater, Steuerbevollmächtigten oder Organ oder Mitglied eines Organs einer Rechtsanwalts-, Patentanwalts-, Wirtschaftsprüfungs-, Buchprüfungs- oder Steuerberatungsgesellschaft,
- Ehe-, Familien-, Erziehungs- oder Jugendberater sowie Berater für Suchtfragen in einer Beratungsstelle, die von einer Behörde oder Körperschaft, Anstalt oder Stiftung des öffentlichen Rechts anerkannt ist.
- staatlich anerkanntem Sozialarbeiter oder staatlich anerkanntem Sozialpädagogen oder
- Angehörigen eines Unternehmens der privaten Kranken-, Unfall- oder Lebensversicherung oder einer privatärztlichen, steuerberaterlichen oder anwaltlichen Verrechnungsstelleanvertraut worden oder sonst bekanntgeworden ist, wird mit Freiheitsstrafe bis zu einem Jahr oder mit Geldstrafe bestraft.

(2) Ebenso wird bestraft, wer unbefugt ein fremdes Geheimnis, namentlich ein zum persönlichen Lebensbereich gehörendes Geheimnis oder ein Betriebs- oder Geschäftsgeheimnis, offenbart, das ihm als

- Amtsträger,
- für den öffentlichen Dienst besonders Verpflichteten
- Person, die Aufgaben oder Befugnisse nach dem Personalvertretungsrecht wahrnimmt
- Mitglied eines für ein Gesetzgebungsorgan des Bundes oder eines Landes tätigen Untersuchungsausschusses, sonstigen Ausschusses oder Rates, das nicht selbst Mitglied des Gesetzgebungsorgans ist, oder als Hilfskraft eines solchen Ausschusses oder Rates,
- öffentlich bestelltem Sachverständigen, der auf die gewissenhafte Erfüllung seiner Obliegenheiten auf Grund eines Gesetzes förmlich verpflichtet worden
- Person, die auf die gewissenhafte Erfüllung ihrer Geheimhaltungspflicht bei der Durchführung wissenschaftlicher Forschungsvorhaben auf Grund eines Gesetzes förmlich verpflichtet worden ist,

anvertraut worden oder sonst bekanntgeworden ist. Einem Geheimnis im Sinne des Satzes 1 stehen Einzelangaben über persönliche oder sachliche Verhältnisse eines anderen gleich, die für Aufgaben der öffentlichen Verwaltung erfaßt worden sind; Satz 1 ist jedoch nicht anzuwenden, soweit solche Einzelangaben anderen Behörden oder sonstigen Stellen für Aufgaben der öffentlichen Verwaltung bekanntgegeben werden und das Gesetz dies nicht untersagt.

(2a) Die Absätze 1 und 2 gelten entsprechend, wenn ein Beauftragter für den Datenschutz unbefugt ein fremdes Geheimnis im Sinne dieser Vorschriften offenbart, das einem in den Absätzen 1 und 2 Genannten in dessen beruflicher Eigenschaft anvertraut worden oder sonst bekannt geworden ist und von dem er bei der Erfüllung seiner Aufgaben als Beauftragter für den Datenschutz Kenntnis erlangt hat.

(3) Einem in Absatz 1 Nr. 3 genannten Rechtsanwalt stehen andere Mitglieder einer Rechtsanwaltskammer gleich. Den in Absatz 1 und Satz 1 Genannten stehen ihre berufsmäßig tätigen Gehilfen und die Personen gleich, die bei ihnen zur Vorbereitung auf den Beruf tätig sind. Den in Absatz 1 und den in Satz 1 und 2 Genannten steht nach dem Tod des zur Wahrung des Geheimnisses Verpflichteten ferner gleich, wer das Geheimnis von dem Verstorbenen oder aus dessen Nachlaß erlangt hat.

(4) Die Absätze 1 bis 3 sind auch anzuwenden, wenn der Täter das fremde Geheimnis nach dem Tod des Betroffenen unbefugt offenbart.

(5) Handelt der Täter gegen Entgelt oder in der Absicht, sich oder einen anderen zu bereichern oder einen anderen zu schädigen, so ist die Strafe Freiheitsstrafe bis zu zwei Jahren oder Geldstrafe.

Das Patientengeheimnis gilt nicht absolut. So unterliegen Fachleute im Gesundheitswesen beispielsweise diversen Meldepflichten – Patientinnen und Patienten sind entsprechend zu informieren. Bei drohenden Gewalteskalationen muss unter Umständen eine Entbindung durch die vorgesetzte Behörde eingeholt werden, damit die notwendigen Massnahmen ergriffen werden können (z.B. Warnung bedrohter Personen entsprechend der Tarasoff-Doktrin, siehe folgendes Kapitel). In der Schweiz gilt gemäss den Sozialversicherungsgesetzen eine Mitwirkungspflicht von Fachleuten in Bezug auf Angaben, „*die der Versicherer benötigt*", um seine Aufgaben zu erfüllen. Dazu gehören je nach Situation: „*Angaben, um Leistungsansprüche zu beurteilen sowie Leistungen zu berechnen, zu gewähren und mit Leistungen anderer Sozialversicherungen zu koordinieren; ein Rückgriffsrecht gegenüber einem haftpflichtigen Dritten geltend zu machen; oder Statistiken zu führen*". Weiter bestehen bei übertragbaren Krankheiten gesetzliche Meldepflichten (Art. 27 Abs. 1 Epidemiegesetz). Und schliesslich gilt eine Meldepflicht bei Hundebissen.

Für Forschungsbelange gilt ebenfalls das Berufsgeheimnis, wie es beispielsweise im Schweizer Strafgesetzbuch unter Art. 321bis aufgeführt ist.

Art. 321bis CH-StGB Berufsgeheimnis in der medizinischen Forschung

[1] Wer ein Berufsgeheimnis unbefugterweise offenbart, das er durch seine Tätigkeit für die Forschung im Bereich der Medizin oder des Gesundheitswesens erfahren hat, wird nach Artikel 321 bestraft.
[2] Berufsgeheimnisse dürfen für die Forschung im Bereich der Medizin oder des Gesundheitswesens offenbart werden, wenn eine Sachverständigenkommission dies bewilligt und der Berechtigte nach Aufklärung über seine Rechte es nicht ausdrücklich untersagt hat.
[3] Die Kommission erteilt die Bewilligung, wenn:
a. die Forschung nicht mit anonymisierten Daten durchgeführt werden kann;
b. es unmöglich oder unverhältnismässig schwierig wäre, die Einwilligung des Berechtigten einzuholen und
c. die Forschungsinteressen gegenüber den Geheimhaltungsinteressen überwiegen.
[4] Die Kommission verbindet die Bewilligung mit Auflagen zur Sicherung des Datenschutzes. Sie veröffentlicht die Bewilligung.
[5] Sind die schutzwürdigen Interessen der Berechtigten nicht gefährdet und werden die Personendaten zu Beginn der Forschung anonymisiert, so kann die Kommission generelle Bewilligungen erteilen oder andere Vereinfachungen vorsehen.
[6] Die Kommission ist an keine Weisungen gebunden.
[7] Der Bundesrat wählt den Präsidenten und die Mitglieder der Kommission. Er regelt ihre Organisation und ordnet das Verfahren.

Die Patientin resp. der Patient kann die Fachperson jederzeit von der Schweigepflicht entbinden. Ein entsprechender Eintrag in der Krankengeschichte mit Unterschrift der Patientin resp. des Patienten ist rechtsverbindlich. Die Entbindung kann jederzeit durch die Patientin oder den Patienten widerrufen werden.

Aufgabe 2.3.1:
Welche ethischen Aspekte sind in Zusammenhang mit der beruflichen Schweigepflicht resp. der Vertraulichkeit zu beachten?
Wann können Dilemmasituationen entstehen und wie können sie gelöst werden?
Bitte listen Sie stichwortartig Ihre Überlegungen auf.

Auch wenn die berufliche Schweigepflicht im praktischen Alltag nicht immer die erforderliche Beachtung erfahren mag, gewöhne man sich in der Psychotherapie einen sorgfältigen Umgang an – es hilft mit, den erforderlichen Vertrauensraum aufzubauen. Dies gilt im besonderen Masse für Dilemmasituationen – beispielsweise in Zusammenhang mit Gewalteskalationen, bei Einbezug von Angehörigen oder bei der gesetzlich geforderten Weitergabe von Informationen an Drittstellen. Die Möglichkeit der Entbindung vom Berufsgeheimnis durch die vorgesetzte Behörde wurde bereits erwähnt; bei gesetzlich vorgegebenen Meldepflichten ist diese Massnahme nicht erforderlich.

Die Patientin resp. der Patient ist jedoch nicht an diese Vertraulichkeit gebunden – sie oder er ist Geheinmissherrin resp. –herr, d.h. die Patientin resp. der Patient kann jederzeit die Möglichkeit, Dinge preiszugeben. Eine andere Frage ist es, ob sie dies tun sollen. Vorsicht ist jedenfalls am Platz, da psychische Leiden stets etwas stgmatisierendes haben.

2.4 Tarasoff-Doktrin

Das ärztliche Schweigegebot (Patientengeheimnis) muss in einer Güterabwägung gegen andere Rechte und Pflichten abgewogen werden; es gilt nicht absolut. Sowohl in Deutschland, in Österreich, in Liechtenstein als auch in der Schweiz kennen wir im Gesundheitswesen eine Reihe von gesetzlichen Meldepflichten, beispielsweise bei gefährlichen übertragbaren Krankheiten – so müssen inzwischen auch Hundebisse gemeldet werden. Der Gesetzgeber hat damit auf Vorfälle reagiert, wo Hunde Menschen angefallen und schwer verletzt haben. Hingegen ist im Bereich der Gewaltprävention oder des Umgangs mit fachlichem Fehlverhalten nach wie vor eine grosse Hemmung vorhanden, gesetzliche Meldepflichten zu schaffen. Damit würde die Rechtssicherheit in diesem Bereich entschieden verbessert, wie die nachfolgenden Ausführungen zeigen.

Es werden in der Rechtsliteratur immer wieder Fälle diskutiert, ob eine Fachperson einer Meldepflicht unterliegt, wenn sie mit einer Meldung (weitere) Straftaten resp. die Schädigung von betroffenen Dritten verhindern könnte. Der Leading Case[1] wird in der entsprechenden Literatur als Tarasoff 1 und 2 bezeichnet, und prägt die Rechtsprechung der Gerichte. Zivilrechtliche Forderungen können die Folge sein. Ein erster Fall vor dem Europäischen Menschenrechts-Gerichtshof in Strassburg bestätigt diese Sichtweise[2]. Am 27. Oktober 1969 tötete der indisch stämmige Prosenjit Poddar in Kalifornien seine Mitstudentin Tatiana Tarasoff. Die Eltern klagten in der Folge gegen die Universität resp. die Verantwortlichen. Poddar wurde kurz vor der Tat durch den Psychiater Dr. Lawrence Moore als gefährlich eingestuft und der Campus Polizei der University of California gemeldet – Poddar wurde arrestiert, einvernommen und ohne weitere Massnahmen wieder entlassen. Tarasoff erhielt keine Nachricht über diese Vorgehensweise.

Die Tarasoff-Doktrin wurde in zwei Schritten durch die Rechtssprechung der Vereinigten Staaten entwickelt. Die ursprüngliche und erste Formulierung wird als Tarasoff 1 resp. als <duty to warn> des California Supreme Court USA von 1974 bezeichnet.

Tarasoff 1

When a doctor or a psychotherapist, in the exercise of his professional skill and knowledge, determines, or should determine, that a warning is essential to avert danger arising from the medical or psychological condition of his patient, he incurs a legal obligation to give that warning.

Aufgrund des Widerstandes von Fachverbänden, insbesondere der American Psychiatric Association (APA), überprüfte das oberste Bundesgericht von Kalifornien den Entscheid, und formulierte 1976 eine <duty to protect>, bekannt als Tarasoff 2.

Tarasoff 2

When a therapist determines, or pursuant to the standard of his profession should determine, that his patient presents a serious danger of violence to another, he incurs an obligation to use reasonable care to protect the intended victim against such danger. The discharge of this duty may require the therapist to take one or more of various steps, depending upon the nature of the case. Thus it may call for him to warn the intended victim of danger, to notify the police, or take whatever steps are reasonably necessary under the circumstances.

Was bedeutet dies für die Situation in der Schweiz resp. in Deutschland, Liechtenstein oder Österreich? Im Strafgesetzbuch ist die berufliche Schweigepflicht geregelt (siehe vorangehendes Kapitel). Die Fachperson muss sich durch ihre vorgesetzte Behörde vom Berufsgeheimnis entbinden lassen und kann gestützt auf diese Ermächtigung dann Dritte informieren. Dass solche Fragen auch hierzulande die Gerichte beschäftigen, zeigte beispielsweise ein Fall im Jahre 2003 im Kanton Zürich. Die Richter mahnten eine Güterabwägung zwischen den gesetzlichen Anforderungen an die Schweigepflicht gegenüber der Gefährdung von Leib und Leben an. Man ist folglich gut beraten, sich in Zweifelsfällen mit den vorgesetzten Behörden (In der Schweiz: Kantonsarzt) abzusprechen. Solange dies in anonymer Form geschieht, besteht für die Behörden kein Handlungszwang (siehe amtliche Anzeigepflicht). Gegebenenfalls lasse man sich von der vorgesetzten Behörde von der beruflichen Schweigepflicht entbinden.

Aufgabe 2.4.1
Sie haben einen knapp 50-jährigen Patienten in Behandlung, der Ihnen von seinen Suizidimpulsen berichtet. Er eröffnet Ihnen zudem in klaren Worten, dass er seine Expartnerin und deren neuen Partner erschiessen werde, bevor er sich selbst umbringe.
Diskutieren Sie Ihre Vorgehensweise und die resultierenden ethischen Fragestellungen.

Am Beispiel des Falles Osman v UK ((2000) 29 EHRR 245) hat der europäische Menschenrechts-Gerichtshof einen wegleitenden Entscheid gefällt, der für Europa massgebend sein dürfte, und Fachleuten eine Güterabwägung auferlegt, wenn sie mit ihrer Meldung Schaden von Drittparteien abwenden könn(t)en. In diesem Urteil wird ausdrücklich betont, dass der Schutz von Drittpersonen eindeutig das höhere Rechtsgut als die berufliche Schweigepflicht darstellt.

[1] Anfang Stuart A., Appelbaum Paul S.: Twenty years after Tarasoff reviewing the duty to protect. Harvard Rev Psychiatry, 1996; July/August: 67-75.
[2] Gavaghan Colin: A Tarasoff for Europe? A European Human Rights perspective on the duty to protect. Int. Journal of Law and Psychiatry, 2007;30:255-267.

2.5 Stigmatisierung (Rolle der Gesellschaft)

Krankheit evoziert immer auch etwas Wertendes, sie ist nicht bloss ein Faktum. Menschen lernen von klein an, wie sie ihre Anliegen und Klagen vorbringen müssen, damit ihnen Beachtung geschenkt wird.

Es ist immer wieder mit Erstaunen festzustellen, wie viele Menschen jahrelang still mit erheblichen Einschränkungen und Beschwerden leben, und niemanden in ihr Leiden einweihen, schon gar nicht Fachleute (Pennebaker 1995). Scham ist einer der stärksten Affekte – er verschliesst den Menschen regelrecht den Mund. Psychische Krankheiten haben etwas Stigmatisierendes. Betroffene weichen instinktiv dieser Wertung aus, und ziehen es vor über ihr Leiden zu schweigen. Medienberichte über psychische Leiden von prominenten Sportlern, Politikern oder Wirtschaftsführern mögen zu einer gewissen Entstigmatisierung beitragen – aber die Scham von Betroffenen wird trotzdem nicht kleiner.

Erstaunen mögen umgekehrt Hinweise, dass die psychiatrischen Fachleute selbst zu einer ausgeprägten Stigmatisierung von psychisch Erkrankten tendieren – und weniger die Angehörigen, wie dies etwa im Arbeitspapier der AG Entstigmatisierung (2012) dargelegt wird. *"We have to stop viewing [mental health] as separate from overall health. Collaboration with our colleagues in other medical specialities is key"* (zit. in AG Entstigmatisierung 2012, p. 6). Diese Erkenntnisse lassen daran zweifeln, ob bloss durch verbesserte Information über psychische Störungen und deren Behandlungsmöglichkeiten eine vermehrte Akzeptanz von Menschen mit psychischen Störungen erreicht werden kann. Weiter tragen auch die Medien sowie Filme zur Aufrechterhaltung negativer Einstellungen zu psychisch Erkrankten bei (AG Entstigmatisierung 2012, p. 7). Die Ausgrenzung überrascht vor dem Hintergrund, dass in der Schweiz davon ausgegangen werden muss, dass nahezu jede zweite Person im Laufe ihres Lebens an einer behandlungsbedürftigen psychischen Störung erkrankt (In Deutschland sind dies 43%). Rund 5% der Bevölkerung benötigen jeweils zu einem bestimmten Zeitpunkt psychiatrisch-psychotherapeutische Behandlung.

Im Hinblick auf eine adäquate medizinische Versorgung der Erkrankten lassen die Hinweise von Daniel Bielinski (Leiter der Task Force Nachwuchsmangel der Schweizerischen Gesellschaft für Psychiatrie und Psychotherapie und der Vereinigung Psychiatrischer Chefärzte) aufhorchen. In der Schweiz muss bei einem Berufsfeld von 3400 Fachleuten aufgrund von absehbaren Pensionierungen mit einem Mangel von 1000 Psychiatern binnen weniger Jahre gerechnet werden – was Fragen der ohnehin schon problematischen Allokation zur psychiatrischen Versorgung aufwirft. Im Jahre 2002 wurden beispielsweise in der Schweiz 204 Facharzttitel verliehen, 2011 waren es noch 131. Diese Entwicklung ist alarmierend (Die Zeit Nr. 43, 18.10.2012). Die Ausbildung geeigneter Fachleute dauert mehrere Jahre, was die Problematik noch zusätzlich verschärft.

Aufgabe 2.5.1:
Wie kann der Stigmatisierung psychischer Leiden begegnet werden?
Skizzieren Sie mögliche Vorgehensweisen unter Beachtung ethischer Anforderungen.

Zwischen 1986 und 2005 haben bei der Schweizer Invalidenversicherung die Neuberentungen infolge psychiatrischer Krankheitsbilder von 20% auf 37% zugenommen. Der politische Druck auf die Invalidenversicherung zur Senkung des Versicherungsaufwandes hat in der öffentlichen Diskussion dazu geführt, Menschen mit psychischen Erkrankungen als „Schein-Invalide" zu sehen, die bloss an einer Rentenneurose (entsprechend der völlig verfehlten Vorstellung des deutschen Ordinarius für Psychiatrie Karl Bonhoeffer 1926) leiden und sich folglich bei etwas Willensanstrengung wieder in den Arbeitsprozess eingliedern lassen würden – dass die Arbeitgeber solche Menschen jedoch grundsätzlich nicht anstellen wollen, bleibt unberücksichtigt (AG Entstigmatisierung 2012, p. 12). Das Bundesgericht hat mit seiner Überwindbarkeitspraxis bei psychisch bedingten Störungen vielen Menschen in unserem Land eine angemessene materielle Hilfe versagt. Das Risiko der sozialen Ausgrenzung von Menschen mit ernsthaften psychischen Einschränkungen nimmt weiter zu – und damit auch das Leiden dieser Menschen. Auch diese Entwicklung ist alarmierend. Die therapeutisch tätigen Fachleute müssen dieser unheilvollen Entwicklung weitgehend tatenlos zusehen – die Stimme der Psychiater wird in der politischen Diskussion kaum gehört.

Der deutsche Nervenarzt Hermann Oppenheim publizierte 1888 „*Die traumatische Neurose*". Seit dem Aufkommen der Eisenbahn im Laufe der Industrialisierung im 19. Jahrhundert gab es zahlreiche Unglücksfälle mit vielen Verletzten – die resultierenden psychischen Störungen wurden zunächst als „*railway spine*" bezeichnet. Oppenheim war der Auffassung, dass die Störungen auf mikrostrukturellen Läsionen im Nervengewebe, insbesondere des Gehirns und des Rückenmarkes, zurückzuführen seien. Gestützt auf diese Lehrmeinung hatten Betroffene in Deutschland seit der Einführung der gesetzlichen Unfallversicherung durch Bismarck (1884) Aussichten auf entsprechende Entschädigungen.

Dagegen wuchs Widerstand. Ein deutscher Nervenarzt, Adolf von Strümpell, war der Auffassung, dass es sich bei den sogenannten traumatischen Neurosen um bewusst vorgetäuschte Störungsbilder ohne Krankheitscharakter handle. His hat in einem Referat (His 1926) später dazu festgehalten, dass Stümpell mit dem glücklichen Wort der Begehrungsvorstellung des Rätsels Lösung gefunden habe. Schon 1906 sprachen sich Nonne und Gaupp gegen eine Entschädigung aus; und 1916 gaben sie schliesslich mit ihrer Auffassung, dass diese inzwischen als Kriegsneurosen bezeichneten Störungsbilder einer „*psychogenen Reaktion mit wunschbedingt-tendenziösem Charakter*" (zit. in Vees 2010) entsprechen, dem Konzept von Oppenheim den Todesstoss. Und Karl Bonhoeffer, Ordinarius und Direktor der Klinik für Nervenkrankheiten der Charité (1868-1948) doppelte nach, indem er festhielt, dass die „*sogenannte traumatische Neurose als psychopathische Reaktion*"(!) aufzufassen sei (Bonhoeffer 1926). Damit war der Begriff der Rentenneurose geprägt, der für die nächsten Jahrzehnte das Denken bestimmte. Ins gleiche Horn blies beispielsweise Kurt Schneider mit seiner These, dass „*seelische Störungen nach psychotraumatischen Einwirkungen [...] grundsätzlich nach Wochen, äußerstenfalls Monaten (abklingen). Persistieren diese weiter, so sind die Ursachen, laut Schneider, in einer psychopathischen Konstitution [...] zu suchen*" (zit. in Vees 2010). Aus heutiger Sicht überrascht immer wieder, wie sich innerhalb der Psychiatrie Lehrmeinungen halten konnten, denen jegliche Evidenz fehlte – es waren letztlich persönliche Auffassungen der massgebenden Lehrstuhlinhaber, welche kritiklos durch die Rechtssprechung als "*wissenschaftliche*" Lehrmeinungen übernommen wurden. Leidtragende waren die traumatisierten Menschen, die keine Aussicht auf Anerkennung ihres Leidens hatten und damit erneut traumatisiert wurden. Ein Prozess, der sich übrigens bis heute fortsetzt, wenn man beispielsweise die Situation der Verding- und Heimkinder (Deutschland, Liechtenstein, Österreich, Schweiz) betrachtet.

Bonhoeffer vertrat zudem die Ansicht, „*dass eine Neurose als Unfallfolge deshalb nicht rentenpflichtig sei, da der menschliche Organismus nach psychischen Belastungen eine praktisch unbegrenzte Ausgleichsfähigkeit aufweise. Aus diesem Grund sei eine dauerhafte Erwerbsminderung infolge einer Unfallneurose auch nicht vorstellbar*" (zit. in Vees 2010). Das deutsche Reichsversicherungsamt hielt in einem Grundsatzentscheid 1926 fest, dass fortan grundsätzlich Unfall- und Kriegsfolgen nicht als Grund für Erwerbsminderungen angesehen werden können.

In ihrer Doktorarbeit weist Vees darauf hin, dass das 1939 von Dansauer und Schellworth publizierte Werk „Neurosenfrage, Ursachenbegriff und Rechtsprechung" für die nächsten Jahrzehnte die Gutachtertätigkeit und Rechtsprechung nachhaltig prägte. Die beiden Autoren waren der Auffassung, dass „*es gar keine kausalen Beziehungen zwischen äußeren Ereignissen und psychischen Folgen geben* [könne]*, da Ursache-Wirkungs-Verknüpfungen nur im räumlich-materiellen Bezugssystem denkbar seien*". Anders ausgedrückt hieße das, dass „*eine psychische Traumatisierung gar nicht kausal für eine psychische Störung verantwortlich sein (könne) und niemand daher einem anderen einen psychischen Schaden zufügen (könne)*" (Vees 2010). Ende der Diskussion. Weit gefehlt – Jaspers setzte dieser Irrmeinung noch eins drauf: „*a poor outcome must be the result of premorbid vulnerabilities*" (van der Kolk et al. 2009, p. 51). Jaspers (1883-1969) hatte seine Habilitationsschrift 1913 unter dem Titel „*Allgemeine Psychopathologie*" bei Julius Springer, Berlin, herausgegeben. Die

These der angeborenen Organminderwertigkeit fand im damaligen Zeitgeist rege Unterstützung und bestimmte die Entschädigungspraxis in Deutschland bis in die jüngste Vergangenheit.

International regte sich zunehmender Widerstand gegen die deutsche Auffassung, welche sich insbesondere an der Entschädigungspraxis von Holocaustüberlebenden artikulierte und dazu beitrug, *„die als gesichert geltenden Grundsätze in der Begutachtung erlebnisbedingter Leidenszustände zu überprüfen"* (Vees 2010). Massgebende Arbeiten stammten von Targowla aus Frankreich: *„Asthenie der Deportierten"*, von Baastians aus den Niederlanden: *"Traumatischer Schwächezustand psychosomatischer Art"* und von Hermann und Thygesen aus Dänemark: *„KZ-Syndrom"*. Ein neuer Begriff wurde schliesslich 1968 von William G. Niederland eingeführt: *„Überlebenden-Syndrom"*. Die Auseinandersetzung um den Traumabegriff in Deutschland wurde damit praktisch ausschliesslich um die Folgen der Nazivergangenheit geführt – viele massgebenden Fachleute (sowohl innerhalb der Medizin, der Rechtssprechung und der Versicherungsgesellschaften) waren auch nach Ende des NS-Blutterrors dem nationalsozialistischen Gedankengut eng verbunden. Der harzige und unwürdige Verlauf der Diskussion muss daher nicht überraschen. Der geschilderte Verlauf zeigt unzweideutig, wie sich die psychiatrische Lehrmeinung durch politische Interessen manipulieren lässt.

Aufgabe 2.5.2
Was tun Sie, wenn Patienanliegen in Gerichtsverfahren übergangen werden?
Diskutieren Sie die ethischen Fragestellungen und mögliche Lösungsansätze.

Erst 1952 führte ein Gerichtsurteil zu einer allmählichen Änderung – bei einem Holocaust Überlebenden erhielt Venzlaff durch das Landgericht Bremen einen Begutachtungsauftrag. Er bescheinigte ihm – entgegen der bisherigen Praxis - eine verfolgungsbedingte Neurose. Das *„aufs äusserste alarmierte Entschädigungsamt beauftragte in der Folge Kretschmer mit einem Gegengutachten – befürchtet wurde eine regelrechte Lawine von Rentenansprüchen"* (Vees 2010); ohne den Betroffenen gesehen zu haben, vertrat letzterer seinen bekannten Standpunkt, wonach bei gesunden Menschen die seelische Belastungsfähigkeit gegenüber Traumatisierungen nahezu unbegrenzt sei. Das Gericht wies dieses Gegengutachten als nicht überzeugend zurück und schloss sich der Meinung Venzlaffs an.

Im Rahmen der Bewältigung der NS-Vergangenheit wurde unter massgeblichem Druck der Alliierten im September 1956 das Bundesentschädigungsgesetz (BEG) verabschiedet und in Kraft gesetzt – entgegen der Stimmung im eigenen Lande wurde damit die Basis für die Entschädigung der Nazi-Opfer gelegt. Adenauer wollte mit seinem Knick vor dem äusseren Diktat weder die Westintegration noch die Wiederbewaffnung der BRD gefährden. Allerdings folgte die Entschädigungspraxis längst nicht dem Gesetzestext – *„[...] dem lag zugrunde, dass die Ausführung des BEG Ämtern übertragen wurde, in welchen vor allem Beamte saßen, die dort schon während der ganzen Nazizeit gearbeitet hatten und daher, sehr vorsichtig ausgedrückt, nicht die richtige Einstellung mitbrachten. Entsprechend den Kriegs- und Rentenneurotikern sahen sie ihre Hauptaufgabe darin, den Nachweis zu führen, dass „Konstitution" und „anlagebedingte Schwäche", nicht aber die Verfolgung für das große seelische Leid verantwortlich seien. Diese Haltung veranlasste den Arzt [...] K. R. Eissler in einer Art Aufschrei einen Aufsatz mit dem Titel „Die Ermordung von wie vielen seiner Kinder muss ein Mensch symptomfrei ertragen können, um eine normale Konstitution zu haben?" zu verfassen"* (Vees 2010).

Für die folgenden Jahrzehnte wurde allenfalls vorübergehend eine psychische Störung auf der Basis der traumatischen Erfahrungen anerkannt, von der jedoch galt, dass sie bald wieder abgeklungen ist – womit Betroffene längerfristig weder medizinisch noch juristisch eine Chance auf Anerkennung ihrer Leiden hatten. Die endgültige Anerkennung erfolgte erst 1964 nach der Publikation des Buches: *„Psychiatrie der Verfolgten"* durch von Baeyer und Mitarbeiter. Die erste Zeile aus dem Vorwort lautet: *„Diese Arbeit ist aus dem praktischen Bedürfnis entstanden, für die entschädigungsrechtliche Be-*

gutachtung von überlebenden Opfern der nationalsozialistischen Verfolgung mit seelisch-nervösen Störungen verlässliche Grundlagen zu finden" (von Baeyer et al. 1964, p. III). Die Autoren bezeichneten die Symptomatik mit „*KZ-Syndrom*" und schrieben sie eindeutig der durchgemachten Verfolgung zu: „*Die Literatur über psychische Störungen durch Verfolgung ergibt übereinstimmend ein relativ einheitliches Kern-Syndrom mit chronischer Angst, Depressivität und Asthenie, das nach einer Latenzzeit mit blander Erschöpfungssymptomatik in Erscheinung tritt und je nach Orientierung der Autoren neuropathologisch, psychosomatisch oder psychodynamisch erklärt wird*" (Vees 2010). Kurze Zeit später (1968) beschrieb Niederland das Überlebenden-Syndrom (Niederland 1980) mit folgenden Charakteristika: Angst im Sinne einer Lebensangst, Kampf gegen die Erinnerung, innere Spannung, Grübelzwang, Überlebensschuld, Verstimmbarkeit, Affektlähmung, Initiativlosigkeit, apathische Zurückgezogenheit, Ruhelosigkeit, Konzentrationsschwierigkeiten und Leistungsmängel, Unfähigkeit zu Frohsinn und Genuss, Sinnentnahme des Daseins, Verlust des Selbstwertgefühls und der Selbstsicherheit, soziale Beziehungsstörungen sowie psychosomatische Störungen (Niederland 1980, p. 233). Niederland griff in seinen Ausführungen auch den Begriff des Seelenmordes auf – ein unheilbarer Knick in der Lebenslinie. „*Nicht zu fühlen, was ist, ist einer unserer wichtigsten Überlebensmechanismen bei Bedrohung. Funktionieren, verdrängen, verleugnen, sich zurückziehen, nichts mehr zeigen von der inneren Wirklichkeit – ohne diese Fähigkeit könnten Menschen in einer traumatischen Situation geistig und seelisch nicht überleben*" (Alberti 2010, p. 10). Diese Ausführungen zur Rechtssprechung in Deutschland finden ihre Fortsetzung in der Schweiz, wo sich Richter ebenfalls jahrelang um den Stand der Empirie fouttierten.

Die durch das Schweizer Bundesgericht formulierte Praxis der Überwindbarkeit psychischer Leiden (siehe beispielsweise BGE 131 V 49), etwa durch Willensanstrengung, ist in vielen Fällen fachlich nicht haltbar und darf so nicht weiter hingenommen werden. Die Rechtssprechung hat sich bei solchen Fragen an den aktuellen Stand der wissenschaftlichen Forschung zu halten und kann nicht eigenmächtig derartige Entscheide fällen. In einem neueren Urteil 9C_492/2014 vom 3. Juni 2015 hat sich die schweizer Rechtssprechung geändert (BGE 141 V 281) – massgebend war ein Gutachten von Prof. Peter Henningsen, Technische Universität Münschen, vom Mai 2014, welches die Beurteilungen des Bundesgerichtes zur Frage von Beschwerdebildern ohne organische fassbare Ursache als nicht sachgerecht und insgesamt als falsch bezeichnete. Die Tragik dabei bleibt, dass während vieler Jahre die berechtigen Anliegen vieler betroffener Patienten auf Grund der Rechtssprechung keine Unterstützung erhielten oder gar als „*Simulanten*" dastanden – denn sonst hätte ihnen ja die Rechtssprechung zu ihrem Recht verholfen. Hier kommt den Berufsverbänden eine wichtige Korrekturfunktion im heutigen Rechtssystem zu, indem sie solche falschen richterlichen Entscheide kritisieren und eine Nachbesserung der Urteile verlangen muss (siehe Fehlerkultur innerhalb des Justizsystems).

2.6   Nebenwirkungen von Psychotherapie

„*Zu Risiken und Nebenwirkungen fragen Sie Ihren Arzt oder Apotheker*": Psychotherapien wirken, aber sie haben auch Nebenwirkungen. Manche mögen erwünscht sein, andere nicht. Psychotherapeuten sind verpflichtet, im Aufklärungsgespräch auf mögliche Nebenwirkungen einzugehen und Patienten entsprechend zu informieren. Da Psychotherapie in erster Linie Beziehungsarbeit ist, treten auch in diesem Bereich die deutlichsten Nebenwirkungen auf. Das Faktum, dass eine (vorerst) fremde Person uneingeschränkt zuhört, ist für viele Menschen, die Psychotherapie in Anspruch nehmen, unvertraut. Entsprechend starke Emotionen können ausgelöst werden – die erste Reaktion ist häufig Scham (Requardt 2014). Weiter können auftreten: massive Wut, Ärger, Hass, aber auch Ohnmacht; ebenso überdeutliche Idealisierung des Therapeuten, Liebe, bis zu sexuellen Bedürfnissen. Opfer sexualisierter und häuslicher Gewalt fühlen sich zunächst schuldig – die Erkenntnis durch die Psychotherapie, keine Schuld am Vergangenen zu haben, löst unterträgliche Wut, Angst und Schmerzen aus. Leicht können sich destruktive Impulse – gegen andere, gegen sich selbst, gegen Gegenstände, gegen Einrichtungen - einstellen.

Es ist hilfreich, wenn Patienten durch ihren Therapeuten darauf vorbereitet werden, was geschehen kann – und welche Massnahmen dann sinnvoll sind. So wie man nie ohne geeignete Ausrüstung eine Bergwanderung durchführen soll, dürfen die Patienten nicht unvorbereitet mit den Wirkungen und Nebenwirkungen der Psychotherapie konfrontiert werden.

Aufgabe 2.6.1:
Sie stellen fest, dass in einem Patientenratgeber zur Psychiatrie und Psychotherapie kein Wort zu Nebenwirkungen von Therapien erwähnt wird – was tun Sie? Welche ethischen Überlegungen berücksichtigen Sie bei Ihrer Vorgehensweise?

Die Nebenwirkungen stellen sich häufig überraschend ein – meistens in Situationen, wo dies von Betroffenen nicht erwartet wird. Ein Mann, der als Kind wiederholt in Heimen war, besucht auf Empfehlung seines Psychotherapeuten die Nationale Gedenkstätte für Verding- und Heimkinder in Mümliswil. Frau Flury führt ihn durch die Ausstellung und schildert die Entstehungsgeschichte des ehemaligen Kinderheimes. Der Erbauer, der bekannte Bauhaus-Architekt Hannes Meyer, habe sich bemüht, durch die für die damalige Zeit ungewöhnlich grosse Fensterfront Licht in den Aufenthaltsraum und in die Seelen der Bewohner zu bringen – da wird der Mann von Tränen überwältigt. Dass Kinderheime ein Ort des Schreckens sind, kannte er aus eigener Erfahrung – dass hier auch Menschen Gutes tun wollten, um das Los der Betroffenen zu lindern, war ihm unvertraut. In den folgenden Sitzungen konnte der Mann über seinen Schmerz reden, über die Entbehrungen und die fehlende Zuneigung – nach der er sich immer gesehnt hatte. Der Lichtstrahl hatte seine Seele getroffen und etwas in Gang gesetzt, das so für ihn nicht vorhersehbar war.

Strauss und Mitautoren haben in einem Artikel darauf hingewiesen, dass eine einheitliche Begriffsdefinition sowie Klassifikation der Nebenwirkungen in der Psychotherapie fehlen, und dass weiter Methoden zur Erfassung, Früherkennung und Überwachung von Psychotherapienebenwirkungen ebenso fehlen (Strauss et al. 2014, p. 85). Im besagten Artikel wird darüber räsoniert, wieso das Problem der Nebenwirkungen bisher kaum durch die Psychotherapeuten thematisiert worden ist – der Hauptgrund ist wohl die Angst, eines Therapiefehlers bezichtigt zu werden. Man hüte sich jedoch davor, vorschnell den Therapeuten für eine Verschlechterung des Befindens verantwortlich zu machen, wie sie sich beispielsweise häufig zu Beginn der Aufnahme einer Psychotherapie einstellt. Die Auseinandersetzung mit belastenden Erinnerungen setzt Emotionen frei. Dasselbe kann sich im Laufe der Behandlung wiederholen – ist dann jedoch den meisten inzwischen vertraut und löst nicht mehr Befürchtungen einer falschen Behandlung aus: *„Therapeutische Risiken sind die Nebenwirkungen, die bei üblicher Behandlungsdurchführung regelhaft zu erwarten sind"* (Strauss et al. 2014, p. 90).

Die therapeutischen Risiken ergeben sich je nach Art der angewandten Intervention und der Vorgehensweise, den persönlichen Ressourcen und Belastungsgrenzen der jeweiligen Patienten und allfälligen Lebensumständen. Sofern antizipierbar ist es Aufgabe und Pflicht des Therapeuten, den Patienten auf mögliche Auswirkungen hinzuweisen. Der Therapeut muss die jeweilige Vorgehensweise abwägen, mit der Patientin resp. dem Patienten besprechen und sinnvollerweise in der Krankengeschichte dokumentieren: *„Dies verlangt [...] eine «nebenwirkungsorientierte Therapie», d.h., die Wahl des Behandlungsverfahrens sollte davon abhängen, welche der gegebenen therapeutischen Alternativen die geringsten Risiken birgt"* (Strauss et al. 2014, p. 91).

2.7 Berührungen in der Psychotherapie

Am Basler Münster kann man im Bereich der Galluspforte in der obersten der drei Nischen rechts neben dem Tor den „Heiler" erkennen. Berührung galt seit jeher als Teil der Heilbehandlung. Die Psychotherapie tat sich lange schwer mit Berührungen – allzu strikt wollten Freud's Jünger die Abstinenzregel ausgelegt wissen, als sie sich ernstlich fragten, ob es statthaft ist, dass eine Psychotherapeutin oder ein Psychotherapeut die Hand seiner Patientin oder seines Patienten zur Begrüssung reichen sollte. Psyche und Körper lassen sich nicht trennen – beide Komponenten sind Ausdruck der Gesamtpersönlichkeit.

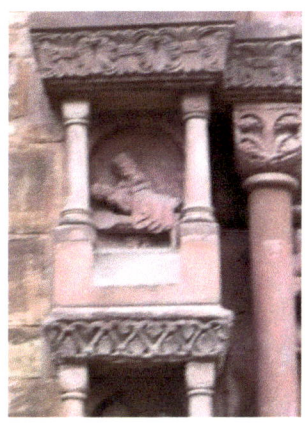 Der Heiler 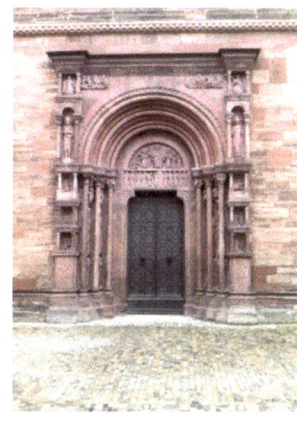 Galluspforte am Basler Münster

Foto: wt

In einem Aufsatz schloss sich Tilmann Moser der Auffassung von Johannes Cremerius über die psychoanalytische Abstinenzregel an: „*Unter dem* […] *operationalen im Gegensatz zu einem orthothoxen Gebrauch versteht er* [Johannes Cremerius] *die Abkehr von einer starren Regel hin zu einer differenziert gehandhabten Funktion, die im Dienst des Patienten steht und nicht in dem einer seit Freud nur mühsam modifizierten, zunächst einmal kodifizierten Behandlungslehre der sogenannten Einpersonen-Psychologie*" (Moser 2005, p. 4). Berührungen müssen stets zwei wegleitende Prinzipien erfüllen: „*do no harm*" (also keinen Schaden verursachen) und „*im besten Interesse*" der Patientin resp. des Patienten sein. Dies sollte im eigenen Interesse in den Patientenunterlagen entsprechend dokumentiert werden, resp. in der Sicherungsaufklärung (siehe 2.2 Informed consent) thematisiert und dokumentiert werden.

Der Körper wird in der Psychotherapie grundsätzlich auf drei Arten einbezogen:

- Berührungen
- Körperliche Übungen
- Körpersignale (vegetative Reaktionen) und Achtsamkeit

Alle Interventionen in der Psychotherapie setzen die informierte Zustimmung der Patientin resp. des Patienten voraus – dies gilt im besondern Masse für körperliche Berührungen. Die Therapeutin/der Therapeut liefert zunächst eine ausführliche Begründung für ihre/seine Vorgehensweise; es steht der Patientin resp. dem Patienten frei, diese abzulehnen. Die jeweiligen Interventionen müssen durch theoretische Modelen und Hypothesen abgestützt sein und dürfen keine sexualisierten oder schädigenden Handlungen beinhalten. Körperliche Übungen umfassen beispielsweise Entspannungsübungen,

Bewegungs- und Gleichgewichtsübungen sowie körperliches Training. Achtsamkeitsübungen fokussieren auf die Wahrnehmung von Körpersignalen und deren Bedeutungszuschreibung.

Aufgabe 2.7.1:
Legen Sie aus ethischer Sichtweise die Pro's und Contra's von Berührungen in der Psychotherapie dar.

Bei frühen Traumatisierungen ist der Einbezug des Körpers ohnehin erforderlich, weil die kognitiven Funktionen in diesem Lebensabschnitt noch nicht ausreichend entwickelt sind, um gezielte ausschliesslich verbale Interventionen zu ermöglichen. Auch in Selbstsicherheitstrainings erweist sich der Einbezug des Körpers als unumgänglich – weil sich erst über die körperliche Erfahrung kognitive Prozesse anschliessen können. Patientinnen und Patienten lernen vieles über Erfahrungen und nicht in erster Linie, weil es ihnen im therapeutischen Prozess vermittelt wird.

In vielen zur Psychotherapie nah angrenzenden Berufsfeldern, wie beispielsweise Kleinkindererzieherinnen, Arbeitsagogen / -innen oder Sozialpädagogen / -innen, aber auch in Pflegeberufen, stellen sich Fragen im Umgang mit Berührungen und Pflegehandreichungen wesentlich unmittelbarer – Hygiene und Sauberkeit bei Kindern, bei Menschen mit Behinderungen, in der Intensivpflege, bei der Pflege von betagten Menschen; Spielen und Necken mit Kindern, mit Menschen mit Behinderungen, in Sport- und Musikpädagogik, sowie Grenzen in der Erlebnispädagogik, etc.. Fachleute müssen in diesen Bereichen in ihrer Arbeit Menschen berühren – Standards und Vorgehensweisen müssen festgelegt resp. in den Teams diskutiert werden. Für den Umgang mit Nähe und Distanz im professionellen Alltag müssen immer wieder Dilemmasituationen und ethisch korrekte Vorgehensweisen diskutiert werden.

(Unstatthafte) Berührungen werden bei Grenzverletzungen durch Fachleute immer wieder festgestellt. Sie sind Teil des Slippery Slope Prozesses, welcher schliesslich zu sexualisierten Übergriffen führt (Tschan 2005). Vielen Betroffenen wird erst hinterher klar, dass die „gutgemeinten" Gesten ein Abtasten von Grenzen als Teil des Groominprozesses darstellen. Aus berufsethischer Sicht sind Meldepflichten erforderlich, wenn Fachleute Kenntnis vom Fehlverhalten von Mitarbeitern oder anderen Fachleuten erlangen – sei es weil sie entsprechende Handlungen wahrnehmen oder durch Betroffene geschildert bekommen.

2.8 Offenlegung persönlicher Aspekte

Therapeutinnen und Therapeuten sollen ihren Patientinnen und Patienten authentisch gegenüber treten. Authentisch meint echt und unverfälscht. Dennoch müssen Therapeutinnen und Therapeuten stets ihre fachliche Rolle beachten. Darf, oder soll, eine Therapeutin oder ein Therapeut persönliche Sachverhalte offen legen – etwa wenn sie / er danach gefragt werden? Diesbezüglich ist Zurückhaltung angesagt – weil grundsätzlich die Offenlegung persönlicher Dinge im Rahmen einer Psychotherapie als unprofessionell und als Verstoss gegen die ethischen Regeln des Faches betrachtet werden. In jedem Fall empfiehlt es sich, heikle Situationen in der Krankengeschichte festzuhalten und zu dokumentieren, wie das Gesagte angekommen ist. Auch wenn es viele Situationen geben mag, wo eine Offenlegung persönlicher Angelegenheiten durchaus angebracht sein kann, ist die ethische Brisanz zu beachten.

Aufgabe 2.8.1:

> Eine Psychotherapeutin / ein Psychotherapeut legt im Rahmen therapeutischer Sitzungen persönliche Lebenserfahrungen gegenüber der Patientin/dem Patienten offen. Welche Überlegungen aus ethischer Sicht stellen Sie an?

Das häufigste Zeichen von PSM (Professional Sexual Misconduct) sind Offenlegungen persönlicher Aspekte durch Psychotherapeutinnen/Psychotherapeuten. Meistens handelt es sich um sexuell gefärbte Äusserungen – welche das weite Spektrum von sexuellen Fantasien, Bedürfnissen, Problemen inkl. Beziehungsproblemen, beinhalten können. Therapeutinnen / Therapeuten gestehen ihre Verliebtheit in die Patientin / den Patienten. Sie geben Probleme über ihr eigenes Intimleben preis und dergleichen mehr. Therapeutinnen und Therapeuten verletzen damit jedoch klar die Berufsregeln, allenfalls auch gesetzliche Bestimmungen.

3   Was ist eine psychische Störung?

„Ich habe viele Leichen seziert und nie eine Seele gefunden". (Dr. Rudolf Virchov, 1821-1902).

Die heutige Medizin wird vom Paradigma geprägt, welches Descartes (1595-1650) im 17. Jahrhundert formulierte – er bezeichnete den Geist als res cognitans, dem er die res extensa, die Leiblichkeit und die räumlich getrennte Aussenwelt des Körpers gegenüberstellte, welche den Gesetzen der Mechanik unterliege. Die Medizin versuchte in der Folge, die körperlichen Vorgänge mittels naturwissenschaftlicher Hypothesen zu erfassen. In einer Würdigung der Charité (2004) tönte dies folgendermassen: *„Im Jahre 1858 erschien in Berlin ein schmales Buch. In seiner Cellularpathologie beschrieb der Charité-Pathologe Rudolf Virchow die Zelle als kleinste Einheit des Lebendigen. In ihren Aktionen und Reaktionen gehorche sie, so Virchow, ausschliesslich den Gesetzen von Chemie und Physik. Für Spekulationen über den Sitz der Seele oder einen Ort der Lebenskraft bot sie keinen Raum. Mit dieser Auffassung, die Virchow und etliche seiner Forscherkollegen propagierten, erhielt die Medizin ein naturwissenschaftliches Fundament".*

Die medizinischen Wissenschaften unterlagen lange Zeit der Irrmeinung, dass äusserliche Faktoren keine psychische Störung verursachen können – die Veranlagung wurde als alleinige Ursache gesehen. Als Schlüsselbegriff zwischen Struktur und Ergebnis erkannte Bateson das Phänomen der Beziehung (Bateson 1982) – denn Strukturen lebender Systeme sind Netze aus Beziehungen, und Beziehungen lassen sich als kybernetische Schleifen verstehen, die auf verschiedenen Ebenen Zellen zu Organen, Organe zu Organismen und Organismen zu sozialen Verbänden zusammenschliessen. Interessanterweise kommen die modernen Neurowissenschaften zu analogen Schlussfolgerungen, wie sie etwa im Buch „Connectome" durch Sebastian Seung geäussert werden: *„You are more than your genes. You are your connectome"* (Seung 2012, p. XV). Erst die Beziehungen zwischen den Neuronen machen das aus, was wir als Output feststellen können (Siegel 2012). Die Pathologen fanden nie eine Seele – sie fanden auch nie die Psyche. Hier irrt die klassische Medizin fundamental, wenn sie das Lebendige auf das materiell Fassbare zu reduzieren versucht.

> Aufgabe 3.0.1:
> Was ist eine psychische Störung? Sie stellen sich diese Frage nun ein 2. Mal und können sie aus anderem Kenntnisstand beantworten. Überlegen Sie bei dieser Frage, welche ethischen Aspekte in der Beantwortung zu berücksichtigen sind.

Psychotherapie findet stets in einem Beziehungskontext statt. Kommunikation und Beziehung gehorchen einer bestimmten Logik – deswegen der Begriff PSYCHOLOGIE (logos vom griechischen SINN oder Wort). An dieser Stelle ist deshalb eine Reflexion über die Beziehungsvergessenheit im heutigen Wissenschaftsverständnis (Christoph Rehmann-Sutter, pers. Mitteilung Mai 2004) erforderlich. Ohne wissenschaftliche Erforschung des Phänomens „Beziehung" lässt sich Psychotherapie nicht erfassen – Beziehung ist nicht stofflich gebunden und unterliegt deshalb nicht den physikalischen Gesetzmässigkeiten, sondern folgt wie gesagt einer eigenen Logik. *„In der Welt des Geistes kann Nichts – das was nicht ist – eine Ursache sein"* (Bateson 1982, p. 581). Für das moderne Verständnis der psychologischen Wissenschaften ist deshalb die Affective Neuroscience (Panksepp 1998) unverzichtbar. Der Mensch ist in aller Regel nicht grundlos traurig, sondern aus bestimmtem Anlass – der vielleicht nicht immer auf den ersten Blick zu erkennen sein mag. Analog verhält es sich mit den übrigen Befindlichkeiten. *„In psychiatry, each generation seems to have a need to formulate psychological phenomena in a new language - [...] however, though this continual reinvention of the psychological wheel may make for interesting careers, it does not foster a solid accumulation of knowledge or the development of an effective treatment repertoir"* (Van der Kolk et al. 1996, p. 67).

Die Diagnostik in der Psychotherapie ist ein prozesshaftes Geschehen, wo mit fortschreitendem Kenntnisstand bestimmte Symptome in einen sinnstiftenden Zusammenhang gestellt werden können. Nicht alles, was von aussen betrachtet als Störung gelten mag, ist auch tatsächlich als Störung zu bezeichnen; und umgekehrt leiden einzelne Patienten zumindest phasenweise nicht unter ihrer Krankheit, wie etwa bei manischen Erkrankungen. Einerseits mag man sich am allgemeinen Krankheitsbegriff, wie er beispielsweise im Sozialversicherungsrecht unter Art. 3 ATSG definiert wird, orientieren – das ist beispielsweise zwingend zu berücksichtigen, wenn die Behandlung über die Krankenversicherung abgerechnet werden soll. Ergänzend soll an dieser Stelle auch der Unfallbegriff gemäss Schweizer Sozialversicherungsrecht erwähnt werden, weil einige Störungsbilder, insbesondere die Traumafolgestörungen (trauma spectrum disorders) versicherungsrechtlich als Unfall eingestuft werden.

Art. 4 ATSG Unfall

Unfall ist die plötzliche, nicht beabsichtigte schädigende Einwirkung eines ungewöhnlichen äusseren Faktors auf den menschlichen Körper, die eine Beeinträchtigung der körperlichen, geistigen oder psychischen Gesundheit oder den Tod zur Folge hat.

Fachpersonen müssen insbesondere auch berücksichtigen, dass (sexualisierte) Gewaltdelikte als Unfälle angesehen und entsprechend gemeldet und abgerechnet werden müssen. Traumafolgestörungen werden nach streng pathophysiologischen Kriterien diagnostiziert und haben das Verständnis über psychische Störungsentstehung grundlegend verändert (Tschan 2013), deshalb werden sie in diesem Manual auch etwas ausführlicher dargestellt.

3.1 Normalität, Gesundheit, Krankheit

Die Ausführungen der früheren WHO-Generaldirektorin Gro Harlem Brundtland gefallen mir: *„Gesundheit ist wesentlich mehr als die Wunder [...] der modernen Medizin. Sie ist das Ergebnis einer komplexen Interaktion zwischen unserer körperlichen Verfassung und Umwelt, einschliesslich unserer Gesellschaft und unserer sozialen Netzwerke, ebenso aber auch unserer individuellen Erfahrung mit Krankheiten und Verletzungen. Diese Interaktion geht weit über unser unmittelbares persönliches Umfeld und unsere nationalen Grenzen hinaus und schliesst die Biosphäre der Ozeane, die Luft und die Erde unter unseren Füssen mit ein"* (Brundtland 2000, p. 8). Gesundheit ist ein gefährdetes Gut!

In der arabischen Welt entwickelte sich lange vor dem Mittelalter die Psychiatrie als Wissenschaft – um das Jahr 705 wurde in Bagdad das erste Psychiatrische Spital eröffnet. Wieso da: *„Weil der Koran eine aufgeklärte Sicht von psychischer Krankheit vertritt, die nichts von der entwertenden Dämonologie der jüdisch-christlichen und der griechisch-römschen Tradition weiss – keine bösen Geister und keine eifersüchtigen Götter. [...] Der Koran fordert die Gläubigen auf, die psychisch Kranken respektvoll zu behandeln: <Und gebt den Schwachsinningen nicht euer Gut, das Allah euch zum Unterhalt anvertraut hat; sondern nährt sie damit und kleidet sie und sprecht Worte der Güte zu ihnen>"* (Frances 2013, p. 87ff.). Gesundheit ist kein statisches Phänomen. Gesundheit bedeutet auch nicht die blosse Abwesenheit von manifesten Beschwerden. Aus der Sicht der Psychotherapie bedeutet Gesundheit unter anderem auch die Fähigkeit, mit Konflikten, Auseinandersetzungen und Schicksalsschlägen fertig zu werden – diese Sichtweise schliesst letztlich auch die Fähigkeit zu einer ausgeglichenen Lebensgestaltung (Berufswahl, Workload, finanzielle Balance, Wohnsituation, ausgeglichene Ernährung, ausreichend Bewegung und Erholung, befriedigende Beziehungsgestaltung inklusive Intimität und Sexualität, Spiritualität und Lebenssinn, etc.) mit ein.

Aufgabe 3.1.1:
Wie würden Sie Normalität von Kranksein bei psychischen Leiden abgrenzen? Welche ethischen Aspekte berührt diese Frage?

Bis 1975 galt innerhalb der Medizin resp. der Psychiatrie ein Konsens über die Einteilung psychiatrischer Störungsbilder. Als krank galt, wer ausserhalb der gesellschaftlichen Norm stand. Den endogenen Psychosen wurden die Neurosen gegenüber gestellt – eine Auffassung, welche auf den deutschen Psychiater Karl Jaspers (1913) zurück geht. Forscher wie Arthur Kleinman weisen jedoch auf die Tatsache hin, dass jegliches Krankheitsverständnis, sei es biologisch oder psychologisch orientiert, sich nicht losgelöst vom kulturellen und gesellschaftlichen Hintergrund betrachten lässt. Krankheiten können auch durch gesellschaftlich-politische Gegebenheiten und Missstände – wie Armut, Konflikte oder Unterdrückung – verursacht sein (Hacking1999). Der pathophysiologische Zusammenhang, wie sich *„social suffering"* schliesslich als Störung manifestiert, ist zwar nach wie vor in vielen Aspekten nicht geklärt; wie krankmachend aber etwa negative Kindheitserlebnisse sein können, ist evident (Tschan 2013). Das Konzept der endogenen Störungen wurde ohnehin aufgegeben, da wissenschaftlich nicht haltbar.

Wird jemand als krank bezeichnet, so hat er dies gefälligst zu akzeptieren, wie auch die angebotene Hilfe – tut er das nicht, wird dies unverzüglich als Zeichen seiner Gestörtheit und Renitenz gesehen. Dies ist jedoch eine gefährliche Argumentationshaltung, wie die nachfolgenden Ausführungen belegen mögen.

Was ist in der Psychiatrie Normalität?

Thomas Szasz (1920-2012) formulierte 1961 in seinem Hauptwerk The Myth of Mental Illness die These, dass Normalität und psychische Krankheit völlig willkürliche Definitionen sind – die Diagnose einer Störung erfolge im Gegensatz zu körperlichen Leiden meist auf Grund einer subjektiven Einschätzung, und nicht nach objektiv überprüfbarer Kriterien. „Die Abgrenzung von Normalität und Verrücktsein diene lediglich dazu, gesellschaftliche Konformität zu erzwingen, und trage die Gefahr in sich, als Machtmittel zur Ausgrenzung Andersdenkender missbraucht zu werden. Ausgehend von diesen Überlegungen trat Szasz für eine strikte Trennung von Psychiatrie und Staat ein. Zwangseinweisungen in psychiatrische Kliniken verurteilte er als Verletzung der Menschenrechte" (http://www.wikipedia; Zugriff 1.10.2013). Weiter betonte Szasz das Recht auf Selbstmedikation und stellte in diesem Zusammenhang die Forderung auf, dass alle Drogen für Erwachsene frei erhältlich sein müssten.

Inzwischen wird in der Psychiatrie eine regelrechte Inflation von Krankheitszuständen beklagt: *„Die diagnostische Inflation liess den Verbrauch von Psychopharmaka regelrecht explodieren, was der pharmazeutischen Industrie enorme Gewinne eingetragen hat, damit hatte sie nicht nur die Mittel, sondern auch ein starkes Motiv, um die diagnostische Blase zu einem sich immer weiter dehnenden Ballon aufzupumpen"* (Frances 2013, p. 125). Normalität ist ein schmaler Bereich geworden! Bessel van der Kolk hat darauf hingewiesen, dass die Berufverbände mit den Diagnosemanuals viel Geld verdienen (bei der APA ist die Rede von von mehreren Millionen $ pro Auflage), womit naturgemäss ein beträchtliches ökonomisches Interesse an Neuformulierungen von Ausgabe zu Ausgabe besteht – da dies zweifellos den Absatz fördert.

Seltene Krankheiten und die damit verbundenen ethischen Fragestellungen

Derzeit sind 6'000-8'000 seltene Erkrankungen bekannt. Zwischen 5-8% der Bevölkerung sind davon betroffen. Die Definition für eine seltene Krankheit ist weltweit uneinheitlich: innerhalb der EU spricht man von seltenen Erkrankungen, wenn einer von 2'000 Einwohnern an einer solchen Krankheit leidet, d.h. wenn weniger als 5 Personen auf 10'000 Einwohner betroffen sind; in den USA sind es 7.5; in Japan 4 und in Australien/Neu Seeland eine Person jeweils auf 10'000 Einwohner.

Die Forschung und Entwicklung diagnostischer und therapeutischer Konzepte für diese Kategorie von Erkrankungen ist aufwändig und finanziell unattraktiv. Für die Pharmaindustrie wurden deshalb Anreize für die sogenannten „orphan drugs", ein Begriff der 1983 entstanden ist, geschaffen – erleichtertes Zulassungsverfahren, verminderte Zulassungsgebühren, eine 10-jährige Marktexklusivität. Die kleinen Studienpopulationen führen dazu, dass übliche Qualitätsanforderungen (beispielsweise RCT (randomised controlled trials) nicht erreicht werden können. Für die Wirksamkeitsprüfung müssen andere Verfahren entwickelt werden. Die USA hat 1983 den Orphan Drug Act erlassen, welcher die Förderung und Entwicklung von Behandlungsoptionen für seltene Erkrankungen zum Ziel hat.

Ruth Baumann-Hölzle weist in einem Beitrag zum Thema darauf hin, dass Kriterien zu definieren sind, welche eine Beurteilung des Kosten/Wirksamkeits-Verhältnisses erlauben – *„dazu gehören beispielsweise der Schweregrad des individuellen Leidens, das Vorhandensein von Therapiealternativen oder die Lebensbedrohlichkeit der Krankheit"* (Baumann-Hölzle et al. 2013). Weil den Fachleuten die seltenen Krankheitsbilder kaum vertraut sind, dauert es oft lange, bis die richtige Diagnose gestellt und eine entsprechende Therapie eingeleitet wird. Zahlreiche der seltenen Krankheiten sind genetisch bedingt und werden demzufolge an den Nachwuchs weitergegeben. Auch aus dieser Perspektive stellen sich ethisch brisante Fragen.

Aufgabe 3.1.2:
Patientinnen und Patienten mit seltenen Krankheiten fühlen sich häufig mit ihrem Leid sehr alleine gelassen. Mit welchen ethischen Überlegungen müssen sich Fachleute angesichts dieser Problematik auseinandersetzen?

Bei seltenen Krankheiten stellen sich zudem Fragen der Verteilgerechtigkeit in aller Schärfe – *„je höher der therapeutische Nutzen im Einzelfall ist, desto höhere Kosten können gerechtfertigt sein. Entsprechend ist die Vorenthaltung von hochwirksamen Behandlungen, für die es keine vergleichbare Alternativen gibt, aus sozialethischer Perspektive nicht vertretbar"* (Baumann-Hölzle et al. 2013). Eurodis.org bietet eine Internetplattform für die Angehörigen von Menschen mit seltenen Krankheiten.

Anwendung der Parmakotherapie für Kinder und Jugendliche

Weltweit bestehen beachtliche Versorgungslücken in der pharmakologischen Behandlung von Kindern und Jugendlichen. Für Kinder angepasste resp. zugelassene Medikamente gibt es kaum – für die Pharmaindustrie fehlte bisher weitgehend der wirtschaftliche Anreiz der Zulassungsverfahren, zudem ist die Forschung in diesem Bereich ethisch heikel. Analog zu den seltenen Erkrankungen sollen Pharmakonzerne eine Marktexklusivität von 10 Jahren für einezln Pharmaka eingeräumt bekommen; sobald ein besseres Medikament entwickelt wird, wird diese wieder aufgehoben.

3.2 Suizidalität

„Die Welt des Glücklichen ist eine andere als die des Unglücklichen" (Ludwig Wittgenstein, Tractatus logico-philosophicus 1921).

Die Zahl der Suizidversuche lässt sich schwer abschätzen, da lange nicht alle Fälle bekannt werden. In der Schweiz wird davon ausgegangen, dass es jährlich zu 15'000 bis 25'000 Suizidversuchen kommt. Aber aufgepasst mit Häufigkeiten: *„Sämtliche Zahlen der Suizidforschung sind ungenau"* Dörner et al. 2013, p. 326). Aggressive Handlungen in Zusammenhang mit Suizidimpulsen können gegen sich selbst, gegen andere oder gegen Besitztümer gerichtet sein. Suizidalität und psychische Krankheit ist nicht gleichzusetzen – und umgekehrt sei davor gewarnt, dass eine Psychotherapie jeden Suizidwilligen davon abhalten kann, den letzten Schritt zu tun.

Der Effekt psychotherapeutischer Interventionen wird von Angehörigen und Fachleuten oft überschätzt, die dann regelmässig passiv und unvorsichtig werden, weil sie davon ausgehen, dass die betreffende Person nun professionelle Hilfe erhalte.

Ein weiteres Vorurteil muss ebenfalls korrigiert werden. Suizidalität und Suizid kommen bei psychiatrischen Krankheiten nicht gehäuft vor. Mangels europäischer Zahlen sei auf epidemiologische Daten aus den USA verwiesen: im Jahre 2002 haben sich von 100'000 an Depression Erkrankten 193 suizidiert; demgegenüber haben sich 99'807 an Depression Erkrankte nicht das Leben genommen, obwohl bei vielen Betroffenen Risikofaktoren für suizidales Verhalten vorlagen (Simon et al. 2006). Suizide sind gottseidank auch bei gravierenden psychischen Erkrankungen ein seltenes Phänomen. Rund 75% aller Suizide stehen in Zusammenhang mit traumatischen Erlebnissen, in erster Linie sexualisierter Gewat (siehe ACE Studie).

Gegen Ende des 19. Jahrhunderts erklärte sich die Psychiatrie für den Suizid zuständig und machte die Selbsttötung damit zum Krankheitsfall, später wurde zunehmend die Fremdtötung auch so eingestuft. Die vielfach zu beobachtende Einengung der Sichtweise (*„Tunnelblick"*) von Menschen in einer suizidalen Situation heisst nicht, dass sie deswegen ein psychisches Leiden haben.

Rund 25% aller Patienten mit suizidalen Impulsen geben dem Arzt in der Befragung nichts preis – hingegen reden sie mit ihren Familienangehörigen über ihre Verzweiflung und Ausweglosigkeit. Es sind deswegen häufig die Angehörigen, welche die subtilen Veränderungen bei ihren Partnern wahrnehmen und besorgt reagieren.

Die Zahl der Suizide in der Schweiz beläuft sich laut offizieller Statistik auf 1034 Personen (2011; bei insgesamt 62'091 Todesfällen). Damit sind allerdings nur die polizeilich bekannten Suizidfälle erfasst; es ist von einer zusätzlichen Dunkelziffer auszugehen, so dass die effektive Zahl höher liegen dürfte. In

Deutschland nehmen sich jährlich rund 10'000 Menschen das Leben (ca. 7300 Männer und 2600 Frauen). Nach Angaben der WHO nehmen sich weltweit jährlich rund eine Million Menschen das Leben. Rund 10% der Personen mit Suizidversuchen sterben später durch Suizid (Dörner et al. 2013, p. 328). Männer begehen rund 3x häufiger Suizid als Frauen. Bei Jugendlichen gilt der Suizid als zweithäufigste Todesursachenach Unfällen. In der Schweiz stirbt alle drei bis vier Tage eine Jugendliche oder ein Jugendlicher an Suizid; pro Jahr wird mit ca. 10'000 Suizidversuchen durch Jugendliche gerechnet.

Der 10. September ist seit 2003 zum Welttag der Suizidprävention erklärt worden.

In einem Urteil des Schw. Bundesgerichtes (2A.48/2006) vom 3. November 2006) wird die Selbsttötung als Menschenrecht formuliert: *„Zum Selbstbestimmungsrecht im Sinne von Art. 8 EMRK gehört auch das Recht, über Art und Zeitpunkt der Beendigung des eigenen Lebens zu entscheiden; dies zumindest, soweit der Betroffene in der Lage ist, seinen entsprechenden Willen frei zu bilden und danach zu handeln"*. Das mag für Menschen tröstlich sein, die mit einer unheilbaren Krankheit konfrontiert sind und die ihrem Leiden ausweichen wollen. Oder für den Partner, der nach langem gemeinsamem Lebensweg beschliesst, seiner Partnerin zu folgen, die plötzlich verstorben ist.

Für die Beurteilung eines Suizidrisikos muss zwingend die Möglichkeit anderer aggressiver Handlungen mit berücksichtigt werden: Erweiterte Suizide und Sachbeschädigungen. Diese Handlungen können im privaten und beruflichen Umfeld, etwa im Rahmen von partnerschaftlicher Gewalt und/oder am Arbeitsplatz (Workplace Violence) auftreten (beispielsweise Amoktaten!). Gefährdete Personen müssen allenfalls gewarnt werden (siehe Tarasoff Doktrin!) – dies bedingt mitunter heikle Güterabwägungen für alle Involvierten. Fachpersonen können sich in derartigen Fällen durch die vorgesetzte Behörde von ihrer Schweigepflicht entbinden lassen.

Aufgabe 3.2.1:
Ein 45 jähriger Mann ist in Ihrer Behandlung; er äussert zum ersten Mal in der Sitzung Suizidgedanken. Was tun Sie? Was tun sie nicht? Diskutieren Sie die Fragen aus ethischer Sicht.

Für Angehörige ist es nach Suizidfällen oft tröstlich, mit dem Therapeuten sprechen zu können (Fine 1997). Aber aufgepasst: Ohne ausdrückliche Entbindung von der ärztlichen Schweigepflicht bleibt das Berufsgeheimnis über den Tod hinaus zu wahren!

Eine besondere Verantwortung lastet auf uns, wenn BerufskollegInnen Suizid verüben. Ihre Angehörigen benötigen unseren Beistand, die Praxisgemeinschaft ebenfalls, und erst recht die Patienten. Wahrlich keine leichte Aufgabe (Barnett 2008). Wichtig ist hier, die Trauernden nicht alleine zu lassen. Die Medizin beschäftigt sich nicht gerne mit dem Tod – allenfalls noch der Rechtsmediziner und der Pathologe. „Da die Medizin die Ärzte im Stich lässt, entwickeln sie Techniken, um sich den Fragen ihrer Patienten zu entziehen. Es gibt eine ganze Kulturgeschichte der Lügen, die Ärzte zu diesem Zweck erfunden und die sie lange für ihre moralische Pflicht erklärt haben. Glücklicherweise hat sich diese Haltung geändert. Man beginnt zu verstehen, dass nicht die Angst der Patienten vor der Diagnose, sondern die Angst des Arztes vor ihrer Mitteilung hinter dieser Pseudomoral steht" (Thure von Uexküll 1998). ÄrztInnen erfahren in ihrer Berufsausbildung wenig emotionale Unterstützung – sie lernen, stets ihren „Mann" zu stehen und dem Unbill des Lebens mit zusammengepressten Lippen entgegen zu treten: „Nur nicht schwächeln!". Dieses heroische Alleinesein stumpft ab und macht irgendwie unempfänglich für die emotionalen Bedürfnisse von Patienten. Dünnhäutigkeit ist nicht gefragt in diesem Job.

3.3 Diagnosesysteme

„Der Unterschied zwischen Psychiater und Patient: der eine hat die Schlüssel" (Blanche Bloor Schleppey, 1861-1927)

Die heutigen Diagnosesysteme in der Psychiatrie sind die ICD (International Classification of Disease) und das DSM (Diagnostic and Statistical Manual). Sie beruhen auf einem umfassenden Erfahrungsschatz: „The diagnostic manuals represent an accumulation of clinical experience over generations and across a wide range of service settings" (Bolton 2008, p. 2). Auf den Philosophen Carl Hempel geht der Versuch zurück, die Diagnostik auf objektivierbare Klassifizierung der Symptome ab zu stellen, losgelöst von Ursachen und theoretischen Konzepten (Vorgestellt an einer Psychiatrie-Konferenz in New York 1959): „The concern of many psychologists and social scientists with the reliability of their terms reflects the importance attributed to objectivity of use: the reliability of a concept is usually understood as an indicator to two things: the consistency shown in its use by one observer, and the agreement in the use made of it by different observers" (Hempel 1965, p. 142, zit. in Bolton 2008, p. 3).

Ein streng wissenschaftlicher Zugang zu psychischen Leiden ist selten möglich – die Diagnose einer Posttraumatischen Störung ist eine der wenigen stingenten psychopathologischen Konzeptionen innerhalb der aktuellen Diagnosesysteme. Folgen der Exposition eines traumatischen Ereignisses die clusterartigen Symptomgruppen mit einer bestimmten Intensität, wird diese Diagnose gestellt werden können, wobei die individuelle Anpassungsleistung das Erkennen der Symptomatik erheblich erschweren kann (Betroffene versuchen aus Scham das Ausmass der Beschwerden klein zu reden, etc.).

Traumaexposition 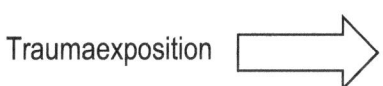 Individuelle Anpassungsleistung

4 clusterartige Symptomgruppen

- Intrusionen, flash backs, Albträume
- Vermeidungsverhalten
- Hyperarousal (Grundspannung erhöht)
- Numbing (emotionale Taubheit)

Signifikante funktionelle Einschränkung
Beschwerdedauer mindestens 1 Monat

Diagnosen sind Erklärungen für die Leidenszustände der Patienten: „[...] your suffering (illness) is real, but „disease" is a construct, a classification in the head – in the doctor's head. Doctors therefore do not „discover" diseases, they define them" (Payer 1992, p. 22). Auch Menschen mit Phantomschmerz leiden! Auf welche Kriterien bezieht man sich innerhalb der Psychotherapie bei Diagnosen: „Psychiatrists and other mental health professionals in some social and clinical contexts have to be clear about why some conditions are considered to be mental disorders and others not, about what the distinction is meant to be, and about related questions such as why psychiatric treatments are appropriate for some conditions and not for others" (Bolton 2008, p.VII). Dass Diagnosen aus wirtschaftlichen Gründen „geschaffen" werden, ist in der Psychiatrie kaum wegzudiskutieren. Über die Zurverfügungstellung von finanziellen Mitteln sichert sich die Industrie flächendeckend den notwendigen Einfluss auf allen Stufen von der curricularen Ausbildung über die Fort- und Weiterbildung (Payer 1992).

Aufgabe 3.3.1:

> Wieso werden in der Ausgestaltung der heutigen Diagnosesysteme Patienten nicht einbezogen? Diskutieren Sie die ethischen Fragestellungen der psychiatrischen Diagnostik.

„Die Idee des Krankheitsbildes schuf das geistige Instrument, das Mittel, mit dessen Hilfe diese wirre Vielfalt sich ordnen lässt. Wenn man heute ein modernes Lehrbuch der Medizin aufschlägt, findet man die Krankheitsbilder klar, wohl definiert und übersichtlich aneinandergereiht, eine Kette glänzender geistiger Schöpfungen. Viele dieser Krankheitsbilder sind nach ihren Entdeckern benannt. Es gibt keine noblere Art des Ruhms. Die Dauer dieser Unsterblichkeit freilich ist unzuverlässig. Das System der Krankheitsbilder ist in einer ständigen Wandlung begriffen" (Peter Bamm, 1956, p. 52). Aus diesem Grund sind die diagnostischen Standartwerke (ICD, DSM) stets kritisch zu hinterfragen.

Unter Kooperation verschiedener Akteure im Gesundheitswesen erschien 1933 das erste Diagnosemanual: Standard Classified Nomenclature of Disease. Im Jahre 1952 wurde dann die erste Ausgabe der American Psychiatric Association publiziert: *„Diagnostic and Statistical Manual of Mental Disorders"* (DSM). Parallel zu diesen Bemühungen veröffentlichte die 1948 neu geschaffene WHO die ICD-6 (*„International Classification of Diseases"*) im Jahre 1951. Diese Publikation basierte im wesentlichen auf den Vorarbeiten einer *„international list of causes of death"*, die erstmals 1853 veröffentlicht worden war und die mit Unterstützung der französischen Regierung vier weitere Auflagen erlebte. Die sechste Auflage wurde durch die WHO herausgegeben und in ICD umbenannt. Unter Leitung des britischen Psychiaters Erwin Stengel erfolgte eine Überarbeitung, indem streng operationalisierte Kriterien verwendet werden sollten, ohne Bezug zu ätiologischen Konzepten. Das Resultat war die ICD-8, welche 1965 veröffentlicht wurde. Die APA erklärte sich in der Folge bereit, ihre eigene Diagnostik gemäss der ICD zu überarbeiten: das DSM-II wurde 1968 publiziert. Mit der Veröffentlichung von DSM-III vollzog die APA 1980 einen radikalen Paradigmenwechsel, indem sich die Einteilung nun weitgehenst auf eine symptomorientierte Diagnostik, die zudem multiaxial ergänzt wird, abstützte. Bereits 1994 wurde die nächste Ausgabe, das DSM-IV publiziert, während die ICD-10 1991 erschien. Und schliesslich wurde im Mai 2013 das DSM-V veröffentlicht. Die Neuausgabe der ICD-11 ist für 2020 geplant.

Von seinen Erfolgen mit dem Einteilungsprinzip in der Botanik beflügelt, verfasste Carl von Linné 1763 seine *„Genera morborum"*, wo er eine Systematik der psychischen Krankheiten vorschlug. Solche Versuche sind bereits in der Antike auszumachen – die Tatsache, dass jede Ausgabe des DSM resp. der ICD durch radikale Neuformulierungen und Einteilungen charakterisiert ist, verdeutlicht die Schwierigkeiten der systematischen Erfassung psychischer Erkrankungen. William Cullen (1710-1790), ein schottischer Mediziner, gilt als der Begründer der Neurophysiologie und Neuropathologie – auf ihn geht der Begriff der Neurose zurück. Im deutschen Sprachraum versuchten sich dann Wilhelm Griesinger (1817-1868), Karl Ludwig Kahlbaum (1828-1899), Emil Kraepelin (1856-1927) und Eugen Bleuler (1857-1939) um eine systematische Erfassung der psychischen Krankheitsbilder. So erschien beispielsweise das Lehrbuch von Kraepelin in neun Auflagen – und mit jeder Auflage (die erste erschien 1883 – die 9. unvollendete 1927) änderte sich die Nomenklatur und das Einteilungsprinzip.

Für die Psychotherapie sind diese Diagnosesysteme nur beschränkt verwendbar (Bolton 2008). Wir behandeln keine Diagnosen, sondern Menschen, die leiden. Und dieses Leiden präsentiert sich oft nicht so, wie die Diagnosemanuale es vorgeben. Eine 42-jährige in Trennung lebende Patientin mit depressiver Symptomatik, Mutter von drei Kindern, trinkt wegen ihren hartnäckigen Schlafstörungen Alkohol, raucht ab und zu zusammen mit ihrem Partner einen Joint. Vergeblich hatte sie versucht, ihren Expartner wegen häuslicher und sexualisierter Gewalt vor Gericht zu bringen. Infolge ihrer körperlichen Schmerzen und den anhaltenden sexualisierten Belästigungen am Arbeitsplatz wurde sie arbeitsunfähig und ist nun auf Unterstützung durch die Sozialbehörden angewiesen. Phasenweise ist so wütend, dass sie mit aggressiven Handlungen droht. Was soll hier behandelt werden? Und welche Diagnose würden

Sie dieser Frau geben? Wenn sich zudem noch herausstellt, dass sie im Alter von 5 bis 13 durch ihren Onkel (Bruder der Mutter) mehrfache sexualisierte Übergriffe erlebt hatte. Dass sie deswegen erhebliche Schwierigkeiten in der Schule hatte, und dass sie während der Lehrzeit nach einer Vergewaltigung durch ihren Vorgesetzten ihre Ausbildung aufgeben musste.

Die korrekte Erfassung eines Störungsbildes ist für eine erfolgreiche Behandlung unabdingbar – welche Diagnose schlagen Sie im aufgeführten Beispiel vor? Wie müssen hier therapeutische Interventionen gestaltet werden? Hat diese Frau anrecht auf eine psychotherapeutische Behandlung? Kann sie überhaupt behandelt werden? Wäre es hier nicht sinnvoller, von einem eingeschränkten Funktionsniveau zu sprechen, welches dann auch beispielsweise für die Frage einer gesundheitlich bedingten Erwerbsminderung zu berücksichtigen wäre? *„Personality ... is a term that describes our unique characteristic responses as complex, living systems"* (Boon et al., 2011, p. 7). Und weiter: *„ ... personality is not a <thing> that can be seen, ... a term that describes our unique charateristic responses as complex, living systems"* (Boon et al. 2011, p. 7).

In ihren bahnbrechenden Untersuchungen über die verschiedenen Psychotherapiemodelle kamen Ford und Urban zum Schluss: *„A shared theory of dysfunctional development and a way of specifying types of dysfunctions that result is needed. Most psychotherapy theorists we studied criticize the standard psychiatric classification system for psychological/behavioral dysfunctional pattern as inadequate or inappropriate for representing and understanding their client's dysfunctional patterns"* (Ford and Urban 1998, p. 683).

3.4   Grenzen im Umgang mit der Lebensumwelt

„In der Gegenwart erscheint uns die jeweilige Odnung meistens so selbstverständlich, dss wir gerne über jede Möglichkeit der Veränderung lächeln" (Precht, 2016, p. 30).

Die Psychotherapeutin /der Psychotherapeut vermittelt Werte im Umgang mit der Lebensumwelt – auf der Beziehungsebene im Umgang der Menschen untereinander, im Umgang mit der Natur resp. den Tieren, Pflanzen sowie den vorhandenen Ressourcen. Das psychische Befinden wird in erheblichem Masse durch derartige Einflussfaktoren mitbestimmt – dies erfordert eine kritische Auseinandersetzung. Wenn die Feinstaubbelastung in der Luft die Toleranzwerte erheblich übersteigt, leiden alle darunter, mit drastischen Auswirkungen auch auf das psychische Befinden. In der Psychotherapie ist deshalb eine Handlungsorientierung gefragt – was soll der Einzelne tun oder lassen, und was kann man von den Lebensgrundlagen resp. der Natur erwarten und was nicht. All zu oft unterliegt der Mensch dem fatalen Irrtum, er sei Herr über eine beherrschbare Natur, die er grenzenlos nutzen und ausbeuten kann – die Folgen dieser Haltung zeichnen sich auf vielen Ebenen drastisch ab: die Biodiversität geht in einem erheblichen Masse zurück (und ist in vielen Bereichen irreversibel), die Folgen der Umweltverschmutzung und der Klimaerwärmung sind für alle spürbar, die ökonomischen Bedingungen klaffen in einem erschreckenden Mass auseinander, und weiterem mehr.

Einer der Leitgedanken der Aufklärung besagt: „Sapere aude – gebrauche deine Vernunft". Der Mensch rühmt sich gerne seines Geistes und wähnt sich dadurch den Tieren und Pflanzen überlegen. Diese Vernuft auferlegt jedoch dem Einzelnen auch eine Verpflichtung – sie oder er muss für ihre/seine Handlungen Verantwortung übernehmen. Man kann sich nicht hinter dem Kollektiv „verstecken" und sich als unschuldig bezeichnen, wenn die Lebensgrundlagen zur Sau gehen.

Demut und Bescheidenheit sind keine Tugenden des Zeitgeistes. Achtung vor der Schöpfung in ihrer unglaublichen Vielfalt und ihrem Reichtun kolludieren mit menschlichen Omipotenzphantasien – ob vor diesem Hintergrund psychische Krankheiten nicht völlig anders definiert werden müssen, ist eine zentrale Frage. Babiak und Hare haben am Beispiel der Charaktereigenschaften heutiger Führungsfiguren diesen Aspekte untersucht – mit dem Resultat, dass auf den Teppichetagen resp. innerhalb der politischen Führungsgremien wenig bis keine Krankheitseinsicht besteht (Babiak et al. 2007). Im Gegenteil wird belohnt, wer im rücksichtslosen Profitstreben andere übertrumpfen kann.

3.5 Antropologische Dimensionen

Die Psychotherapie hat sich auch mit den ökonomischen Grundbedingungen sowie Fragen um soziale Gerechtigkeit auseinanderzusetzen. Das heutige Sozialsystem mit seiner ausufernden Bürokratie und der Sozialversicherungsjustiz mit ihren Ungerechtigkeiten liesse sich duch die Einführung eines Bedingungsloses Grundeinkommens (BGE) überwinden, unter gleichzeitiger erheblicher Vereinfachung der Steuersysteme. Wer an den psychischen Auswirkungen des heutigen Sozialwesens (welches auch sprachlich eine völlige Irreführung darstellt) sehe sich bitte den Flm *„I, Dan Blake"* von Ken Loach, 2016, an, der mit der Goldenen Palme an den 69. Filmfestspielen von Cannes ausgezeichnet wurde. Das BGE würde als zukunftsweisender Gesellschaftsvertrag die Gewinne der Globalisierung und der Digitalisierung allen Menschen zukommen lassen, der Stress in der Arbeitswelt in Folge der Angst um Job- und Erwerbsverlust würde deutlich reduziert und schlecht bezahlte oder überhaupt nicht bezahlte Arbeit würde aufgewertet mit dem Ergebnis, dass über das BGE eine menschenwürdige Existenz gesichert würde. Viele Tätigkeiten werden im heutigen System nicht entlöhnt – Haushalt, Kindererziehung, Betreuungsaufgaben gegenüber Angehörigen, Bildungsphasen, etc.; die Stigmatisierung der Erwerbsunfähigen würde reduziert. Ein BGE würde viele Ressourcen für andere Staatsausgaben frei machen. Die heute gängige Individualisierung der Gewinne der Wirtschaft auf der einen Seite und die Sozialisierung der Unkosten auf der anderen Seite führt zu steigenden Ungerechtigkeiten und daraus resultierenden Verteilkämpfen. Psychisch kranke Menschen, betagte Menchen, oder Menschen mit Behinderungen sitzen hier am kürzeren Hebel – sie sind auf Grund ihrer Einschränkungen darauf angewiesen, dass ihnen elementare und Rechte zugestanden werden. *„Geld für alle vom Staat ermöglicht eine gerechte, liberale und effektive Anpassung des Sozialstaates an die Herausforderungen der Zukunft"* (Straubhaar 2016). Die Details müssen im politischen Prozess herausgearbeitet werden - das BGE bündelt jedenfalls inskünftig alle Sozialpolitischen Massnahmen in einem einzigen für alle transparenten Instrument.

Die Globalisierung darf sich nicht nur für einzelne Konzerne und Superrreiche lohnen, genauso wenig Steuersünder als Kavaliersdelikte zu gelten haben. Wo die Psychiatrie für Kriminelle klare Diagnosen wie etwa die dissoziale Persönlichkeitsstörung geschaffen hat, braucht es für den White Collar Bereich eine analoge Begrifflichkeit – die narzistisch-dissoziale Persönlichkeitsstörung charkatieriert den rücksichtslosen und selbstbezogenen Typ des Grosskriminellen. Der Solidaritätsgedanke beruht auf der Erkenntnis, dass alle Menschen (und in Anlehnung an das vorherige Kapitel letztlich alle Lebewesen) die selbe Luft atmen und das selbe Wasser trinken, so wie man seine Steuern bezahlt und sich an die Verfassung und Rechtsordnung hält.

Die Psychotherapie ist aufgrund ihres Tätigkeitsbereiches aufgerufen, sich an der Lösungssuche für zukünftige Generationsverträge zu beteiligen und ihre Sichtweise einzubringen. Dazu gehört auch die Ausgestaltung der individuellen Rechte im demokratischen Staatsgebilde und die individuellen Mitbestimmungsmöglichkeiten. Insbesondere sind die Kinderrechte grundlegend zu erweitern – angesichts der offensichtlichen Schwächen und Irrtümer der *„Erwachsenen"* zählt das Argument der Unvernunft der Kinder nicht länger (siehe als Beispiel den Klimastreik der Jugendlichen – Fridays for future)

4 Interventionskonzepte

„We are not students of some subject matter but students of problems. And problems may cut right across borders of any subject matter or discipline" (Karl Popper 1963, p. 88).

Therapeutische Interventionen folgen einem Schema, welches sich an ärztliche Vorgehensweisen anlehnt, jedoch für die psychotherapeutischen Interventionskonzepte modifiziert werden muss :

- Erfassen der Beschwerden
- Aufklärungsgespräch mit dem Patienten
- Diagnose
- Therapeutische Interventionen planen und festlegen
- Therapie verstanden als prozesshaftes Geschehen
- Abschluss der Behandlung

Guidelines greifen diesen Ansatz auf und versuchen, allgemeinverbindliche Regeln für die Behandlung vorzuschlagen. Im Einzelfall, d.h. für die konkrete Arbeit mit dem einzelnen Patienten, muss die Vorgehensweise jeweils auf die individuellen Gegebenheiten abgestimmt werden. Im Anschluss an das Aufklärungsgespräch werden co-evolutiv gemeinsame Sichtweisen sowohl in Bezug auf Beschwerden, Diagnosen und therapeutischer Vorgehensweise entwickelt. Diese Arbeitsweise wird im Verlauf des therapeutischen Prozesses laufend fortgeführt und je nach Kenntnisstand müssen Diagnosen und Interventionskonzepte modifiziert werden; auch Beschwerden können sich ändern. Das Verständnis von Schutzfunktionen psychischer Symptome resp. Verhaltensweisen bedingt eine dauernde Güterabwägung in der Vorgehensweise – bei Nichtbeachten können unter Therapie resp. wegen der Therapie gefährliche Destabilisierungen von Patienten resultieren.

> Aufgabe 4.0.1:
> Welche ethischen Fragestellungen ergeben sich bei psychotherapeutischen Interventionsansätzen?

In der Mitte des 19. Jahrhunderts wurden die Grundlagen einer wissenschaftlichen Psychiatrie und Psychotherapie geschaffen. Im deutschen Sprachraum gilt der Psychiater Wilhelm Griesinger (1817-1869) als der entscheidende Exponent. Sein Lehrbuch, 1845 erstmals veröffentlicht, trägt den Titel : „Pathologie und Therapie der psychischen Krankheiten". Die psychischen Erkrankungen führte Griesinger auf Hirnschädigungen resp. Gehirnerkrankungen zurück. Griesinger war auch der Auffassung, dass stets das einzelne Individuum und nicht die Krankheit zu behandeln sei. In seinem Werk über die Entwicklung der dynamischen Psychiatrie zeichnet Ellenberger die weitere Entwicklung und die Etablierung der Psychotherapie als eigenständiges Fach nach (Ellenberger 1970).

Die Zukunft wird durch eine individualisierte Psychotherapie gekennzeichnet sein – die molekulare Psychiatrieforschung, insbesondere im Bereich der Diagnose und der Therapiemöglichkeiten, führt zu völlig neuen Interventionskonzepten. Die Pharmaindustrie wird auf Grund der ökonomischen Gegebenheiten mittels Pharmakogenetik und molekularer Bioanalytik mit aller Wahrscheinlichkeit die Veränderungen als erste umsetzen. Die molekularen Neurowissenschaften erforschen die Grundlagen der individualsierten Medizin und erweitern damit das störungsspezifische Verständnis von Krankheiten. Wo sich die Politik bereits mit diesen Forschungsbemühungen auseinandersetzt, zeichnet sich als allgemeiner Trend die Erkenntnis ab, dass die Stärkung der Patientenautonomie angesichts dieser Entwicklungen im Vordergrund stehen muss – die Patienten gelten als das schwächste Glied dieser

Zukunftsszenarien, die ihre Anliegen neben der Pharmaindustrie und der Forschungscommunity einbringen können müssen.

Es ist stets der Patient resp. die Patientin, der/die eine Störung überwinden kann – der Psychotherapeut ist dabei behilflich. Je besser Patienten die angebotenen Interventionskonzepte für sich nutzen können, desto eher wird sich ein Erfolg einstellen. Untersuchungsbefunde über die Wirksamkeit von Psychotherapie-Interventionen verdeutlichen diesen Zusammenhang: rund 15% des Behandlungsresultates wird auf Methodik und Interventionstechnik zurückgeführt, rund 30% auf die therapeutische Beziehung, weitere 15% auf unspezifische Wirkfaktoren und 40% steuert der Patient selber bei (Miller et al. 1997). Meine Ausführungen folgen deshalb stets dem Leitgedanken, wie er auf der Titelseite zum Ausdruck gebracht wird: Dem Patienten auf Augenhöhe begegnen und die Auftragsklärung co-evolutiv gestalten. Dazu eine kritische Stimme einer Fachkollegin: "Leider trifft man im Alltag in Kliniken [...] oft auf Situationen, in denen Menschen mit psychischen Störungen wie Unmündige behandelt werden. Das sollte nicht so sein und wäre auch nicht so, wenn die Betroffenen genug Informationen über ihre Krankheit, dem Umgang damit und die Behandlungsmöglichkeiten hätten" (Höller 2011, p. 12). Guidelines sind Empfehlungen – mehr nicht. Ob damit im Einzelfall eine wirkungsvolle Intervention erzielt werden kann, ist nicht garantiert. Die ethische Bedeutung der Guidelines ist darin zu sehen, dass damit sozusagen über die Hintertüre wieder paternalistische Ansätze in die Psychotherapie einfliessen, die man eigentlich als überholt betrachtete – solange die Guidelines Empfehlungen darstellen, ist dagegen nichts einzuwenden, werden sie jedoch zum "Therapiestandard" erklärt, äussern sich dahinter die altbekannten Kontroll- und Dominanzbedürfnisse. Die Leidtragenden sind erneut die Patienten, die als Empfänger solcherart verordneter Interventionsansätze diese gefälligst hinzunehmen haben.

Das heutige Selbstverständnis des therapeutischen Auftrages spiegelt sich in der Formulierung der WPA: "The patient should be accepted as a partner by right in the therapeutic process. The psychiatrist-patient relationship must be based on mutual trust and respect to allow the patient to make free and informed decisions. It is the duty of psychiatrists to provide the patient with all relevant information so as to empower the patient to come to a rational decision according to personal values and preferences" (WPA 1997 and amendments). Damit wird ein schulenübergreifendes und universell gültiges, partnerschaftliches, Interventionsparadigma formuliert, welches das Ethos unseres Faches darstellt. Als Konsequenz ergeben sich damit vielfältige Spannungsfelder zu den WZW-Kriterien (Wirksamkeit, Zweckmässigkeit und Wirtschaftlichkeit), denen eine paternalistisch orientierte Denkweise zu Grunde liegt.

Mit der Einführung des revidierten Krankenversicherungsgesetzes (KVG) in der Schweiz im Jahre 1996 wurden die WZW-Kriterien als Grundlage für die Kostenübernahme medizinischer Leistungen gesetzlich verankert. Die Kostenübernahme bei psychiatrischen und psychotherapeutischen Interventionen werden seither nach diesen Vorgaben beurteilt.

Aus einem generellen Unbehagen über paternalistische Tendenzen innerhalb der massgebenden Psychotherapieschulen im Laufe des 20. Jahrhunderts hat sich in einer Art Selbsthilfebewegung der Recovery Ansatz herausgebildet, der eine stärkere Mitbeteiligung von Betroffenen an den Interventionskonzepten fordert - eine Tendenz, die jedoch bisher von den Entscheidungs- und Kostenträgern kaum akzeptiert wurde, obwohl damit nachweislich eine wesentliche Kosteneinsparung resultieren würde.

Die Recovery-Bewegung entstand um die Jahrtausendwende als Ausdruck einer neuartigen Patientenorientierung. Ziel ist nicht in jedem Fall Heilung, sondern individueller Umgang mit Schwierigkeiten und Lebenskrisen. Die Sinnfindung nimmt dabei eine zentrale Bedeutung ein. Dieser Ansatz deckt sich mit ärztlichen Selbstverpflichtungen, wie sie sich beispielsweise in der Standesordnung der FMH (Verbindung Schweizer Ärztinnen und Ärzte 1997) finden: „Jede medizinische Behandlung hat unter

Wahrung der Menschenwürde und Achtung der Persönlichkeit, des Willens und der Rechte der Patienten zu erfolgen". Der Einbezug von „Peers", d.h. selber von Krankheiten betroffenen Menschen, ist unabdingbarer Bestandteil der Recovery Bewegung – durch ihre Erfahrungen stehen sie mit den Kranken auf Augenhöhe. Peers werden durch entsprechende Schulung auf ihre Aufgaben vorbereitet. Sie können dank ihrer Kenntnisse Betroffenen beistehen und in Konfliktsituationen eine wichtige Vermittlerrolle einnehmen. Gerade im Umgang mit psychischen Beeinträchtigungen hat sich der Recovery-Ansatz vielfach bewährt.

Wichtig ist, dass Peers die Grenzen ihrer eigenen Belastbarkeit kennen, und rechtzeitig zusätzliche professionelle Hilfe und Unterstützung einfordern, wo sich dies als notwendig erweist. Der Recovery-Ansatz ist ein Schritt weg vom kurativen Behandlungsparadigma des heutigen Gesundheitswesens – anstelle einer defizit-orientierten Sichtweise zeichnet sich hier ein ressourcen- und sinnorientierter Interventionsansatz ab. Viele Fachleute fühlen sich angesichts derartiger Herausforderungen unbehaglich. Sie stellen sich auf den Standpunkt, dass sie die für den individuellen Patienten jeweils beste Interventionsmethode kennen – dahinter verstecken sich jedoch Grössenfantasien, wie sie in der Medizin nur zu gut bekannt sind (siehe paternalistische Ansätze). Viele Fachleute bekunden grosse Mühe, Patienten als Partner zu sehen, denen man auf Augenhöhe begegnen sollte. Es sei noch einmal betont, dass der Patient gesund wird – nicht weil der Psychotherapeut ihn heilt – sondern weil er ihm hilft. „Ignorance is something negative: it is the absence of knowledge" (Popper 1963, p. 3); oder mit anderen Worten: „[...] all our knowledge grows only through the correcting of our mistakes" (Popper 1963, p. XV). Das heutige Wissen ist im besten Fall der aktuelle Stand des Irrtums - angesichts dieser simplen Aussage wäre manchmal etwas Bescheidenheit angezeigt – insbesondere für diejenigen, die mit statistischen Daten als hard facts argumentieren. Auch wenn bestimmte Dinge für Kollektive von vorteil sein mögen – für den einzelnen Patienten müssen sie deswegen noch lange nicht zutreffen.

„Eine gute Gesundheit muss [...] als eine Investition begriffen werden – und zwar in ökonomische, soziale und politische Entwicklungen gleichermassen" (Brundtland 2000, p. 80). Die Kosten für die psychiatrische Versorgung der Bevölkerung belaufen sich in der Schweiz auf 2.33 Milliarden CHF, was 3.7% der Gesamtkosten des Gesundheitswesens (Bundesamt für Statistik 2012: 62.5 Mrd. CHF) entspricht; wobei 212 Mio. CHF für die ambulante Versorgung (0.3%) und 2.117 Mia. für die stationäre Versorgung aufgewendet werden.

Es muss an dieser Stelle auch darauf hingewiesen werden, dass die Psychotherapie gelegentlich als letzte Möglichkeit in Betracht gezogen wird – nach jahrelangen vergeblichen Versuchen von Ärzten, Linderung von Beschwerden zu finden, senden sie den Patienten schliesslich noch zum Psychiater resp. Psychotherapeuten – wahrlich nicht gerade eine optimale Voraussetzung für eine zweckdienliche Behandlung. Die Tatsache, dass immer mehr Menschen Psychotherapie in Anspruch nehmen, hat wohl zentral damit zu tun, dass heute immer mehr ihr eigenes Befinden wichtig nehmen – die Menschen sind nicht länger bereit, unliebsame Existenzbedingungen als schicksalhafte, unabänderliche Fügung hinzunehmen. Hier hat beispielsweise die Frauengesundheitsbewegung grundlegende Anstösse geliefert – solange die Allokation der Frau zu gesellschaftlichen Errungenschaften, wie z.B. der politischen Rechte, des Zugangs zu Bildung und Beruf, der wirtschaftlichen Gleichberechtigung und der Achtung der persönlichen und sexuellen Integrität, nicht gegeben war, konnten die Frauen der Macht des Faktischen nicht ausweichen. Mit zunehmendem Bewusstsein dieser Zusammenhänge nahm auch das individuelle Leiden an derartigen Lebensbedingungen zu – das Krankmachende von sozialen Strukturen wurde deutlich – und gleichzeitig versuchte sich das System mittels Begrenzung der Allokation psychotherapeutischer Leistungen durch begrenzte Kostenübernahme zu wehren. Das gleiche kann über die Leistungen der Erwerbsausfallsversicherungen gesagt werden.

4.1 Methodenvielfalt

„In dem Versuch, ein geschlossenes System von Krankheitsbildern aufzustellen, steckt immer noch etwas von dem alten scholastischen Bedürfnis nach Vollständigkeit" (Peter Bamm, 1956, p. 53).

Eine der ersten umfassenden Untersuchungen über die verschiedenen Psychotherapie-Modelle und -Schulen wurde 1963 von Ford und Urban publiziert. 35 Jahre später haben die gleichen beiden Forscher eine zweite Auflage ihres Werkes vorgelegt, und dabei über 400 verschiedene Therapieansätze verglichen (Ford, Urban, 1998). *„Psychotherapy is a professional form of intervention focussed primarely on alleviating psychological distress, psychological and behavioral dysfunctions, and problems of social living. It uses primarely psychological and behavioral means, mediated primarely by verbal methods and interpersonal interactions, conducted with individuals or small groups under relatively intime, private conditions that facilitate clients' self-direction and self-regulation"* (Ford & Urban 1998, p. 28). Die einzelnen Psychotherapie-Schulen haben sich über die zurückliegenden einhundert Jahre entwickelt. Wer es genauer haben möchte, sei auf Ellenberger (1970) verwiesen, der eine umfassende Historiografie über die Entwicklung der dynamischen Psychiatrie vorgelegt hat. In der bisherigen Entwicklung lassen sich drei Haupttendenzen herauslesen: (1) Ausbildung unterschiedlicher Therapieschulen und -richtungen, (2) spezifische Therapieangebote für unterschiedliche Störungen und Probleme, und (3) Integration der verschiedenen Modelle. Zum letzten Punkt gleich mehr.

Aufgabe 4.1.1:
Wie entscheiden Sie, welche Interventionsansätze in einem konkreten Fall zur Anwendung gelangen? Diskutieren Sie die Fragestellungen unter Berücksichtigung ethischer Aspekte.

Ford und Urban unterscheiden zunächst acht grundsätzlich unterschiedliche Therapieansätze: (1) die Verhaltentherapeutischen Modelle (behavior therapies), (2) die Kognitiven Therapien (cognitive therapies), (3) die Kognitiven Verhaltenstherapien (cognitive-behavior and skill training therapies), (4) Behaviorale Medicine/Health Therapies, (5) Humanistische Therapien, (6) Psychoanalytische Methoden (traditional psychoanalysis), (7) Interpersonelle Therapieverfahren (interpersonal and sociocultural therapies) und (8) Eklektische und Integrative Therapieansätze. In einer etwas verfeinerten Analyse untersuchten sie zusätzlich die Objekt-Beziehungstheorie, die Selbst-Psychologie sowie Interpersonelle Ansätze als Erweiterung der traditionellen Psychoanalyse.

Entgegen einer weit verbreiteten Ansicht sind die Integrationsversuche und Schaffung einer *„Einheitstherapie"* wohl kaum ein erstrebenswertes Ziel der Psychotherapie, im Gegenteil: *„Die Vielfalt von Therapiemethoden wird als Qualitätsmerkmal der Gesundheitsversorgung verstanden"* (Schulthess in Schlegel et al. 2011, p. 7). Schulenübergreifende Ausbildungsangebote vermitteln diese Vielfalt und ermöglichen damit den Psychotherapeuten, die jeweils optimalste Form der Behandlung anzuwenden. Kluft hat sich in einem Aufsatz im Kongressband zum 20. Geburtstag der Villa Lindenfels zur Frage der Theoriebildung geäussert: *„Deshalb leben Anhänger verschiedener Paradigmen quasi in verschiedenen virtuellen Welten und sind in der Lage, die gleichen Phänomene zu betrachten und unterschiedliche Dinge zu sehen"* (Kluft 2012, p. 148). Aus der gleichen Publikation übernehme ich das nachfolgende Gedicht, überschrieben mit dem Titel: DER HERR DER THEORIEN.

Drei Ringe für die Sozialwissenschaftler, selbstzufrieden in ihren in den Himmel ragenden Türmen
Drei Ringe für die Psychoanalytiker, deren Wert andere Schulen bestreiten
Drei Ringe für die kognitiven Verhaltenstherapeuten, die sich niemals fragen, warum
Drei Ringe für die Hypnosetherapeuten, die in tiefer Trance versunken sind
Drei Ringe für die EMDR-Anwender, die schnell mit den Händen winken
Drei Ringe für die Biologen, die Gehirne und Drüsen studieren

Drei Ringe für die Mediziner, die glauben, sie könnten die Lösung gefunden haben
Drei Ringe für die Strukturellen Theoretiker, die sich wirklich sicher sind
Im Land der Schatten, wo Modelle und Ideen sind,
eine Theorie um über sie alle zu bestimmen, eine Theorie um sie zu finden
eine Theorie, die alle ersetzt und sie in der Unverständlichkeit verbindet
im Land der Schatten, wo Modelle und Ideen sind,
und wo veraltete Paradigmen sich zum Sterben hinlegen. © Richard Kluft, 2012

Ähnlichkeiten mit existierenden Zeilen sind rein zufällig und keinesfalls beabsichtigt. Noch einmal sei Richard Kluft zitiert: *„Manchmal ist es einfacher die Probleme, die mit einer Annahme im eigenen Feld verbunden sind, zu begreifen, wenn man ihre Wirkungen in einer vergleichbaren Situation in einem anderen Kontext studiert"* (Kluft 2012, p. 144). Was uns fehlt sind schulenunabhängige Interventionsmodelle – oft wenden Therapeuten einfach die Methodik an, die sie gelernt haben, ohne zu reflektieren, ob dies im konkreten Fall die bestmögliche und erfolgversprechendste Intervention ist. *„Ein auf die Interessen der Patienten ausgerichtetes Versorgungssystem müsste [...] so organisiert sein, dass ein Patient – unabhängig von allen therapeutischen Ideologien – mit den Methoden behandelt wird, die sich für seine Probleme als die wirksamsten erwiesen haben"* (Grawe et al. 2001, p. 25).

Das bedeutet für die Ausbildung einen grundlegenden Paradigmenwechsel: Psychotherapie sollte nicht mehr in Schulen gelernt werden, sondern schulenübergreifend aus jeweils unterschiedlicher Sichtweise. Das kann jedoch nur so funktionieren, dass die einzelnen Dozenten ihre Interventionskonzepte vermitteln – der angehende Psychotherapeut so mit unterschiedlichen Ansätzen in Berührung kommt und er dann in seiner weiteren Praxistätigkeit diejenigen Methoden anwenden kann, die im Einzelfall angezeigt sind. Grundsätzlich ist davon auszugehen: Je breiter der jeweilige therapeutische Horizont, desto besser für die praktische Anwendung. Ich weiss, dass meine Gedanken utopisch sind – aber es gehört zur ethischen Reflexion, die Grundannahmen wissenschaftlicher Hypothesen und Modelle zu hinterfragen und ethisch vertretbare Lösungsansätze aufzuzeigen.

Ich fühle mich in guter Gesellschaft mit meinen Hypothesen, wie das nachfolgende Zitat belegen mag: *„Im Erstgespräch ist festzustellen, ob eine Indikation zur Psychotherapie vorliegt, was sich mehr am Leidensdruck, der Motivation, der Krankheitseinsicht, der Behandlungsbereitschaft des Patienten und am dynamischen Verlauf des Erstgesprächs entscheidet als an der Diagnose; weiter muss sich der Psychotherapeut die Frage stellen, welche Psychotherapiemethode für das Wohl des Patienten die angemessenste ist und ob seine fachspezifische Ausbildung und Erfahrung den Erfordernissen entspricht"* (Hutterer-Krisch 2007, p. 25). Die Beachtung eigener Grenzen ist ein grundlegendes Paradigma innerhalb der Psychotherapie. *„Prudentia (Vorsicht) zeichnet sich [...] durch 'docilitas' aus, das 'Sich-etwas-sagen-lassen-können', das eine gewisse Bescheidenheit und Demut voraussetzt"* (Bergdolt, 2004, p. 20). Noch kritischer ist die folgende Feststellung: *„Ein sehr grosser Anteil [...] behandelter Psychotherapiepatienten wird gegenwärtig schlechter behandelt, als es angesichts des vorhandenen Wissens und der vorhandenen Behandlungsmöglichkeiten eigentlich angebracht wäre"* (Grawe et al. 1994, p. 691). Leider muss auch oft festgestallt werden, dass Fachleute ihre eigenen Grenzen ncht beachten, und Patientinnen und Patienten falsch behandeln. Fachleute leiden in solchen Fällen unter ihren eigenen Omnipotenzfantasien, wenn sie ihre Patientinnen und Patienten nicht an geignete Fachleute weiter verweisen.

Das vorliegende Manual ist kein Lehrbuch der Psychotherapie – ich zähle hier deswegen nicht alle bekannten Interventionskonzepte auf. Es ist mir jedoch ein Anliegen, ein Wort zur stützenden Behandlung zu sagen, welche meines Erachtens zu Unrecht gerne etwas belächelt wird. Aufdeckende Therapien gelten als das einzig Wahre. Ich hatte in diesem Zusammenhang eine unliebsame Korrespondenz mit einem Vertrauensarzt einer Krankenkasse, als es um die Kostengutsprache für die Fortsetzung der Psychotherapie gemäss KLV ging. Die Frau stand infolge einer gravierenden Traumafolgestörung bei kindlicher Vernachlässigung seit Jahren in meiner Behandlung – der VA war der Ansicht, dass man hier angesichts der langen Behandlungsdauer nicht mehr von einer wirksamen Therapie sprechen könne, da die Patientin in der Zwischenzeit von ihrem Therapeuten völlig abhängig geworden sei. Die Krankenkasse lehnte gestützt auf diese Beurteilung die weitere Kostenübernahme ab. Ich habe den VA in einem zweiten Schreiben darauf hingewiesen, dass Hausärzte Hypertoniker oder Diabetiker oft über mehrere Jahrzehnte behandeln, und man deswegen nicht einfach von einer Wirkungslosigkeit der ärztlichen Interventionen ausgehen könne, bloss weil jemand schon lange in Behandlung stehe. Da die Frau eine volle Rente der Invaliden-Versicherung (staatliche Rentenversicherung in der Schweiz) bezog und es sich demzufolge um eine integrierte psychiatrisch-psychotherapeutische Behandlung (IPPB) handelte, konnte der Schriftwechsel beendet werden. In der Schweiz unterliegen Patienten, welche Leistungen der staatlichen Rentenversicherung beziehen, einer Mitwirkungspflicht – die ist über die IPPB sichergestellt und muss deswegen von der Krankenversicherungen als Pflichtleistung übernommen werden.

Gerade bei schweren Traumafolgestörungen ist eine Heilung ad integrum leider nicht immer möglich – in manchen Fällen muss man sich auf eine Symptomstabilisierung auf tiefem Niveau begnügen (van der Hart et al. 2008) und muss die Behandlung mehr im Sinne einer Palliativmassnahme weiterführen – was keinesfalls mit therapeutischem Nihilismus zu verwechseln ist. *„In solchen Fällen ist die Suche nach der besten Option [...] keinesfalls als Resignation oder Niederlage zu sehen, sondern vielmehr als Herausforderung, die durchaus zu guten Ergebnissen führt"* (Martin 2013).

Therapeutische Interventionen unterliegen einem erheblichen Rechtfertigungsdruck – stützende Behandlungen werden oft als reine Geldverschwendung angesehen; sie gelten weder als wirksam, noch als wirtschaftlich. Wenn innerhalb eines therapeutischen Prozesses keine wesentlichen Änderungen in Richtung Heilung mehr stattfinden, kann damit nach Ansicht der Kostenträger die Behandlung getrost eingestellt werden, da sie nun ja nichts mehr bringe. Wenn in der allgemeinen Medizin bei chronischen Leiden die Palliativmedizin die Behandlung der Wahl darstellt, so ist dies in der Psychotherapie die stützende Behandlung. *„[...] supportive therapy needs to be taught in depth, not relegated to an inferior status with the implication that one only uses it by default [...]. One of the ironies of our profession is that supportive therapy is probably the most common practised therapeutic modality in the field, but it receives much less emphasis in training programs than its expressive counterpart"* (Gabbard 1996).

4.2 Die junge Patientin / der junge Patient

Wir leben trotz allen gegenteiligen Beteuerungen nicht in einer kinderfreundlichen Welt – nach wie vor sind viele Kinder und Jugendlichen mit ihren Schwierigkeiten sich selbst überlassen. Auch in scheinbar reichen Industrieländern herrscht vielfach Armut, so Dörner et al. (2013, p. 99) zur Situation in Deutschland: „[...] *dass im Jahr 1998 etwa jedes siebte Kind bzw. jeder siebte Jugendliche in einer Familie lebte, die mit weniger als der Hälfte des durchschnittlichen Einkommens auskommen musste* [...]". Junge Menschen sind auf die Fürsorge ihrer Eltern, ihrer Familie, resp. ihrer Umgebung angewiesen – sie erhalten eine beachtliche Widerstandskraft (resilience) im Falle einer positiven Entwicklung. Umgekehrt führen negative Erfahrungen wie Vernachlässigung (definiert als mangelhafte oder fehlende Abdeckung der kindlichen Bedürfnisse im Laufe der Entwicklung), Krankheiten (insbesondere psychische Krankheiten) oder Tod der Eltern, anhaltende familiäre Konfliktsituationen, Misshandlung und Gewalt im Elternhaus, Pflegefamilien und Heimaufenthalte, Gewalt in der Schule (fehlende Unterstützung durch Eltern, mangelnde bis fehlende Gewährung elementarer Sicherheitsbedürfnisse), Kriegserlebnisse, Flucht und Vertreibung sowie Krankheiten des Kindes zu erheblichen Auswirkungen auf die kindliche Entwicklung und die Gesundheit – mit Auswirkungen über den gesamten Lebenszyklus hinweg (Tschan 2015). Die Psychiatrie hat diese Zusammenhänge lange bagatellisiert und nicht wahrhaben wollen – erst in den letzten 20 Jahren ist hier ein deutliches Umdenken feststellbar (siehe z.B. Lenz 2012, oder Schultz-Markwort et al. 2012). Noch gravierender: Kinder ohne staatliche Anerkennung tragen ein brutales Los; es sind die Kinder von Flüchtlingen, von *boat people*, etc. – hier hat bisher die Staatengemeinschaft völlig versagt, diesen leidgeprüften Kindern die erforderliche Hilfe und Unterstützung zukommen zu lassen – man muss von einer humanitären Katastrophe angesichts des Ausmasses dieses Problems sprechen (Bhabha 2011).

Aufgabe 4.2.1:
Auf der Psychotherapiestation ist ein untergewichtiger elfjähriger Junge hospitalisiert. Die Eltern bringen dem Kind streng-vegetarische Nahrungsmittel mit und verlangen, dass dem Knaben aus weltanschaulichen Gründen im Spital keine andere Nahrung gegeben wird. Das Kind leidet unter dem eisernen Regime.
Was tun Sie? Was tun Sie nicht?

Die psychische Erkrankung eines Elternteils stellt epidemiologisch das grösste Risiko für Kinder und Jugendliche dar, selbst psychisch zu erkranken. Die Gesellschaft müsste daher ein eminentes Interesse an einer guten psychotherapeutischen Versorgung der Bevölkerung haben. Im Abschnitt über die Allokation psychotherapeutischer Leistungen finden sich weitere Ausführungen zu diesem Aspekt. In Deutschland leben ca. 3 Millionen Kinder von psychisch erkrankten Elternteilen; das sind rund ein Viertel aller in Deutschland lebenden Kinder (ca. 13 Millionen). Etwa die Hälfte der Betroffenen sind bereits als Kinder oder Jugendliche auffällig. Etwa 50% der stationär behandelten Kinder und Jugendlichen in Psychiatrischen Einrichtungen haben psychisch kranke Eltern. Mit psychisch kranken Eltern meint man im vorliegenden Zusammenhang behandlungsbedürftige Störungen wie Traumafolgestörungen, Alkohol- und Drogensucht, Schizophrenien, Depressionen, Angst-, Ess- und Persönlichkeitsstörungen, welche vorübergehend, wiederholt oder dauerhaft sein können.

Sind Kinder von frühestem Alter an betroffen, resultieren gravierende Auswirkungen auf die Entwicklung resp. die Symptomausbildung. Grundlagen für Bindungsverhalten und damit für soziales Verhalten werden in den ersten Lebensjahren gelegt, ebenso findet die Ausbildung eines kohärenten Selbstbildes im selben Zeitraum statt (Siegel 2012). Erfährt ein Kind entsprechend seinen Bedürfnissen nicht die notwendige Zuwendung und Verlässlichkeit, keine sinnvollen Grenzen oder keine Ermutigung bei seiner allmählichen Ablösung aus der Bindung an die Eltern, sprechen wir von Vernachlässigung – der wohl häufigsten und zudem eine der gravierendsten Traumafolgestörungen. Weil die Eltern mit Drogen zugedröhnt sind, von Wahnvorstellungen „*besessen*" sind, wegen durchgemachten Traumatisierungen verunsichert und überängstlich sind, oder wegen Depressionen emotional nicht ansprechbar sind – dann fühlt sich das Kind alleine und sich selbst überlassen, überfordert und kann die Spannungszustände kaum mehr aushalten. Die Eltern als externe „Affektregulatoren" (welche dem Kind helfen, Ängste und Unsicherheiten zu überwinden und den Weg ins Leben zu ebnen) versagen völlig und führen beim Kind zu anhaltenden Stressreaktionen, welche über kurz oder lang gravierende gesundheitliche Folgen nach sich ziehen (Glaser 2000). Oft kann man beobachten, wie solche Kinder Aufgaben übernehmen, die eigentlich die Eltern besorgen müssten – wir sprechen dann von parentifizierten Kindern.

Kranke Eltern können ihre Reaktionen gegenüber dem Kind nicht balancieren – sie zeigen keine Feinfühligkeit, wie der Begriff aus der Bindungsforschung dies treffend bezeichnet. Das Pendant zur Vernachlässigung ist die grenzenlose Verwöhnung – was ebenfalls zu gravierenden Störungen bei betroffenen Kindern führt. Kinder von erkrankten Elternteilen leiden unter Schuld- und Schamgefühlen – sie fühlen sich für die Erkrankung der Eltern verantwortlich („wären sie nicht so schlecht, würde es der Mutter besser gehen"). Aufgrund von Bindungsdefiziten und Verlustängsten zeigen sie häufig das Bild eines desorganiserten Bindungsmusters mit extremem Anklammern oder kaltem Abweisen (Brisch 1999). Dadurch werden sie als „schwierige" Kinder eingestuft, was dann in einem Teufelskreis zur definitiven Ausbildung von psychischen Störungsbildern führt.

Haben Kinder unabhängig von ihren Eltern Anspruch auf eine eigene Rechtspersönlichkeit? Diese Frage spielt zentral in die ethischen Fragestellungen über die Situation von Kindern hinein. Der Aspekt der Schutzbedürftigkeit der Kinder führt im allgemeinen zu keinen grossen Debatten – eher die Frage nach der autonomen Entscheidung von Kindern. Die Entwicklung der Kinderrechte weist auf erhebliche Defizite in der Rechtsauffassung hin – die Verkündung der allgemeinen Menschenrechte im Rahmen der französischen Revolution richtete sich bloss an die Männer; Frauen waren nicht eingeschlossen und galten entsprechend der damaligen Auffassung nicht als eigenständige Rechtssubjekte, geschweige denn Kinder. Auch die Menschenrechtskonvention der Vereinten Nationen schloss die Kinder nicht explizit mit ein; dies erfolgte erst mit der Erklärung der Rechte des Kindes 1959 resp. der *UN-Convention on the Rights of the Child*, welche am 20. November 1989 durch die UN-Generalversammlung verabschiedet wurde und am 2. September 1990 in Kraft gesetzt wurde.

Ein erster wichtiger Schritt zur Etablierung einer eigenen Rechtspersönlichkeit stellt die Genfer Erklärung vom 24. September 1924 durch den Völkerbund (League of Nations) dar – einstimmig angenommen. Die entscheidenden Impulse stammten von Eglantyne Jebb aus Grossbritannien, welche zusammen mit ihrer Schwester 1919 in London die Hilfsorganisation *„Safe the Children"* gegründet hatte. Anfangs der 1920er Jahre trugen die Ausführungen von Janusz Korczak entscheidend dazu bei, die Rechte der Kinder analog den Rechten von Erwachsenen anzusehen. Mit dem Ende des Völkerbundes und der Gründung der Vereinten Nationen entstand zunächst ein Vakuum was die Kinderrechte betraf – erst mit der Erklärung der Rechte des Kindes durch die UN-Generalversammlung am 20. November 1959 wurde erstmals das Kind als eigenes Rechtssubjekt formuliert. Die Vereinten Nationen erklärten das Jahr 1979 zum Internationalen Jahr des Kindes – im selben Jahr stellte Polen den Antrag zur Ausarbeitung eines rechtsverbindlichen Vertragswerkes über den Schutz der Kinderrechte – ein Unterfangen, welches mit der Verabschiedung der *UN Convention on the Right of the Child* am 20. November 1989 durch die UN-Generalversammlung seinen Abschluss fand. Bereits am 2. September 1990 wurde das Vertragswerk in Kraft gesetzt. Obwohl sich die beteiligten 191 von 193 UN-Mitglied-Ländern damit zur Gewährung einer eigenen Rechtspersönlichkeit verpflichtet haben, ist der Einbezug der Kinder in die sie betreffenden Entscheidungsfindungen praktisch nirgendwo sichergestellt. Es gibt Länder wie beispielsweise die Schweiz, welche nach wie vor ein elterliches Züchtigungsrecht kennen – obwohl Tätlichkeiten gemäss Strafgesetzbuch untersagt sind. Die Respektierung der Kinder als eigene Rechtspersönlichkeiten ist deshalb ein vordringliches ethisches Postulat – der Einbezug der Kinder in Entscheidungsfindungsprozesse in allen sie betreffenden Anliegen sollte im Grunde selbstverständlich sein. Inzwischen kennen 20-25 Länder die Funktion der Kinderombudsperson, welche ähnlich wie ein Datenschutzbeauftragter Schuleinrichtungen, pädagogische Konzepte, Gesetzestexte, Vorschriften und Regelungen im Hinblick auf ihre *„Kindertauglichkeit"* überprüft. Wie schwer sich die Gesellschaft mit solchen Fragen tut, zeigt sich exemplarisch an der Debatte über die aktive Sterbehilfe bei Kindern, wie sie der Entscheid des belgischen Parlaments vom 13.02.2014 ausgelöst hat (siehe Sterbebegleitung).

In der Psychotherapie mit Kindern und Jugendlichen darf sich die Therapeutin resp. der Therapeut nicht zum verlängerten Arm der Autorität der Eltern machen (Dörner et al. 2013, p. 115). Alle wollen etwas bewirken – und übergehen damit das Kind oder den Jugendlichen. Erwachsene tendieren dazu, *über* das Kind zu sprechen, anstatt *mit* dem Kind. In diesem Dilemma muss sich der Psychotherapeut entscheiden, ob er sich auf die Seite des Kindes stellt oder nicht. Dies erfordert mitunter heikle Güterabwägungen – wegleitend sollte stets das Kindeswohl sein. Welche Strategien lassen für das betreffende Kind längerfristig die beste Lösung erwarten? Fall-Supervision und Dialog mit dem Kind können in solchen Situationen hilfreich sein.

4.3 Familien und Angehörige

Rund 76% aller Kinder wachsen bei Eltern als Ehepaaren auf, 17% wachsen mit nur einem Elternteil auf, 7% der Kinder bei unverheirateten Paaren (Deutscher Microzensus 2010). Jedes vierte Kind wächst als Einzelkind auf, knapp die Hälfte haben zwei Geschwister und etwas mehr als ein Viertel hat mehr als zwei Geschwister. Der Mensch lebt stets in einem Beziehungskontext – hinter dem sich Ressourcen oder Krankmachendes verbergen kann. Die Vereinten Nationen proklamierten das Jahr 1994 zum Internationale Jahr der Familie, um daran zu erinnern, dass die Familie trotz aller Veränderungen nach wie vor *„as the basic unit of society"* angesehen werden muss. Leider hat sich in den vergangenen Dekaden deutlich gezeigt, dass Gewalt nirgendwo so häufig auftritt wie im familiären Kontext – und zwar über alle sozialen Schichten hinweg. Mutter und Vater, Geschwister, weitere Familienangehörige gelten als die gefährlichsten Personen für Kinder. Wo die Familie lange als Privatsphäre betrachtet wurde, kann dies bei Gewalthandlungen und Vernachlässigungen nicht mehr akzeptiert werden – die Gesellschaft hat die Aufgabe, Menschen vor Gewalthandlungen und -auswirkungen zu schützen. Unsere Regierungen in Deutschland, in Österreich, der Schweiz und Liechtenstein haben sich dazu explizit durch die Ratifizierung der CRC (Convention on the Right of the Child) verpflichtet.

> Der 15. Mai ist durch die UN-Generalversammlung 1993 zum Tag der Familie erklärt worden.

Die Psychotherapeutin resp. der Psychotherapeut muss sich stets Gedanken über die möglichen Folgen von Interventionen machen, wenn er mit Angehörigen in Kontakt tritt oder wenn sie/er es nicht tut. Die Therapeutin / der Therapeut verändert das Familiensystem – es gibt keinen neutralen Beobachter: *„Jetzt wird plötzlich durch die Anwesenheit des Therapeuten dieses ganze System verändert"* (Von Foerster 2002, p. 302). Therapeutinnen / Therapeuten müssen sich auch im klaren sein, dass therapeutische Interventionen für einzelne Familienmitglieder zu gefährlichen Eskalationen führen können – der vor allen in der Sitzung blossgestellte Ehemann rächt sich zu Hause an seiner Frau oder den gemeinsamen Kindern. Psychotherapeutinnen und Psychotherapeuten können sich nicht einfach auf ihre Schweigepflicht berufen – sie haben eine Garantenpflicht gegenüber den behandelten Personen.

> Aufgabe 4.3.1:
> Eine 35-jährige Patientin steht in Ihrer psychotherapeutischen Behandlung. Sie wünscht den Einbezug des Ehemannes in die Therapie. Wie gehen Sie vor? Welche Begründungen aus ethischer Sicht berücksichtigen Sie in Ihrer Entscheidungsfindung?

Aufgrund der transgenerationalen Auswirkungen von traumatischen Erfahrungen lohnt es sich für die Gesellschaft, gewaltfreie Umgangsformen im familiären Kontext einzufordern. Die Schule ist neben dem Elternhaus derjenige Ort, wo sich Kinder stundenmässig am meisten aufhalten - diese Ressource sollte vermehrt genutzt werden. Die Schule muss gewaltfreie Umgangsformen vermitteln – wie dies Kiran Bedi, die ranghöchste indische Polizistin und Trägerin des asiatischen Nobelpreises (Ramon Magsaysay Award, 1994) in einem Referat in New Delhi einmal ausgeführt hat; sie schlug vor, dass ein Preis für das beste Schulbuch in gewaltfreier Erziehung gestiftet werden sollte. Sie tat dies wenige Wochen nach dem Mombay Attentat vom 26. November 2008. Ihre Intention stellt den Versuch dar, damit eine Vision zu vermitteln, wie die Gesellschaft solche schrecklichen Ereignisse bewältigen kann, um diese endlosen Spirale von Gewalt und Gegengewalt, Rache und Ehre, überwinden zu können.

Angehörige sollen wenn möglich in die Behandlung einbezogen werden. In den Medien wird denn auch immer wieder bemängelt, dass die Forschung im deutschsprachigen Raum lange die Bedeutung der Angehörigen für die Entstehung und Aufrechterhaltung von psychischen Krankheiten vernachlässigt habe (siehe beispielsweise Neue Zürcher Zeitung Nr. 3 vom 6. Jan. 2014). Die Familie kann eine wichtige Ressource sein – so wie sie auch der Grund der Erkrankung sein kann. Das sind wie zwei Seiten einer Medaille – der Einbezug der Angehörigen macht in beiden Fällen Sinn. Systemisch arbeitenden Psychotherapeuten ist dieser Ansatz vertraut und durch theoretische Konzepte abgestützt (Schweitzer et al. 2007).

4.4 Die alte Patientin / der alte Patient

„Früher hatten die Menschen Angst vor dem Sterben, heute haben sie Angst vor dem Altern" (Prantl in Süddeutsche Zeitung Nr. 265, 16./17. Nov. 2013).

Überspitzt formulierte es Hollenstein in einem Zeitungsartikel: „Wer altert, hat nicht genug an sich gearbeitet" (Süddeutsche Zeitung Nr. 74, 29./30. März 2014). In der Leistungsgesellschaft ist Altwerden und Müssiggang begründungspflichtig geworden. Von 60 bis 80 Jahren gilt man als Senior. Alt ist man über 80. Die Aussichten sind düster, wie Prantl in seinem Beitrag über den Pflegenotstand in der Betreuung von alternden Menschen festhält: „Sie haben Angst davor, Objekt der Pflegeindustrie zu werden und sich dann dem Tod entgegenzuwinden" (Süddeutsche Zeitung Nr. 265, 16./17. Nov. 2013). Es gibt heute schon zu wenig Pflegekräfte – und oft verdient die Pflege in den Pflegeheimen das Wort Pflege nicht. Zwei von drei Mitarbeitern in Pflegeheimen würden es ablehnen, in dem Heim den Lebensabend zu verbringen, in dem sie momentan arbeiten. Die Rechtswissenschaftlerin Susanne Moritz hat 2013 eine Dissertation verfasst, die zu einem drastischen Ergebnis kommt: „Die praktische Umsetzung des Pflegerechtes in den Pflegeheimen unterschreite die Grenze zu einer menschenwürdigen Existenz" (zit. in Prantl, Süddeutsche Zeitung Nr. 265, 16./17. Nov. 2013). Laut der Dissertation ist „das Vorhandensein von, mitunter gravierende Ausmasse annehmenden, Missständen in zahlreichen stationären Pflegeeinrichtungen in Deutschland [...] empirisch belegbar. Die Lebensbedingungen vieler Menschen in Pflegeheimen sind lebensunwert; der Pflegezustand sowie die Pflegequalität sind zu einem erheblichen Teil mangelhaft. Darüber hinaus lässt sich eine regelmässige Gewaltanwendung gegenüber den Pflegebedürftigen nachweisen" (Moritz 2013). Der deutsche Psychiater Klaus Dörner hat den Begriff der Entheimung geprägt und er fordert mit grossem Nachdruck, dass die Menschen dort leben und sterben können, wo sie hingehören (Dörner 2012).

Im November 2014 wurde in Deutschland das Bundesverfassungsgericht angerufen, um gegen den Pflegenotstand einzuschreiten und den Gesetzgeber zur Einhaltung seiner verfassungsrechtlichen Verpflichtungen zu bewegen (Süddeutsche Zeitung Nr. 257, 8./9. Nov. 2014). In der 112-seitigen Klageschrift wird darauf hingewiesen, dass das Ausmass der Missstände so gross sei, „[...] dass sie nur mit einer grundlegenden Reform in den Griff zu bekommen sind".

Aufgabe 4.4.1:
Welche ethischen Grundsätze sind in der Psychotherapie von betagten Menschen zu berücksichtigen? Bitte stellen Sie Ihre Angaben stichwortartig zusammen.

Die Lebenssituation von betagten Menschen ändert sich zusehends. Wenn man früher mit Erreichen der Pensionierung mit der Arbeit aufhörte, so gehört es heute mehr und mehr zum alten Menschen, dass er weiterhin berufstätig ist. Stephan Lessenich vertritt eine provokative These: Während viele über das Rentenalter diskutieren, verändere sich das Bild vom Alter seit Jahren viel grundlegender – „Wir verabschieden gerade die Lebensphase des klassischen Ruhestandes" (Süddeutsche Zeitung Nr. 74, 29./30. März 2014). In Deutschland gab es 2012 rund eine Million Beschäftigte über 65 Jahre. Die meistens tun dies nicht freiwillig.

Ältere Menschen werden vermehrt Psychotherapie in Anspruch nehmen. Sie möchten sich aktiv mit ihrem Befinden auseinandersetzen und gewisse Dinge besser verstehen. Viele alte Menschen werden von ihren Erinnerungen eingeholt – die sie mit jemandem teilen und besprechen möchten. Eine 78-jährige Frau hat mich in meiner Praxis aufgesucht – sie hatte mich in den Medien gehört, wie ich mich zum Fehlverhalten von Fachleuten geäussert hatte. „Sie habe allen Mut zusammen genommen und wolle mir etwas berichten, was sie noch nie jemandem erzählt habe. Sie habe sich zeitlebends geschämt und immer Angst gehabt, man glaube ihr nicht. Als 18-jährige sei sie von ihrem Hausarzt vergewaltigt worden. Das habe ihr gesamtes Leben verändert". Ich habe ihr gedankt, für das Vertrauen, das sie mir entgegen gebracht hat und sie dann gefragt, was ich nun für sie tun könne: „Danke, dass Sie mir zugehört haben. Ich habe gewusst, Sie glauben mir. Jetzt kann ich in Ruhe sterben. Mehr brauche ich nicht von Ihnen". Das Beispiel steht stellvertretend für viele ähnliche Geschichten.

Ältere Menschen leiden unter vielen Gesundheitsproblemen – die über 65-Jährigen haben in der Regel vier und mehr Diagnosen gleichzeitig. Als Folge davon bekommen sie mehrere Medikamente verschrieben – eine Studie hat gezeigt, dass Menschen in Altenheimen im Durchschnitt zwölf verschiedene Wirkstofe einnehmen, in einzelnen Fällen sogar über zwanzig. Rund 7% der Spitalaufenthalte betagter Menschen sind durch Komplikationen der medikamentösen Behandlung verursacht – „bei mehr als vier Substanzen verliert man den Überblick über mögliche Wechselwirkungen zwischen den Arzneimitteln" so Peter Meier-Abt, Pharmakologe (Alan Niederer in NZZ Nr. 227, 1.10.2015). Besondere Vorsicht ist deshalb bei der Anwendung von Psychopharmaka bei betagten Menschen angezeigt.

Sexualität in der Betreuung von betagten Menschen ist ein schwieriges Thema (Kirchmann 2014) – viele Fachleute fühlen sich bei dem Thema unsicher und inkompetent, mit dem Resultat einer suboptimalen Beratung.

Ethische Grundsätze für die Behandlung von alten Patientinnen und alten Patienten:
- Welche Ziele verfolgt die therapeutische Intervention?
- Welche Zeitspanne steht für Behandlung noch zur Verfügung und wie soll sie genützt werden?
- Welche Prioritäten sollen gesetzt werden?
- Wer entscheidet die vorstehenden Fragen?

Wir werden alle alt. In der Schweiz wird aufgrund der statistischen Daten von 2013 davon ausgegangen, dass Frauen im Durchschnitt 90 Jahre alt und Männer 88 Jahre alt werden. „Durch die Verschiebung der Altersstruktur der Bevölkerung werden die spezifischen Schwierigkeiten und Störungen alter Menschen ein zunehmendes Problem" (Grawe et al. 1994, p. 687). Deshalb treffen die Worte von Richard Taylor uns alle: *„Jeder Mensch, der auf seinem Lebensweg plötzlich die Orientierung verliert, muss auf Hilfe vertrauen können – wir [sind deshalb] moralisch verpflichtet [...], alles in unserer Macht Stehende zu tun – was immer das letztlich sein mag – damit Menschen mit abnehmenden kognitiven Fertigkeiten unterstützt werden und Demenzkranke eine menschenwürdige Betreuung erhalten"* (Taylor 2011, p. 12ff). In der Betagtenbetreuung kommt der Psychotherapeutin resp. dem Psychotherapeuten die wichtige Aufgabe zu, Ärzte, Pflegeteams und Angehörige zu beraten – was mitunter heikle Güterabwägungen im Hinblick auf die Schweigepflicht erfordert.

4.5 Menschen mit Behinderungen

Behinderung wird heute nicht mehr als ein ausschliesslich medizinisches Problem verstanden, sondern weit mehr als ein soziales. Rund 10% der Bevölkerung leiden an Behinderungen. Sie können ab Geburt bestehen oder sich im Laufe des Lebens bemerkbar machen. Im Alter werden besonders viele Menschen behindert. Die WHO geht davon aus, dass weltweit 650 Millionen Menschen an einer Behinderung leiden. Es gibt zahlreiche Versuche, Behinderungen einzuteilen. So wurden in der englischen Sprache drei Begriffe geschaffen: *Impairment* bezeichnet die strukturelle Schädigung (körperlich und psychisch); *Disability* bezeichnet die Störung, die aufgrund der Schädigung resultiert (Fähigkeitsstörung) und *Handicap* bezeichnet die sozialen Folgen der Behinderung (die als Folge der Fähigkeitsstörung auftreten).

Der behinderte Sozialwissenschaftler Michael Oliver prägte den Begriff „*Social Model of Disability*". Dieses Modell definiert Behinderung als soziale Aufgabe der Gesellschaft und nicht als individuelles, tragisches Problem des Einzelnen. Wenn eine Person mit einer körperlichen Einschränkung ein Gebäude nicht betreten kann, liegt es nicht an ihrer mangelnden Gehfähigkeit sondern am fehlerhaften Gebäude – etwa wegen seiner Stufen. Diese Sichtweise entlastet Menschen mit Behinderungen und gibt ihnen ihre Würde zurück: die Gesellschaft hat sich auf sie einzustellen, nicht umgekehrt. Eine solche Sichtweise würde auch die Inklusion zu einer Selbstverständlichkeit werden lassen.

Behinderungen können sich als Mehrfachbehinderungen äussern, wo verschiedene Ursachen mitbeteiligt sein können. Einzene Formen von Behinderung können sich wechselseitig verstärken. Grundsätzlich lassen sich die Schädigungen resp. Beeinträchtigungen folgendermassen einteilen:

- Körperliche Behinderungen (z.B. Skoliose)
- Mentale Behinderung
- Psychische Behinderung
- Soziale Behinderung
- Lernbehinderung (z.B. Leseschwäche, Dyscalculie)
- Sprachbehinderung (z.B. Stottern)
- Sinnesbehinderung (z.B. Blindheit)

Behinderungen können bei Geburt vorliegen (genetisch bedingt, oder pränatale Schädigungen: z.B. Contergan) oder sie sind erworben (Schädigung während der Geburt, Krankheiten und Unfälle im Lebenszyklus, Folgen von Gewaltverbrechen oder kriegerischen Auseinandersetzungen sowie durch den allgemeinen Prozess der Alterung). Die Medizin kennt rund 500 Krankheiten, welche zu Geburts-Behinderungen führen können (Stoffwechselstörungen wie beispielswese die Phenylketonurie, Entwicklungsstörungen wie beispielsweise Phakomatosen, chromosomale Störungen wie beispielsweise Down-Syndrom, exogene Schäden beispielsweise durch Alkohol während der Schwangerschaft). Einzelne dieser Störungen können zum vorzeitigen Tod führen.

Aufgabe 4.5.1:
Sie sind in einer Einrichtung für Menschen mit Behinderungen beschäftigt. Zum Schutz vor sexualisierten Gewaltdelikten in der Einrichtung hat die Leitung die Weisung erlassen, inskünftig fachliche Beihilfe bei Toilette und körperlicher Hygiene nur noch bei geöffneter Türe vorzunehmen.

> Was sagen Sie aus ethischer Sicht dazu?

Psychische Behinderungen werden oft nicht als solche wahrgenommen, siehe beispielsweise in der Rechtssprechung der Sozialversicherungsgerichte oder die Diskussion um Scheininvalide in der Schweiz in Zusammenhang mit der Invalidenversicherung. Nach Ansicht der Gerichte lassen sich solche Schwierigkeiten mit der nötigen Willensanstrengung überwinden. Dies ist völlig inakzeptabel. Es ist daher aus ethischer Sicht sehr zu begrüssen, dass die Vereinten Nationen am 13. Dezember 2006 mit der Konvention über die Rechte von Menschen mit Behinderungen (CRPD) den ersten Menschenrechtsvertrag des 21. Jahrhunderts verabschiedet haben. Deutschland und Österreich haben das Übereinkommen am 30. März 2007 unterzeichnet; in Österreich wurde die Konvention am 26. Oktober 2008 ratifiziert, in Deutschland am 26. März 2009. Die Schweiz hat das Vertragswerk am 15. April 2014 ratifiziert. Dieser lange Zeitrahmen ist umso unverständlicher, als die CRPD die Geltung der Menschenrechte für Menschen mit Behinderungen sicher stellen soll – die Befürchtungen von erheblichen Mehrkosten verursacht durch die Umsetzung der Konvention sind für ein Land wie die Schweiz geradezu ein Hohn.

Die von Deutschland, Österreich, Liechtenstein und der Schweiz erarbeitete deutsche Übersetzung wurde praktisch ohne Beteiligung der Betroffenen verabschiedet – was zur Erstellung einer Schattenübersetzung durch die Behindertenvertreter geführt hat, welche durch geeignete Wortwahl der offiziellen UN-Version näher kommt als die offizielle deutschsprachige Übersetzung. Gemäss der Konvention sind Menschen mit Behinderungen auf allen Stufen in der Umsetzung einzubeziehen – dass dies schon bei der Übersetzung nicht erreicht wurde, verdeutlicht die Notwendigkeit eines Paradigmenwechsels. Die Konvention fordert von den Vertragsstaaten eine umfassende gesellschaftliche Teilhabe (Inklusion):

- Gleiche Rechte in Bildung und Arbeitswelt
- Gleicher Zugang zu kulturellem und gesellschaftlichem Leben
- Barrierefreiheit in einem umfassenden Sinn
- Verbot von Experimenten an Menschen mit Behinderungen
- Umfassender Schutz vor Gewalt

In der Arbeit mit Menschen mit Behinderung hat sich in den zurückliegenden Jahren ein Paradigmenwechsel weg vom Fürsorgeprinzip hin zum Empowerment vollzogen – mit Betonung der Ressourcen und nicht in erster Linie der Defizite. Den Menschen mit Behinderungen wird dabei vermehrt ein Recht auf Selbstbestimmung zugestanden – was sich beispielsweise mit der Schaffung der PA (Persönliche Assistenz) zeigt. Das Anrecht auf eine umfassende Sexualpädagogik als Teil einer nachhaltigen Gewaltprävention sowie der Anspruch auf Intimität, Sexualität und Beziehungsgestaltung für Menschen mit Behinderungen wird heute als ein grundlegendes Menschenrecht verstanden. Zunehmend werden solche Grundsätze in die Leistungsvereinbarung mit Einrichtungen übernommen.

> Aufgabe 4.5.2:
> Welche Hindernisse stehen einer psychotherapeutischen Behandlung von Menschen mit Behinderungen entgegen? Diskutieren Sie die Fragestellung aus ethischer Sicht.

Psychotherapie für Menschen mit Behinderungen kennt nach wie vor viele Barrieren. Viele Familien fühlen sich in ihrer Betreuungsaufgabe hilflos und alleine gelassen – eine Last, die auf mehrere Schultern verteilt wohl einfacher zu bewältigen wäre.

4.6 Auswirkungen von Bindungserfahrungen

Die Geschichte von Harry Potter beginnt damit, dass wir erfahren, wie Harry unter der Treppe im Haus seiner Tante Petunia, der Schwester seiner Mutter, aufwächst. Ein Kinderpsychiater hat ein Buch mit dem Titel versehen: *„Der Junge, der wie ein Hund gehalten wurde – was traumatisierte Kinder uns über Leid, Liebe und Heilung lernen"* (Perry 2008). Bei manchen Kindern muss man sogar sagen: Hunde werden besser gehalten. Tierschutzbestimmungen gehen weiter als was manche Kinder erleben. Einen anderen Aspekt beleuchtet Eva Hornung mit ihrer Geschichte *„Dog Boy"* (2010), wo die Autorin eine wahre Geschichte eines Jungen aufgreift, der in einem Rudel von Hunden aufgewachsen ist.

Hunde sind wie ihre Artgenossen, die Wölfe, sehr soziale Tiere. Sie lehren uns, dass man Vertrauen nicht erzwingen kann – genauso wenig wie bei Menschen. Menschen, die unter erheblichen Bindungsdefiziten leiden, sind kaum in der Lage, Vertrauen zu anderen Menschen aufzubauen. Sie zeigen später im Leben massivste en und können sich kaum in die Gesellschaft integrieren – wir wissen heute, dass derartige Erfahrungen über Verändeerungen der Hirnstruktur und Organisation des Zenralen Nervensystems wie auch über epigenetische Veränderungen ein Leben lang nachwirken können, und dass Betroffene nicht einfach ihre überschiessenden und inadäquaten Stressreaktionen „abstellen" können, bloss weil sie das nicht mehr wollen. Vernachlässigte Kinder, durch ihre Eltern misshandelte Kinder, Verdingkinder, Heimkinder, Kinder aus *broken home* Situationen, die immer wieder entwurzelt werden, können nie eine gefestigte positive Identität entwickeln. Ihre innere Leere versuchen sie verzweifelt zu füllen – und greifen dabei oft auf selbstschädigende Mittel wie exzessiver Alkohol-, Drogen- und/oder Medikamentenkonsum, auf promiskuitives Verhalten bis Prostitution, auf delinquentes Verhalten, etc. zurück. Im DSM-V sind Bindungsstörungen als RAD (Reaktive Attachment Disorders) Diagnose angeführt.

> Aufgabe 4.6.1:
> Wie können Sie die Ergebnisse der Bindungsforschung in der Psychotherapie umsetzen? Stellen Sie Ihre Überlegungen unter Berücksichtigung ethischer Aspekte stichwortartig zusammen.

Betroffene überfordern die Helfersysteme vollständig – so wie sie selbst völlig überfordert sind. Meist weisen sie eine Vielzahl von Diagnosen auf – wo soll man mit der Behandlung anfangen? Soll man überhaupt anfangen, da doch die Prognose so unsicher ist? Mittels der gängigen Diagnosemanuale lassen sich Bindungsstörungen nicht adäquat erfassen – vorläufig existieren Diagnosen nur für Störungen im Kindes- und Jugendlichenalter. Brisch ist der Meinung, dass: *„Störungen der Bindung [...] als Störungen der emotionalen Regulation betrachte*[t] *werden* [können]" (Brisch 1999, p. 81). So bleibt oft nichts anderes übrig, entsprechend der dominanten Störung mit ausgeprägten Stimmungsschwankungen im Rahmen komplexer Traumafolgestörungen die Diagnose einer instabilen Persönlichkeitsstörung (ICD-10 F60.31) zu stellen. Die Nicht-Berücksichtigung von Bindungsstörungen in den aktuellen Diagnosesystemen ist einer der grundlegenden Kritikpunkte – wie kann es sein, dass ausgerechnet das Fach Psychiatrie und Psychotherapie derart grundlegende Aspekte unberücksichtigt lassen kann – bezeichnen sich doch viele Fachleute im Bereich der Psychotherapie als *human relations consultants*.

Die Bedeutung der Beziehungsaspekte für den therapeutischen Prozess wurde von Bowlby in seinem Spätwerk *„A Secure Base"* ausführlich dargelegt. *„Umfassende Studien aus der Psychotherapieprozessforschung [...] ergaben, dass der Bindungsbeziehung zwischen Patient und Therapeut („therapeutic bond") aus dem gesamten Spektrum aller Variabeln, die das Therapieergebnis beeinflussen können, ein ganz entscheidender prädiktiver Wert zukommt. Die Psychotherapieforschung zeigt konsistente Zusammenhänge zwischen der Qualität der therapeuischen Bindung und dem*

Therapieerfolg" (Brisch 1999, p. 94). Für das Therapieergebnis scheint mehr die Fähigkeit des Therapeuten entscheidend zu sein, sich individuell auf jeden einzelnen Patienten einstellen und ihm ein flexibles Beziehungsangebot machen zu können, als beispielsweise die Persönlichkeitsstruktur. Nord und Mitautoren haben in diesem Zusammenhang die Bindungstypen von Therapeuten untersucht und dabei die Hypothese aufgestellt, dass durch Aktivierung eigener Bindungsbedürfnisse im Rahmen therapeutischer Prozesse die Gefahr von sexualisierten Grenzverletzungen oder Burnout Erkrankungen gegeben sein kann (Nord et al. 2000). Als häufigtster Bindungstyp gemäss der Untersuchung von Nord et al. zeigte sich bei Therapeuten eine bedingt sichere Bindung – definiert als Anpassungsergebnis an die Bindungsangebote der eigenen Eltern der Therapeuten.

Bowlby hat, wie bereits angetönt, fünf grundlegende Aspekte beschrieben, welche die Arbeit des Psychotherapeuten charakterisieren:

1. Der Therapeut als sichere Basis: „*The first is to provide the patient with a secure base from which he can explore the various unhappy and painful aspects of his life, past and present, many of which he finds it difficult or perhaps impossible to think about and reconsider without a trusted companion to provide support, encouragement, sympathy, and, on occasion, guidance*" (Bowlby 1988, p. 138).
2. Bindungsarbeit: Der Therapeut betrachtet gemeinsam mit dem Patienten, wie er seine Bindungen gestaltet: „*... in which he engages in relationships with significant figures in his current life, ...*" (Bowlby 1988, p. 138).
3. Therapeutische Beziehung: Therapeuten sind signifikante Bindungsfiguren und stellen deshalb Projektionsflächen für Bindungserfahrungen, Bindungsbedürfnisse und -wünsche, etc., dar. „*... the patient will import all those perceptions, constructions, and expectations of how an attachment figure is likely to feel and behave towards him that his working models of parents and self dictate*" (Bowlby 1988, p. 138).
4. Rollenerwartungen und Verhaltensweisen: Gemeinsam mit dem Therapeuten werden Empfindungen, Einschätzungen und Erwartungen im Hinblick auf deren Herkunft untersucht: „*[...] either of the events and situations he encountered during his childhood and adolescence, especially those with his parents, or else as the product of what he may repeatedly have been told by them*" (Bowlby 1988, p. 138ff.).
5. Reflexion über Selbst-Wahrnehmung und Wahrnehmung anderer. Dieser Prozess führt schliesslich dazu: „*He is then in a position to reflect on the accuracy and adequacy of those images (models), and on the ideas and actions to which they lead, in the light of his current experiences of emotionally significant people, including the therapist as well as his parents, and of himself in relationship to each*" (Bowlby 1988, p. 139).

Ein weiteres Zitat belegt Bowlby's Genialität und Treffsicherheit in der Formulierung, wie der therapeutische Prozess zu betrachten ist: „*[...] the human psyche, like human bones, is strongly inclined towards self-healing. The psychotherapist's job, like that of the orthopaedic surgeon's, is to provide the conditions in which self-healing can best take place*" (Bowlby 1988, p. 152).

4.7 Das Internet in der Behandlung

Die elektronischen Medien sind nicht bloss ein Segen. Durch die kommerzielle Nutzung der Daten resultieren bedrohliche Entwicklungen, die grundlegende ethische Fragen berühren (Hofstetter 2014). Doch zunächst die technische und historische Seite.

Die elektronischen Medien haben die Kommunikation nachhaltig verändert. Diese Entwicklung macht auch vor der Psychotherapie nicht halt. Immer mehr Menschen nutzen elektronische Medien zur Kommunikation mit ihren Therapeuten – in erster Linie mittels den mobilen Geräten. Das Internet in der heutigen Form existiert seit 1990/1991; am 6. August 1991 wurde das World Wide Web operativ. Vorläufer waren militärisch und später wissenschaftlich genutzte Netzwerke zwischen Computern – 1968 wurden vier Grossrechner (als Knoten bezeichnet) in den USA verbunden. 1972 waren es 37 Knoten. Dann wurde 1974 das TCP/IP entwickelt – das Transmission Control Protocol, welches den Datenfluss im Netz regelt. Mit dem ersten grafikfähigen Browser *Mosaic* wurde das Netz 1993 anwenderfreudlich, bis zu diesem Zeitpunkt gab es nur zeichenfähige Browser. Schon seit den Anfängen des Netzes entwickelte sich der Mail-Verkehr zu einer wichtigen Kommunikationsform. Heute ist der Internetauftritt mit eigener Homepage für Therapeuten selbstverständlich geworden. Umgekehrt nutzen heute Patienten regelmässig das Internet als Infomationsplattform.

Aufgabe 4.7.1:
Welche ethischen Überlegungen ergeben sich aus der Nutzung des Internets im Rahmen der Psychotherapie?

Aber auch die Telefonie hat eine rasante Entwicklung durchgemacht – die heutigen Smartphones mit wesentlichen Verbesserungen der Funktionalität sind seit rund 10 Jahren erhältlich. Das erste SMS wurde am 3. Dezember 1992 versandt; heute für alle selbstverständlich. Die kommerzielle Nutzung der Telefonie geht auf Alexander Graham Bell zurück, der in den USA 1877 die Bell Telephone Company gründete. Innert weniger Jahrzehnte wurde die ganze Welt mit Kabeln verbunden. Erste Versuche mit Mobiltelefonie gehen auf das Jahr 1926 zurück, als aus Zügen der deutschen Reichsbahn erste Telefonate geführt werden konnten. Das erste Autotelefon wurde 1946 in den USA eingesetzt; ab 1958 erstmals in Deutschland.

Das erste funktionsfähige Handy wurde 1973 durch Motorola auf den Markt gebracht. Mit der Erstellung der GSM Netze ab 1992 (Global System for Mobile Communications) begann in den USA die breite Anwendung von Mobile Phones, eine weltweite Entwicklung in rasantem Tempo. Schliesslich wurden ab 2001 schrittweise die UMTS Netze (Universal Mobile Telecommunications System) aufgebaut, welche erst den Erfolg der Smartphones ermöglichten, welche im wesentlichen das iOS-Betriebsystem (Apple) oder das Android-Betriebssystem (Samsung, andere) anwenden. Damit stehen Apps zu Verfügung, welche das Kommunikationsverhalten grundlegend verändert haben.

Der Mensch hat schon im Altertum nach Wegen gesucht, über weite Strecken zu kommunizieren – Zeugnisse sind die Signalfeuer und Rauchzeichen bei den Kelten, die Buschtrommeln und analoge Mittel überall auf der Welt. Die Indianer haben mit ihren *newspaper rocks* – Steine, auf denen sie Zeichen hinterliessen – eine interessante Variante entwickelt. Dann die optische Telegrafie (später mit Lichtsignalen), und seit anfangs 1800 die elektrische Telegrafie. 1837 erfand Samuel Morse den Schreibtelegrafen. Mittels Unterseekabeln wurde die ganze Welt vernetzt – das Telefon wurde anfänglich als Konkurrenz gesehen und entsprechend bekämpft, standen doch schon damals erhebliche finanzielle Interessen auf dem Spiel. Die erste Funkverbindung kam 1898 zu Stande und entwickelte sich ebenfalls zu einer wichtigen Kommunikationsform.

Die elektronischen Medien werden intensiv zur Kommunikation und zur Informationsbeschaffung genutzt. Sie tragen deshalb wesentlich dazu bei, dass Patienten heutzutage generell informierter sind. Das gilt natürlich auch für Fachleute, die sich ebenfalls mittels Internet à jour halten.

Beispiele für nützliche Links:
http://www.wma.net   World Medical Association Ethics Unit

http://www.who.int/ethics   WHO

Die ethischen Fragestellungen ergeben sich aus der fehlenden Transparenz der Angebote – wer steht mit welchen Interessen hinter diesen Angaben betreffend psychische Störungen und deren Behandlung auf den diversen Hompages oder Apps? Die ursprüngliche Telefonseelsorge hat sich über Kinderschutzmassnahmen, etc. zu interaktiven Onlinetherapieangeboten entwickelt – wo viele Menschen dank der Anonymität höchst vertrauliche Dinge preisgeben. Wer ist das jeweilige Gegenüber? Wie wird mit den vertraulichen Informationen umgegangen; wer hat Zugang zu den Daten? Wie kontrolliert der Datenschutz das Internet? Wer gestaltet diese Informationsplattformen mit welchen Zielsetzungen? Wer betreut die Chatrooms? Wer versendet die SMS Nachrichten? In der Regel werden die Daten unverschlüsselt kommuniziert – was wenn Dritte mithören?

4.8 Schulenübergreifende Interventionskonzepte

„Theories and paradigms must be accepted, modified or rejected on the basis of evidence" (Bentall 2003, p. 141).

Psychotherapien sind wirksam, wie dies die Forschung eindeutig belegt: *„Alle wichtigen psychischen Störungen können nachweislich wirksam psychotherapeutisch behandelt werden"* (Grawe e al. 1994, p. 673). Was jedoch als Nachteil angesehen wird, ist die schulenzentrierte Sichtweise vieler berufstätiger Psychotherapeuten. Dies ist in erster Linie eine Folge der bisherigen Ausbildungsstrukturen, die weitgehend schulenspezifisch ausgerichtet sind.

> Aufgabe 4.8.1:
> Wie lässt sich die Forderung nach schulenübergreifenden Interventionskonzepten ethisch begründen?

In der Psychotherapie wird der Schulenstreit mit einer Vehemenz ausgefochten, der mehr an fundamentalistische Glaubenskriege erinnert, als an evidenzbasierte Medizin (EBM). Innerhalb der Psychotherapie gibt es praktisch keine schulenunabhängigen wissenschaftlichen Untersuchungen über die Wirksamkeit der einzelnen Interventionskonzepte. Der Patient sollte jeweils die adäquate und bestmögliche Behandlung gemäss dem derzeitigen Stand des Wissens erhalten. In einem Editorial des BMJ haben Sackett und Mitautoren die Anwendung von EBM in der Medizin gefordert: *„[...] the conscientious, explicit, and judicious use of current best evidence in making decisions about the care of individual patients"* (Sackett et al., 1996). Oft wenden Psychotherapeuten einfach die Methode an, die sie gelernt haben, ohne zu reflektieren, ob dies im konkreten Fall die bestmögliche und erfolgversprechendste Intervention darstellt.

EBM nahm ihren Anfang in den 1980er Jahren in Kanada. Für eine Fachperson ist es angesichts von Tausenden von Fach-Journalen und Millionen von Beiträgen unmöglich, auch nur annähernd einen Überblick über die Entwicklungen innerhalb der Medizin und der Psychotherapie zu haben. EBM stellt einen Versuch dar, die praktische Entscheidungsfindung auf eine rationale Basis zu stellen: *„In 1990, they began to move beyond teaching critical appraisal skills and developing a new philosophy of medical education, which they termed „evidence-based medicine".* (Gray 2004, p. 4). Der erste Beitrag zu evidence-based psychiatry erschien 1995 (Bilsker and Goldner, 1995). Die Bereitschaft innerhalb der Psychiatrie zur Übernahme der EBM gilt generell als klein: *„It is one thing to criticize a theoretical system and quite another to offer something in its place* (Bentall 2003, p. 141).

Auch vielen potentiellen Zuweisern fehlen elementare Kenntnisse über die Möglichkeiten psychotherapeutischer Interventionen. Dies ist zu einem grossen Teil auf die bisherige Ausbildung der Fachleute zurückzuführen, die vielfach durch Dozenten ausgebildet werden, die im klinischen und/oder akademischen Bereich tätig sind, und daher über wenig praxisbezogene Erfahrung verfügen. *„Nach ... epidemiologischen Untersuchungen leiden zwischen 21 und 33% der Patienten von Allgemeinärzten und Internisten unter psychischen Störungen von Krankheitswert, aber nur bei 3-4% ihrer Patienten diagnostizieren diese Ärzte selber eine psychische Störung"* (Grawe et al. 1994, p. 682). Und weiter: *„Sehr viele dieser Patienten irren jahrelang in unserem Gesundheitswesen umher, bis sie endlich eine adäquate Behandlung erhalten"* (p. 683). Dies kann so weiter nicht mehr toleriert werden.

Es ist nicht nur das menschliche Leid als Folge der vorerwähnten Situation, welches als ethisch unwürdig zu bezeichnen ist, sondern auch und insbesondere in einer Zeit der engeren finanziellen Ressourcen eine ökonomische Katastrophe: *„Durch die lange Zeit inadäquater Diagnostik und vergeblicher Behandlungsversuche kommt es bei psychischen Störungen besonders oft zu chronifizierten Krankenkarrieren"* (Grawe et al. 1994, p. 684). Da sich diese Chronifizierungen in erster Linie systembedingt einstellen, trägt die Gesellschaft die Verantwortung für diese unsägliche Entwicklung: *„[...] was den Umgang mit psychischen und psychogenen Störungen angeht, [haben wir es] mit einer Fehlversorgung von wahrlich gigantischem Ausmass zu tun [...]"* (Grawe et al. 1994, p. 685).

Was nicht nur Gesundheitspolitiker alarmieren sollte: *„Die Nicht-Nutzung der bestehenden Behandlungsmöglichkeiten führt zu den grössten Kosten, nicht deren Nutzung"* (Grawe et al. 1994, p. 681). Die derzeitigen Bemühungen der Kostenträger, den Zugang zu psychotherapeutischen Leistungen zu limitieren, ist deshalb geradezu als lächerlich und kontraproduktiv zu bezeichnen – nicht zuletzt, weil diesem Kostenfaktor (den tatsächlichen Aufwendungen) im heutigen Gesundheitswesen eine minimale Bedeutung zukommt. Solange diese Grundvoraussetzungen nicht geändert werden, verpufft der Effekt von schulenübergreifenden Ausbildungsangeboten für angehende Psychotherapeuten. Dies stellt ein ethisches Dilemma erster Ordnung dar, welches Gesundheitspolitiker und Ausbildungsverantwortliche alarmieren muss.

Das Machtgerangel hinter dem Schulenstreit zeigt sich auch auf akademischer Ebene: *„In psychiatry, each generation seems to have a need to formulate psychological phenomena in a new language – to find a contemporary voice, in keeping with the political tenor of the times. [...] However, though this continual reinvention of the psychological wheel may make for interesting careers, it does not foster a solid accumulation of knowledge or the development of an effective treatment repertoire"* (Van der Kolk et al. 1996, p. 67).

4.9 Einsatz von Psychopharmaka

„Probleme, die ihre Ursachen in der Lebensführung, in den psychosozialen Lebensvollzügen des Individuums haben – und dazu gehören nicht nur die meisten psychischen und psychosomatischen Störungen, sondern letztlich auch viele organische Erkrankungen als Folge einer solchen Lebensführung -, lassen sich mit organischen oder medikamentösen Massnahmen nicht wirksam lösen" (Grawe et al. 1994, p. 681).

Weltweit gehören Psychopharmaka zu den am meisten verschriebenen Medikamenten. Antidepressiva stellen die viert wichtigste Einnahmequelle der Pharmakonzerne dar, Neuroleptica die fünft wichtigste (siehe http://www.imshealth.com). Im Jahre 2003 erzielten die zehn grössten Pharmakonzerne einen

Gewinn von 14.3% verglichen mit 4.6% für andere Industrien (Petryna et al. 2006, p. 2). In ihren Untersuchungen führen die beiden Autoren aus, wie die Pharmaindustrie mittels elaborierten Marketingmethoden die einzelnen Substanzen unter die Leute bringt: *„Well-being is recast as a commodity and a distinct personal achievement"* (Petryna et al. 2006, p. 3). Der Gaube an die Wirksamkeit der pharmakologischen Produkte wird geschickt instrumentalisiert – es scheint für viele Menschen einfacher, Pillen zu schlucken, als sich mit den Gegebenheiten auseinanderzusetzen. Beispiele wie die Anwendung von Methlyphenydat (Ritalin ®) illustrieren diesen Zusammenhang.

Gemäss den Schätzungen der Weltgesundheitsorganisation werden jährlich rund 20'000 Studien über Medikamentenversuche durchgeführt. Neue Medikamente müssen irgendwann an Menschen getestet werden, bevor sie die Marktzulassung erhalten. Dies wird bevorzugt in Ländern getan, wo die Regulationsbehörden nicht allzu genau hinschauen – der Aufwand der Pharmafirmen ist entsprechend kleiner. Zufällig hatten 2014 französische Behörden entdeckt, dass diverse Studien für die Medikamentenzulassung *„frisiert"* waren – mit den Resultat, dass bereits Ende 2014 die EMA (European Medicines Agency) diverse nationale Zulassungen aussetzte (Süddeutsche Zeitung Nr. 287, 13./14. Dez. 2014). Im Januar 2015 wurde bekannt, dass rund 700 Zulassungen von Medikamenten gestoppt werden sollen – dies auf Empfehlung der EMA (Süddeutsche Zeitung Nr. 19, 24./25. Jan. 2015). Eine indische Firma, welche für die Pharmaindustrie entsprechende Studien durchgeführt hatte, hatte im grossen Umfang Daten gefälscht. Aber auch in Industrieländern gibt es mutmassliche Manipulationen im Pharmabereich – so wurde beispielsweise bekannt, dass in Japan Studiendaten über Medikamentenwirkungen manipuliert worden waren (Neue Zürcher Zeitung Nr. 233, 8. Okt. 2013). Der Pharmakonzern Novartis erhielt dafür ein befristetes Geschäftsverbot (Neue Zürcher Zeitung, online, 03. Febr. 2015). Weltweit werden die Pharmafirmen aufgefordert, ethische Standards in der Pharmaforschung und Produktion einzuhalten – auch in Ländern der Dritten Welt.

Die Botschaft am Ende der Werbeblöcke vermittelt nur einen Teil der Wahrheit – *„zu Risiken und Nebenwirkungen siehe die Packungsbeilage oder fragen Sie Ihren Arzt oder Apotheker"* – die nicht mitgeteilte Botschaft lautet: *„In den Vereinigten Staaten und Europa sind Medikamente die dritthäufigste Todesursache nach Herzkrankheiten und Krebs"* (Gøtzsche 2015, p. 23). Weietr führt Gøtzsche dazu aus: *„Medikamente sind gefährlich, und wir sollten vorsichtig mit ihnen umgehen. Das bedeutet, dass die ethischen Standards für Leute, die über Medikamente forschen oder sie auf den Markt bringen, sehr streng sein müssten"*. Dagegen ist wohl nicht viel einzuwenden, wenn nicht die heutige Realität des Pharmamarktes alarmierend wäre. Praktisch alle grossen Pharmakonzerne wurden in den zurückliegenden Jahren wegen Vergehen zu hohen Bussen verurteilt oder einigten sich aussergerichtlich mit Behörden. Wenn ein Arzt einem Patienten ein Medikament abgibt, welches zu drastischen Nebenwirkungen führt, dann sind jeweils einzelne Menschen betroffen – hingegen können die *„Manager der Pharmaindustrie Tausende oder Millionen von Menschen"* (Gøtzsche 2015, p. 80) schädigen, deswegen *„sollten ihre ethischen Standards viel höher sein als die der Ärzte, und die Informationen, die sie über ihre Medikamente veröffentlichen, sollten so zuverlässig wie möglich sein"* (Gøtzsche 2015, p. 80).

Grundsätzlich haben sich bisher die Erfolge der pharmakologischen Beeinflussung von psychischen Störungen im Allgemeinen als enttäuschend erwiesen, insbesondere bei Traumafolgestörungen, Persönlichkeitsstörungen oder Bindungsstörungen. Viele Symptome sind einer medikamentösen Intervention gar nicht zugänglich, etwa Schamgefühle, Vermeidungsverhalten, dissoziative Symptome, Selbstwertproblematik, selbstverletzende Verhaltensweisen oder fehlender Sinn im Leben. Für die zukünftige Entwicklung von Medikamenten ist die nachfolgende Aussage kennzeichnend: *„Die Wirkungen von Psychopharmaka wird stark verbessert werden können, wenn sie nicht so giesskannenmässig wie jetzt über das ganze Hirn verteilt werden"* (Grawe 2004, p. 19). Da die wenigsten derzeit im Gebrauch befindlichen Psychopharmaka einen spezifischen Wirkmechanisimus aufweisen, lassen sich die Auswirkungen auf das Individuum kaum voraussagen: *„Wenn ein Psychiater ein*

Medikament verschreibt, so ist das jedes Mal ein Experiment ..." (Höller 2011, p. 118). Beispielswesie sind paradoxe Wirkungen von Beruhigungsmitteln nicht so selten, dass sie zu vernachlässigen wären.

Es ist für Ärzte nicht einfach, industrie-unabhängige Informationen zur Wirkungsweise von Psychopharmaka zu erhalten. Peter Schönhöfer gilt als einer der fundiertesten Wissenschaftler im deutschen Sprachraum – er ist der Herausgeber des seit 1970 erscheinenden arznei-telegramms und seine Botschaft lautet: *„Die Pharmaindustrie entwickelt keine Medikamente, um Kranken zu helfen – sondern sie sucht und schafft Märkte für hochpreisige Produkte. Hochschulmediziner lassen sich für vorteilhafte Verträge bezahlen"* – Mietmäuler nennt dies Schönhöfer. So ist es nicht weiter verwunderlich, dass immer wieder Skandale die Vorgehensweise der Pharmaindustrie entlarvt haben – etwa die Contergan-Katastrophe: Tausende schwer behinderte Kinder wurden zwischen 1958 und 1961 geboren, deren Mütter während der Schwangerschaft das Beruhigungsmittel geschluckt hatten. Die Sicherheit des Medikamentes war bei der Markteinführung nur ungenügend überprüft worden – eine Folge der laschen Gesetzgebung in diesem Bereich. Deutschland zog 1978 mit dem neuen Arzneimittelgesetz die Konsequenzen – Qualität, Wirksamkeit und Unbedenklichkeit von Medikamenten müssen seither nachgewiesen werden. Die deutsche Pharmabranche war Widerspruch nicht gewohnt und führte damals einen erbitterten Kampf gegen die Gesetzesvorlage. Dass die Einhaltung fundamentaler ethischer Standards auch heute noch ein Problem der Pharmabrache darstellt, zeigen jüngste Reaktionen der Arzneimittel-Überwachungsbehörden im Jahre 2015.

Aufgabe 4.9.1:
Eine 42-jährige Patientin mit einer Spinnenphobie ersucht Sie im Rahmen der laufenden Psychotherapie, ihr beruhigende Mittel gegen die phobische Angst zu verschreiben. Sie habe in einem Magazin gelesen, dass dies helfe.
Welche ethischen Fragestellungen ergeben sich hier? Führen Sie diese stichwortartig auf und skizzieren Sie mögliche therapeutische Vorgehensweisen.

Der Einsatz von Psychopharmaka bedarf jedes Mal einer sorgfältigen Schaden-Nutzen-Abwägung. Die Substanzen lindern nicht nur einzelne Symptome, sie erzeugen auch vielfach welche – zu Wirkungen und Nebenwirkungen fragen Sie Ihren Arzt oder Apotheker. Medikamente können mithelfen, störende Symptome soweit zu lindern, dass sich jemand einer Psychotherapie unterziehen kann – aber auch da ist sorgfältig abzuwägen, ob der Nutzen den Schaden aufwiegt. Vorsicht ist insbesondere bei Langzeitanwendungen angebracht, wo die möglichen Nebenwirkungen vielfach noch weitgehend unklar sind. Was sicherlich völlig fehl am Platz ist, ist die Tendenz von Sozialversicherern, die Mitwirkungs- und Schadensmilderungspflicht von Versicherten dahingehend auszulegen, dass von Betroffenen die regelmässige Einnahme bestimmter Medikamente verlangt wird – andernfalls mit Leistungskürzungen oder gar –einstellung gedroht wird. Oft werden zudem Blutspiegelkontrollen verlangt, obwohl zwischen dem Serumgehalt und den Wirkungen von Psychopharmaka in vielen Fällen nachweislich kein Zusammenhang besteht. Geradezu stossend sind solche Auflagen bei Traumafolgestörungen, weil derzeit für die Behandlung der entsprechenden Störungsbilder einzig spezifisch wirksame Medikamente mit erfolgsversprechender Symptomreduktion im klinischen Prüfverfahren (CRF- Antagonisten, Histonmodifikatoren) vorliegen.

Besorgniserrregend ist die offensichtliche Tendenz, dass in der Kinder- und Jugendpsychiatrie zunehmend mehr Neuroleptica eingesetzt werden, um verhaltensauffällige Kinder *„ruhig"* zu stellen. Aus ethischer Sicht stellt sich immer wieder die Frage, ob hier Indikationen lege artis erfolgen, oder ob hier nicht vorschnell *„schwierige"* Kinder medikalisiert werden. Im selben Zusammenhang fällt auf, dass angesichts der gesetzlich geforderten Inklusion von Schülerinnen und Schüler mit Behinderungen gestresste und überforderte Pädagogen dazu drängen, diese Kinder und Jugendliche zur Entlastung in Kliniken „*abzuschieben*".

Die Anwendung von Psychopharmaka im Rahmen einer Psychotherapie setzt ein entsprechendes Aufklärungsgespräch voraus (siehe informed consent), wo der Patient über folgende Aspekte zu informieren ist (Kurmann et al. 2014, pp. 349ff.):

- Wirkungsweise/Zielsymptome der Medikation / erwarteter Zustand unter der Medikation
- Aufklärung über die Risiken (Nebenwirkungen) der medikamentösen Behandlung
- Mögliche Einschränkungen durch die medikamentöse Behandlung oder deren Auswirkungen (z.B. Fahrtauglichkeit, keine gleichzeitige Einnahme von Alkohol/Drogen, kindersichere Aufbewahrung, Selbstmedikation)
- Hinweis auf gegebenenfalls fetal schädigende Wirkung bei allen Frauen im gebärfähigen Alter
- Notwendiges Monitoring einer Psychopharmakotherapie
- Bei Off-Label-Use: Was ist Off-Label-Use? [Ergänzung WT: haftpflichtrechtliche Situation bei Off-Label-Use besprechen]; weshalb wird dieser in der vorliegenden Situation vorgeschlagen? Allfällige Kostentragung bei Off-Label-Use besprechen (wirtschaftliche Aufklärungspflicht)
- Alternativen zur vorgeschlagenen medikamentösen Behandlung
- Mögliche Folgen/Risiken bei anderer Einnahme, als die Verordnung vorgibt, oder bei Ablehnung der vorgeschlagenen medikamentösen Behandlung

Psychopharmaka sind Substanzen, welche psychische Funktionen und damit menschliches Erleben und Verhalten beeinflussen. In der Regel wirken sie über das zentrale Nervensystem resp. das Gehirn. „Als Psychopharmaka im engeren Sinn bezeichnet man die ab 1952 in die Therapie psychischer Krankheitserscheinungen eingeführten Neuroleptica, Antidepressiva und Tranquilizer" (Hall 1997, p. 13). Das erste bekannte Neurolepticum war das Chlorpromazin, welches anfangs der 50er Jahre durch den französischen Pharmakonzern Rhône-Poulenc unter dem internen Kürzel 4560-RP hergestellt wurde. Im Jahre 1952 gelang mit der Entdeckung der sedierenden Wirkung vom Chlorpromazin durch die beiden französischen Psychiater Jean Delay und Pierre Deniker der entscheidende Durchbruch in der Anwendung von Psychopharmaka – in Deutschland wurde das Präparat unter dem Namen „Megaphen" 1953 durch die Firma Bayer AG in den Handel gebracht, in der Schweiz war es als Largactil bekannt. Das erste Neuroleptikum wurde von den Medien enthusiastisch als „Wunderdroge" bejubelt resp. als Leukotomie, die man einnimmt, bezeichnet. Mit Leukotomie wird die operative Durchtrennung von Nervenbahnen bezeichnet – eine Methode, die man seit 1935 zur Ruhigstellung von Kranken einsetzte. António Egas Moniz erhielt für seine psychochirurgischen Pionierarbeiten 1949 den Nobelpreis. Er bezahlte allerdings einen hohen Preis für sein Wirken – einer seiner Patienten schoss ihn an, so dass er sich fortan nur noch im Rollstuhl bewegen konnte. Die Suche nach beruhigenden Mitteln wird als eigentliche Triebfeder der Psychopharmakaforschung angesehen: *„Die verschiedenen Epochen der psychiatrischen Therapie sind charakterisierbar durch die vorherrschende Methode der Behandlung der Unruhigen"* (Hall 1997, p. 43). Wegen der benötigten hohen Dosen und der häufig erforderlichen Dauermedikation bilden die Nebenwirkungen einen Mittelpunkt der anhaltenden Kontroversen um Psychopharmaka.

Weil die neuen Mittel zu Anlass zu Hoffnungen gaben, dass Zwangsmassnahmen im Rahmen psychatrischer Behandlungen nun nicht mehr nötig wären, wurden selbst gravierende Nebenwirkungen stillschweigend in Kauf genommen. Ebenso in Kauf genommen wurden die zur Markteinführung erforderlichen Humanexperimente. Bereits im Jahre 1900 erliess der Preussische Kultusminister Richtlinien bezüglich der Durchführung derartiger Humanexperimente – therapeutische Versuche wurden in dieser Richtlinie noch nicht aufgenommen. Dies erfolgte erst 1931 durch das Reichsministerium des Innern: *„Jede neuartige Heilbehandlung muss in ihrer Begründung und ihrer Durchführung mit den Grundsätzen der ärztlichen Ethik und den Regeln der ärztlichen Kunst und Wissenschaft in Einklang* *stehen"*. Die Idee des informed consent wird in dieser Richtlinie vorweggenommen: *„Eine neuartige Heilbehandlung darf nur vorgenommen werden, nachdem die betreffende Person oder ihr gesetzlicher Vertreter auf Grund einer vorangegangenen zweckentsprechenden Belehrung sich in unzweideutiger Weise mit der Vornahme einverstanden erklärt hat."* Die Einwilligung wird damit zur Voraussetzung jeglicher Behandlung mittels Psychopharmaka.

Der Schweizer Psychiater und Professor an der Universität Zürich Rudolf Kuhn entdeckte 1956 die Wirkung des Imipramins – welches zum ersten Vertreter der modernen Antidepressiva wurde. Seine bahnbrechenden Forschungen wurden gelobt und mit der Ehrendoktorwürde an der Universität Basel honoriert. Seine Kollegen schlugen ihn für den Nobelpreis vor. Er war ein geschätzter und angesehener Fachmann, wie beispielsweise die Widmung von Langer und Heimann in ihrem Fachbuch belegen mag: *„Das vorliegende Buch widmen die Herausgeber einem europäischen Kliniker und Forscher, der nicht nur die Psychopharmakologie, sondern auch die Psychiatrie durch originelle und zukunftsweisende Beiträge bereichert hat. Roland Kuhn, der Entdecker der antidepressiven Wirkung des Imipramins, vereinigt in seltener Weise die von uns intendierte Sicht der Psychopharmakologie und –therapie: Möglichst tiefgreifende theoretische Kenntnisse und eine reiche praktisch-therapeutische Erfahrung"* (Langer, Heimann 1983, p. V). Er half mit seinem Wirken mit, die ökonomische Basis der heutigen Pharmaindustrie zu legen: *„Die Pharmaindustrie verdankt Roland Kuhn Milliardenumsätze mit dem Verkauf von Psychopharmaka"* (Hostettler 2014, p. 23). Die Wahrheit kam erst nach dem Tod des Gefeierten ans Licht.

„Immer wieder wurden Gruppen von Zöglingen des Kinderheims St. Iddazell im Kloster Fischingen in den sechziger und siebziger Jahren per Kleinbus quer durch den Thurgau gefahren. Ziel war die Psychiatrische Klinik Münsterlingen. Dort erhielten die Kinder Tabletten in Schachteln oder Säcklein mit Nummern drauf, «G 35259» oder «Ciba 34276», die sie einnehmen mussten" (Krummenacher 2014). Im Auftrag des Basler Pharmakonzern J.R. Geigy AG (später Ciba-Geigy, heute Teil von Novartis) wurde die Substanz G 22355 sowie weitere Mittel an Kuhn geliefert, der damals als Oberarzt und später Direktor der Psychiatrischen Klinik Münsterlingen in der Schweiz diese Substanzen – nicht zugelassene Medikamente - an über 1600 Patienten testete. In den Akten finden sich keine Belege für die Aufklärung von Patienten resp. deren Zustimmung. In einem Interview zu diesen eklatanten Verstössen gegen ethische Grundsätze äusserte sich Dörner wie folgt: *„Den allermeisten Psychiatern waren die neuen ethischen Standards der Helsinki-Deklaration egal. An eine Einwilligung in die klinischen Versuche dachten viele damals nicht"* (Dörner 2014). Dies ist jedoch nur die halbe Wahrheit – auch Behörden, Ärzte anderer Kliniken und die Verantwortlichen der Pharmaindustrie Basel setzten sich als Mitwisser nonchalant über die elementarsten Patientenrechte hinweg. Es sind immer Netzwerke und Ketten von Verantwortlichkeiten - Kuhn hat nicht alleine gehandelt – da gab es unzählige Mitwisser. Bereits in den siebziger Jahren wurden kritische Stimmen zu den Medikamententests laut (Krummenacher 2014). Die Schweizer Pharmabranche hat sich inzwischen bereit erklärt, einen sechsstelligen Betrag an den Soforthilfefond für Opfer von fürsorgerischen Zwangsmassnahmen zu überweisen Die betroffenen Patienten haben die Wahrheit erst jetzt erfahren, sofern sie überhaupt noch am Leben sind.

Aufgabe 4.9.2:
Welche ethischen Aspekte sehen Sie angesichts des heutigen Pharmamarktes? Wo sind aus ethischer Sicht Ihrer Meinung nach Änderungen angezeigt?

Weshalb ignorierten Psychiater die grundlegenden ethischen Richtlinien? Auf diese Interview-Frage entgegnete Dörner: *„Diese Regeln drangen nicht in den Alltag der Psychiatrie durch, der Markt für Psychopharmaka war viel zu mächtig"* (Dörner 2014). Und weiter: *„Politiker verschiedener Länder sind einer Art Sozialromantik verfallen und behaupten, Psychopharmaka seien ein Segen [...]. Meiner Meinung nach ist die Abgabe von Psychopharmaka vor allem in Altersheimen äusserst problematisch,* *teilweise geradezu kriminell. Mit den alten Menschen ist es wie mit den Kindern: Sehr oft werden nicht einmal Indikationen festgelegt, es besteht also gar keine medizinische Massnahme für ein Krankheitsbild. Oft werden auch viel zu hohe Dosen und über eine viel zu lange Zeitdauer verabreicht. [...] Was die Industrie produziert, muss sich auf dem Markt als Erfolg erweisen"* (Dörner 2014). Todesfälle in Zusammenhang mit den Medikamentenversuchen von Roland Kuhn wurden laut der Zeitschrift „Beobachter" nie abgeklärt. Alle damals betroffenen Kinder und die meisten Erwachsenen waren durch „fürsorgerische" Zwangsmassnahmen in die Kliniken gekommen. Kuhn störte sich an den zunehmenden Reglementierungen und hatte für die ethischen und wissenschaftlichen Ansprüche nur Hohn übrig: *„Kehret zurück zu jenen Methoden, die seinerzeit zu dem grossen Erfolg geführt haben"* (Hostettler 2014, p. 30). Der Zweck heiligt nicht immer die Mittel.

4.10 Abschluss der Behandlung

Die Aufnahme einer Psychotherapie ist ein wichtiger Schritt – eine Behandlung zu beenden stellt wahrscheinlich ein weit einschneidenderes Erlebnis dar. Wunschtraum ist wohl eine gegenseitige Übereinkunft zwischen Therapeut und Patient über das sich abzeichnende Therapieende, wo Zeit und Raum zur Klärung der jeweiligen Modalitäten bleibt. Die Mehrzahl aller Behandlungen werden jedoch einseitig durch Patienten beendet, indem sie nicht mehr zum nächsten Termin erscheinen (Falls sie höflich sind und unnötige Kosten vermeiden wollen, sagen sie den Termin rechtzeitig ab). Es kränkt den Narzissmus vieler TherapeutInnen, dass sie in einen solchen Entscheid nicht einbezogen werden – sie vergessen dabei vielleicht, dass sie beim Entscheid zur Aufnahme einer Behandlung auch kaum einbezogen waren.

> Aufgabe 4.10.1:
> Welche Gründe und Umstände kennen Sie, welche mit dem Abschluss einer Psychotherapie in Zusammenhang stehen (wieso werden Therapien beendet)?
> Bitte listen Sie das Ergebnis aus ethischer Sichtweise stichwortartig auf.

Die fachlichen Auseinandersetzungen um die Beendigung einer Psychotherapie sind äusserst komplex und vielgestaltig; schon alleine der Begriff *„Abschluss der Behandlung"* ist vielgestaltig. Idealerweise erfolgt die Beendigung der Psychotherapie im Interesse und zum Wohl des Patienten/der Patientin und wenn sie/er die Behandlung nicht weiter benötigt. Seltenerweise wird eine Behandlung beendet werden müssen, weil sie mehr schadet als nutzt. Unter Umständen muss auf Grund des Entscheides von Kostenträgern die Behandlung beendet werden.

Auch Pausen innerhalb einer Psychotherapie werden kontrovers diskutiert. PsychotherapeutInnen möchten in die Entscheidungsfindung involviert sein – basiert der Entschluss auf einer autonomen Überlegung des Patienten fühlen sich TherapeutInnen „ausgeschlossen". Vielleicht muss man als Fachperson stets einen Aspekt im Auge behalten – nach allem, was wir über Psychotherapie wissen, heilen sich Patienten zum grössten Teil selbst – rund die Hälfte des Behandlungsergebnisses werden direkt auf den Beitrag des Patienten zurück geführt (Miller et al. 1997). Interventionstechniken und Methodik machen rund 15% aus; ein weiterer Teil sind unspezifische Faktoren (beispielsweise Erwartungen, etc.).

Leitgedanke soll bei allen Konflikten innerhalb des Psychotherapie-Prozesses jeweils das Patientenwohl sein. Für Therapeuten ist die Psychotherapie der Broterwerb – er/sie ist deshalb stets in einem Konflikt gefangen, welcher durch ökonomische Notwendigkeiten bestimmt wird.

> Aufgabe 4.10.2:
> Wie können Sie eine Behandlung „*therapeutisch*" beenden? Führen Sie eine Begründung aus ethischer Sicht an.

Jede Behandlungsvereinbarung wird immer auf Zeit abgeschlossen. Die Beendigung bleibt trotzdem ein hochambivalenter Prozess. Idealerweise können das Behandlungsende und die damit verbundenen Emotionen und Konsequenzen innerhalb des therapeutischen Prozesses bearbeitet werden: *„A therapeutic termination brings closure to treatment and prepares the client for life without therapy or the therapist"* (Graybar et al. 2008). Unter Umständen macht es Sinn, rückblickned den Veränderungsprozess schreibend festzuhalten (Unterholzer 2017).

Besondere Beachtung verdienen Geschenke, besonders am Schluss der Behandlung. Patienten mögen aus unterschiedlichen Gründen Geschenke übergeben. Im Idealfall zeigt sich gegen Ende der Behandlung eine deutliche Verbesserung der individuellen Lebensqualität, ein deutlicher Rückgang der früheren Symptome und eine tiefe Dankbarkeit über die erreichten Änderungen. Die Annahme kleiner Geschenke kann OK sein – es liegt stets im Ermessen des Therapeuten / der Therapeutin, ob er/sie das Present anzunehmen bereit ist. Grundsätzlich schuldet der Patient ausser den Honorarzahlungen nichts – alle Leistungen sind damit abgegolten. Übersteigt der Wert des Geschenkes den akzeptablen Rahmen kann der Therapeut / die Therapeutin vorschlagen, dass der Betrag beispielsweise einer Hilfseinrichtung überwiesen wird. Eine rigide Haltung gegegüber Geschenken verkennt den möglichen Stellenwert und die Bedeutung – deswegen ist bei Geschenken jeweils eine kontextsensitive Vorgehensweise angezeigt – die Entscheidungsfindung soll mit dem Klienten transparent geführt werden.

> Aufgabe 4.10.3:
> Dürfen Sie im Verlauf einer Psychotherapie ein Geschenk von einem Patienten annehmen? Pros und Contras – bitte listen Sie aus ethischer Sicht stichwortartig Ihre Argumente auf.

Klare NO GO's sind bei persönlichen Kontakten über das Therapieende hinaus zu beachten. Im Positionspapier 2009 der SGPP ist klar festgehalten, dass die Beendigung einer Behandlung zwecks Aufnahme einer persönlichen Beziehung nicht statthaft ist. Viele Berufsverbände kennen Regelungen zwischen (mehrheitlich) zwei und fünf Jahren, wonach die Aufnahme persönlicher Beziehungen während diesem Zeitraum als unprofessionell und als unstatthaft betrachtet wird (Tschan 2005). Die FSP sieht in ihren Statuten eine Frist von 2 Jahren vor; die FMH kennt diesbezüglich keine Regelung. Die APA (American Psychological Association) formuliert in ihren Ethischen Prinzipien 2002 unter 10.08 Sexual Intimacies with Former Therapy Clients/Patients: (a) *Psychologists do not engage in sexual intimacies with former clients/patients for at least two years after cessation or termination of therapy*. Darüber hinaus gilt die Regel, dass bei Aufnahme einer persönlichen Beziehung im Anschluss an die Zweijahres-Karenz die Fachperson im Konfliktfall belegen muss, dass keine Ausnutzung einer Abhängigkeit besteht. Die meisten dieser Texte von Berufsorganisationen fokussieren auf sexuelle Kontakte und behandeln die übrigen Aspekte von persönlichen Kontakten nach Abschluss der Behandlung eher rudimentär. Dazu gehören beispielswesie soziale Engagements nach Behandlungsende – wie gemeinsame Theater- und Kinobesuche, gemeinsame Ferien, und dergleichen mehr (ohne dass es dabei zu intimen Begegnungen kommt). Beschäftigung als Babysitter, als Reinigungs- oder Bürokraft, etc., sind aus professioneller Optik ebenfalls nicht satthaft

4.11 Behandlung gegen den eigenen Willen

Zwang in der Psychotherapie ist verpönt – wahrscheinlich geht es nicht ohne. In der Schweiz erfolgen bis zu einem Viertel aller psychiatrischen Hospitalisationen unfreiwillig (Neue Zürcher Zeitung Nr. 22, 28. Jan. 2013). In Deutschland werden rund 120 000 Menschen im Laufe eines Jahres gegen ihren Willen in einer psychiatrischen Einrichtung hospitalisert. Ohne gesetzliche Regelung waren Zwangsmassnahmen, wie die Fixierung ans Bett oder das erzwungene Verabreichen von Medikamenten, gängige Praxis - seit Februar 2013 besteht nun eine Rechtsgrundlage. Die Gesetzesnovelle ist erforderlich geworden, weil der deutsche Bundesgerichtshof 2012 in zwei Fällen eine Zwangsbehandlung untersagte und eine gesetzliche Neuregelung anmahnte. Ärzte in Deutschland dürfen nun einen Patienten auf Grund der Rechtslage gegen seinen Willen behandeln - und zwar nur in Psychiatrischen Kliniken. Zudem muss der Patient sich oder andere gefährden; und ein Richter muss seine Zustimmung erteilen. Nach alter Auffassung konnte ein einzelner Betreuer eine Zwangsbehandlung anordnen und durchführen. In der Schweiz wurden 2013 rund 8700 fürsorgerische Unterbringen verfügt.

> Aufgabe 4.11.1:
> Wie lässt sich die Anwendung von Zwang in der Psychiatrie ethisch begründen? Und umgekehrt: wie lässt sich der non-restraint Zugang (Behandlung ohne Zwangsmittel) ethisch begründen? Stellen Sie Pros und Contras zusammen.

Jahrhundertelang wurden psychisch kranke Menschen (insbesondere die Unruhigen) in Ketten gehalten. Aber trotz den Fortschritten, die in erster Linie dem Wirken von Philippe Pinel zu verdanken sind, welcher die Psychiatrie zu einem Teil der Medizin machte, sind Zwangsmittel in der Psychiatrie nicht wegzudenken. „Restraint" wurde inskünftig nicht mehr als Bändigungs- und Ruhigstellungsmittel bezeichnet, sondern wurde umformuliert als therapeutisches und pädagogisches Mittel. Neben Eiswasserduschen wurden mechanische Fixierungen wie Zwangsbett, Zwangsstuhl, Zwangsjacke, der Stehkasten, der Tollriemen (Zwangsgurt), der Horn'sche Sack sowie Hand- und Fussschellen eingesetzt. Oder die Patienten mussten sich mittels Bewegung völlig erschöpfen (Drehstuhl, Coxsche Schaukel, Drehbett, Haynersches Laufrad sowie das Autenriethsche Pallisadenzimmer). Deutsche Psychiater waren führend in der theoretischen Begründung von Zwangsmassnahmen. Die Gegenbewegung kam aus England, wo der englische Irrenarzt John Connolly (1794-1866) im Londoner Hanwell-Asyl im Jahre 1839 das Non-Restraint-System eingeführt hatte. Langsam setzte sich auch im übrigen Europa die Überzeugung durch, dass eine Behandlung von psychisch Kranken auch ohne Zwangsmassnahmen funktionieren kann. So vertrat etwa Griesinger 1861 in der zweiten Auflage seines Lehrbuches die Idee des Non-Restraint. Trotzdem hält sich in einzelnen Bereichen, insbesondere im forensischen Massnahmevollzug, hartnäckig die Idee von Zwang als Methode der Wahl zur Bändigung von unerwünschten Verhaltensweisen.

In der Schweiz ist der fürsorgerische Freiheitsentzug im Zivilgesetzbuch in den Art. 426 ff im Abschnitt über die Kindes- und Erwachsenenschutzrechte geregelt. Nachfolgend finden sich die gesetzlichen Rahmenbedingungen.

> Art. 426 Die fürsorgerische Unterbringung
> I. Unterbringung zur Behandlung oder Betreuung
> 1 Eine Person, die an einer psychischen Störung oder an geistiger Behinderung leidet oder schwer verwahrlost ist, darf in einer geeigneten Einrichtung untergebracht werden, wenn die nötige Behandlung oder Betreuung nicht anders erfolgen kann.
> 2 Die Belastung und der Schutz von Angehörigen und Dritten sind zu berücksichtigen.
> 3 Die betroffene Person wird entlassen, sobald die Voraussetzungen für die Unterbringung nicht mehr erfüllt sind.
> 4 Die betroffene oder eine ihr nahestehende Person kann jederzeit um Entlassung ersuchen. Über dieses Gesuch ist ohne Verzug zu entscheiden.

Art. 427
II. Zurückbehaltung freiwillig Eingetretener

¹ Will eine Person, die an einer psychischen Störung leidet und freiwillig in eine Einrichtung eingetreten ist, diese wieder verlassen, so kann sie von der ärztlichen Leitung der Einrichtung für höchstens drei Tage zurückbehalten werden, wenn sie:
1. sich selbst an Leib und Leben gefährdet; oder
2. das Leben oder die körperliche Integrität Dritter ernsthaft gefährdet.

² Nach Ablauf der Frist kann die betroffene Person die Einrichtung verlassen, wenn nicht ein vollstreckbarer Unterbringungsentscheid vorliegt.

³ Die betroffene Person wird schriftlich darauf aufmerksam gemacht, dass sie das Gericht anrufen kann.

Art. 428
B. Zuständigkeit für die Unterbringung und die Entlassung
I. Erwachsenenschutzbehörde

¹ Für die Anordnung der Unterbringung und die Entlassung ist die Erwachsenenschutzbehörde zuständig.

² Sie kann im Einzelfall die Zuständigkeit für die Entlassung der Einrichtung übertragen.

Art. 429
II. Ärztinnen und Ärzte
1. Zuständigkeit

¹ Die Kantone können Ärzte und Ärztinnen bezeichnen, die neben der Erwachsenenschutzbehörde eine Unterbringung während einer vom kantonalen Recht festgelegten Dauer anordnen dürfen. Die Dauer darf höchstens sechs Wochen betragen.

² Die ärztliche Unterbringung fällt spätestens nach Ablauf der festgelegten Dauer dahin, sofern nicht ein vollstreckbarer Unterbringungsentscheid der Erwachsenenschutzbehörde vorliegt.

³ Über die Entlassung entscheidet die Einrichtung.

Art. 430
2. Verfahren

¹ Die Ärztin oder der Arzt untersucht persönlich die betroffene Person und hört sie an.

² Der Unterbringungsentscheid enthält mindestens folgende Angaben:
1. Ort und Datum der Untersuchung;
2. Name der Ärztin oder des Arztes;
3. Befund, Gründe und Zweck der Unterbringung;
4. die Rechtsmittelbelehrung.

³ Das Rechtsmittel hat keine aufschiebende Wirkung, sofern die Ärztin oder der Arzt oder das zuständige Gericht nichts anderes verfügt.

⁴ Ein Exemplar des Unterbringungsentscheids wird der betroffenen Person ausgehändigt; ein weiteres Exemplar wird der Einrichtung bei der Aufnahme der betroffenen Person vorgelegt.

⁵ Die Ärztin oder der Arzt informiert, sofern möglich, eine der betroffenen Person nahestehende Person schriftlich über die Unterbringung und die Befugnis, das Gericht anzurufen.

Art. 431
C. Periodische Überprüfung

¹ Die Erwachsenenschutzbehörde überprüft spätestens sechs Monate nach Beginn der Unterbringung, ob die Voraussetzungen noch erfüllt sind und ob die Einrichtung weiterhin geeignet ist.

² Sie führt innerhalb von weiteren sechs Monaten eine zweite Überprüfung durch. Anschliessend führt sie die Überprüfung so oft wie nötig, mindestens aber jährlich durch.

Art. 432
D. Vertrauensperson

Jede Person, die in einer Einrichtung untergebracht wird, kann eine Person ihres Vertrauens beiziehen, die sie während des Aufenthalts und bis zum Abschluss aller damit zusammenhängenden Verfahren unterstützt.

Art. 433
E. Medizinische Massnahmen bei einer psychischen Störung
I. Behandlungsplan

¹ Wird eine Person zur Behandlung einer psychischen Störung in einer Einrichtung untergebracht, so erstellt die behandelnde Ärztin oder der behandelnde Arzt unter Beizug der betroffenen Person und gegebenenfalls ihrer Vertrauensperson einen schriftlichen Behandlungsplan.

² Die Ärztin oder der Arzt informiert die betroffene Person und deren Vertrauensperson über alle Umstände, die im Hinblick auf die in Aussicht genommenen medizinischen Massnahmen wesentlich sind, insbesondere über deren Gründe, Zweck, Art, Modalitäten, Risiken und Nebenwirkungen, über Folgen eines Unterlassens der Behandlung sowie über allfällige alternative Behandlungsmöglichkeiten.

³ Der Behandlungsplan wird der betroffenen Person zur Zustimmung unterbreitet. Bei einer urteilsunfähigen Person ist eine allfällige Patientenverfügung zu berücksichtigen.

⁴ Der Behandlungsplan wird der laufenden Entwicklung angepasst.

Art. 434

II. Behandlung ohne Zustimmung
¹ Fehlt die Zustimmung der betroffenen Person, so kann die Chefärztin oder der Chefarzt der Abteilung die im Behandlungsplan vorgesehenen medizinischen Massnahmen schriftlich anordnen, wenn:
1. ohne Behandlung der betroffenen Person ein ernsthafter gesundheitlicher Schaden droht oder das Leben oder die körperliche Integrität Dritter ernsthaft gefährdet ist;
2. die betroffene Person bezüglich ihrer Behandlungsbedürftigkeit urteilsunfähig ist; und
3. keine angemessene Massnahme zur Verfügung steht, die weniger einschneidend ist.
² Die Anordnung wird der betroffenen Person und ihrer Vertrauensperson verbunden mit einer Rechtsmittelbelehrung schriftlich mitgeteilt.

Das Prinzip der Selbstbestimmung konnte sich innerhalb der Medizin resp. der Psychiatrie nur zögerlich durchsetzen – die psychisch kranken Menschen wurden lange als nicht urteilsfähig angesehen und ihre eigenen Ressourcen wurden nicht wahrgenommen. Einen Aspekt dieser Entwicklung kann man am Beispiel der Patientenverfügung (advance health care directive) nachzeichnen – diese Entwicklung begann innerhalb der Medizin in den USA mit dem „living will". Leitgedanke war die Festlegung von Regelungen für den Fall von schweren Erkrankungen am Lebensende. Ein Anwalt aus Illinois, Luis Kutner, skizzierte 1969 diese Möglichkeit in Anlehnung an testamentarische Verfügungen in einem Law Journal. Hintergrund war ein zunehmendes Unbehagen vieler Menschen über unnötige lebensverlängernde Massnahmen (dank Hightech Medizin), welche als unwürdig erlebt wurden.

> Aufgabe 4.11.2:
> Stellen Sie stichwortartig eine Liste mit den Punkten zusammen, die Ihrer Meinung nach in einer psychiatrischen Patientenverfügung geregelt werden sollten.

Barack Obama war der erste amerikanische Präsident, der am 28. Juli 2009 öffentlich darlegte, dass er und seine Frau entsprechende Dokumente verfasst haben. *„So I actually think it's a good idea to have a living will. I'd encourage everybody to get one. I have one; Michelle has one. And we hope we don't have to use it for a long time, but I think it's something that is sensible"* (http://www.wikipedia/advance health care directive, Zugriff 28.09.2013).

Hierzulande entstanden die ersten Patiententestamente – so wurden die Patientenverfügungen anfänglich bezeichnet – in den 1970er-Jahren. Erste kantonale gesetzliche Regelungen zu Patientenrechten finden sich ab 1983 – damals war das Tessin der erste Schweizer Kanton, welcher die Patientenverfügung gesetzlich regelte. Mit der Inkraftsetzung des neuen Kindes- und Erwachsenenschutzrechtes (KESR) per 1. Januar 2013 besteht nun eine gesamtschweizerische Lösung.

Art. 370
A. Grundsatz
¹ Eine urteilsfähige Person kann in einer Patientenverfügung festlegen, welchen medizinischen Massnahmen sie im Fall ihrer Urteilsunfähigkeit zustimmt oder nicht zustimmt.
² Sie kann auch eine natürliche Person bezeichnen, die im Fall ihrer Urteilsunfähigkeit mit der behandelnden Ärztin oder dem behandelnden Arzt die medizinischen Massnahmen besprechen und in ihrem Namen entscheiden soll. Sie kann dieser Person Weisungen erteilen.
³ Sie kann für den Fall, dass die bezeichnete Person für die Aufgaben nicht geeignet ist, den Auftrag nicht annimmt oder ihn kündigt, Ersatzverfügungen treffen.

Art. 371
B. Errichtung und Widerruf
¹ Die Patientenverfügung ist schriftlich zu errichten, zu datieren und zu unterzeichnen.
² Wer eine Patientenverfügung errichtet hat, kann diese Tatsache und den Hinterlegungsort auf der Versichertenkarte eintragen lassen. Der Bundesrat erlässt die nötigen Bestimmungen, namentlich über den Zugang zu den Daten.
³ Die Bestimmung über den Widerruf des Vorsorgeauftrags ist sinngemäss anwendbar.

Für die Psychiatrie waren die Kritik an der psychiatrischen Versorgung von Thomas Szasz (1920-2012) entscheidend, was 1987 zu den ersten psychiatrischen Patientenverfügungen (PPV) führte. Die Akzeptanz derartiger Verfügungen erwies sich trotz klarer juristischer Formulierungen als gering – das hat sich durch die gesetzliche Regelung mit dem KESR kaum gewandelt. Die Menschen sollen im Zustand der unbestrittenen Urteilsfähigkeit für den Fall von Erkrankungen die nötigen Regelungen treffen können, welche Behandlung sie in solchen Situationen wünschen. Die Gültigkeit von PPV unterliegt jedoch Einschränkungen – welche im Grunde die Selbstbestimmung völlig untergraben. Die Frage bleibt jeweils im Raum, ob die Verfügung noch aktuell ist und tatsächlich den jetzigen freien Willen des Verfassers zum Ausdruck bringt – oder nicht. Dabei wird ein Unterschied zwischen körperlichen und psychischen Erkrankungen gemacht, der aus der Sicht der Patientenautonomie problematisch ist. Bei fürsorgerischen Unterbringungen verliert jede Patientenverfügung ihre Gültigkeit – sie kann berücksichtigt werden, sie muss jedoch nicht.

Art. 372
C. Eintritt der Urteilsunfähigkeit
1 Ist die Patientin oder der Patient urteilsunfähig und ist nicht bekannt, ob eine Patientenverfügung vorliegt, so klärt die behandelnde Ärztin oder der behandelnde Arzt dies anhand der Versichertenkarte ab. Vorbehalten bleiben dringliche Fälle.
2 Die Ärztin oder der Arzt entspricht der Patientenverfügung, ausser wenn diese gegen gesetzliche Vorschriften verstösst oder wenn begründete Zweifel bestehen, dass sie auf freiem Willen beruht oder noch dem mutmasslichen Willen der Patientin oder des Patienten entspricht.
3 Die Ärztin oder der Arzt hält im Patientendossier fest, aus welchen Gründen der Patientenverfügung nicht entsprochen wird.

Art. 380
D. Behandlung einer psychischen Störung
Die Behandlung einer psychischen Störung einer urteilsunfähigen Person in einer psychiatrischen Klinik richtet sich nach den Bestimmungen über die fürsorgerische Unterbringung

Besonders krass zeigt sich die Zwangsbehandlung im 1975 gedrehten Film von Milos Forman: *Einer flog über das Kuckucksnest* (mit Jack Nicholson in der Rolle von Randle P. McMurphy). Der Film verdeutlicht die Machtstrukturen, denen Patienten völlig ausgeliefert sind. Dazu Milos Forman: *„Wir schaffen Institutionen, Regierungen und Schulen, um uns im Leben zu helfen, doch jede Institution entwickelt nach einer Weile die Tendenz, sich nicht mehr so zu verhalten, als sollte sie uns dienen, sondern als sollten wir ihr dienen"* (Wikipedia, Zugriff 19.12.2014). Das Buch von Ken Kesey (1935 – 2001), auf welches das Filmscript basiert, war in den USA ein Renner innerhalb der 68er-Generation – Kesey selbst arbeitete nachts auf der psychiatrischen Abteilung des Veterans Hospital in Menlo Park und beteiligte sich tagsüber an den Versuchen mit psychedelischen Drogen (MKUltra-Programm); seine Erfahrungen hat er in seinem Buch verarbeitet. Die Geschichte der Psychiatrie kennt genügend Beispiele von eklatantem fachlichem Fehlverhalten – eine entsprechende Balance zum Machtmissbrauch ist deshalb mehr als von Nöten. Es sei daran erinnert, dass unter dem Blutterror der Naziherrschaft zahlreiche Psychiater an der Tötung von psychisch kranken Menschen, etwa durch Überdosierungen von Psychopharmaka, beteiligt waren. Dazu mehr im Kapitel 6.7. Patientenrechte und Ombudsstellen.

4.12 Sterbebegleitung

„Der Patient ist sein eigener Arzt. Die Fachperson ist nur sein Helfer".

In der Sterbebegleitung gilt als Grundhaltung die Akzeptanz der Endlichkeit des Lebens. Über die Sterbebegleitung erfahren Menschen bis in den Tod einen Beistand. Die von Elisabeth Kübler-Ross (1926-2004) formulierten Sterbephasen können für die begleitenden Fachpersonen (ÄrztInnen, Pflegepersonal, SeelsorgerInnen, Helferpersonen) sowie die Angehörigen eine grosse Hilfe sein. Die palliativmedizinische Versorgung hat in Zusammenhang mit dem Sterbeprozess eine hohe Bedeutung erlangt – sie soll die Lebensqualität von Sterbenden möglichst erhalten. Der Begriff wurde durch den kanadischen Arzt 1975 Balfour Mount geprägt. Die WHO hat 2002 Palliativmedizin wie folgt definiert: *„[...] ein Ansatz zur Verbesserung der Lebensqualität von Patienten und deren Familien, die mit*

Problemen konfrontiert sind, die mit einer lebensbedrohlichen Erkrankung einhergehen: durch Vorbeugen und Lindern von Leiden, durch frühzeitiges Erkennen, untadelige Einschätzung und Behandlung von Schmerzen sowie anderen belastenden Beschwerden körperlicher, psychosozialer und spiritueller Art."

Aufgabe 4.12.1
Sie werden von einem Patienten, der bei Ihnen seit 2 Jahren in Therapie ist, gefragt, ob Sie bereit sind, ihm mit Hilfe einer Sterbebegleitung beim letzten Schritt beizustehen und ihm die erforderlichen Medikamente zu verschreiben. Der Patienten hat sich bereits mit einer Sterbehilfeorganisation in Verbindung gesetzt und hat einen psychiatrischen Gutachter in Aussicht.
Listen Sie die ethischen Aspekte dieser Fragestellung auf und skizzieren Sie Ihre Vorgehensweise.

In der Regel wird die Sterbebegleitung durch die medizinische Diagnose einer todbringenden Krankheit eingeleitet. Die Sterbebegleitung wurde durch die Hospizbewegung der 1960er-Jahre in Grossbritannien massgeblich durch Cicely Saunders geprägt. Die Psychiaterin Kübler-Ross wurde durch diese Bewegung angeregt – sie versuchte mittels Interviews mit todkranken Menschen von den Sterbenden zu lernen, wie man mit ihnen umgehen soll und welche Hilfe sich diese erhoffen (Kübler-Ross, 1978). Die Sterbenden wurden von ihr direkt auf ihre Gefühle und Gedanken zu Tod und Sterben angesprochen. Ärzte kritisierten anfangs dezidiert diese Vorgehensweise – sie monierten, dass damit Betroffene traumatisiert und jeder Hoffnung beraubt werden.

Frau Kübler-Ross gab den Fachleuten entscheidende Impulse zum Umgang mit sterbenden und trauernden Menschen. Sie wies auch immer wieder darauf hin, dass die Helfer zuerst ihre eigenen Ängste, Zweifel und Unsicherheiten klären müssen, ehe sie sich für eine Sterbebegleitung engagieren.

Die fünf Phasen des Sterbens

Kübler-Ross beschrieb fünf Phasen des Sterbens in ihrem Buch Interviews mit Sterbenden: Nichtwahrhabenwollen, Auflehnung (Ärger und Zorn), Lösungen suchen, Trauern (bis zur manifesten Depression) und schliesslich Akzeptanz. Angehörige durchleben die gleichen Phasen, mitunter auch die involvierten Fachleute. Die Reihenfolge der Phasen kann unterschiedlich sein, und manchmal werden einzelne Phasen ausgelassen.

1. Nichtwahrhabenwollen (Verleugnung, Denial)

    Der nahende Tod wird zunächst geleugnet – das kann doch nicht wahr sein, die Ärzte müssen sich getäuscht haben, da liegt eine Verwechslung vor, uam. Angehörige sind häufig über diese Reaktionen irritiert und fühlen sich hilflos – eine vertrauensvolle Akzeptanzhaltung durch die involvierten Fachleute kann hier eine grosse Hilfe sein.

2. Auflehnung (Zorn, Anger)

    Der Sterbende versucht sich gegen die Diagnose resp. sein Schicksal aufzulehnen; es werden Gefühle von Wut und Ärger geäussert – auf alle Nicht-Betroffenen, auf die Angehörigen, auf das Pflegepersonal und die Ärzte. Wichtig ist in dieser Phase, dass niemand diese Wutausbrüche persönlich nimmt.

3. Lösungen suchen (Verhandeln, Bargaining)

    Betroffene suchen einen Ausweg aus ihrer Situation; sie versuchen, das Schicksal gütig zu stimmen uam. Beistand und Akzeptanz sind hilfreich.

4. Trauern (Depression)

    Es folgt eine Phase von Trauer über das eigene Schicksal, die Krankheit, den nahenden Abschied. Angst ist in dieser Phase oft sehr deutlich wahrzunehmen.

5. Akzeptanz (Acceptance)

    Der Sterbende lehnt sich nicht mehr auf und kann sein nahendes Lebensende akzeptieren. Regelmässig verliert der Tod seinen Schrecken.

An der Frage, für wen ärztliche Sterbebegleitung möglich sein soll, scheiden sich die Geister. Hier kommt auch die Ethik an eine Grenze – auch die Ethik kann ihre Argumente nicht wert- und haltungsneutral einbringen. Dies zeigt sich mit aller Deutlichkeit an der durch das belgische Parlament ausgelösten Debatte, welches mit 86 zu 44 Stimmen ein Gesetz verabschiedet hat, das die aktive Sterbehilfe für unheilbar kranke Kinder legalisiert (Süddeutsche Zeitung Nr. 37, 14. Febr. 2014). Mit der Unterschrift des Königs erlangte das Gesetz Rechtskraft – damit besteht weltweit erstmals eine derartige Regelung. In Belgien war bisher wie in den Niederlanden der assistierte Suizid seit 2002 legal, in den Niederlanden liegt die gesetzliche Altersgrenze bei 12 Jahren. Das belgische Gesetz sieht vor, dass die Regelung dann zur Anwendung gelangen kann, wenn ein Kind unheilbar krank ist und unter starken Schmerzen leidet, die sich nicht medikamentös behandeln lassen; ein Psychologe muss die Urteilsfähigkeit in Bezug auf den Sterbewunsch des Kindes oder Jugendlichen bestätigen und die Eltern müssen ihre Zustimmung geben. Dürfen – oder können – Kinder resp. ihre Eltern einen derart weitreichenden Entschluss fällen? Darf die Gesellschaft Kindern versagen, was sie Erwachsenen gewährt? In Belgien haben Kinderärzte darauf hingewiesen, dass unheilbar kranke Kinder manchmal „besser über das Leben nachdenken und sich äussern als gesunde Erwachsene".

Haben Kinder einen Anspruch auf autonome Entscheide – die Entwicklung der Kinderrechte zeigt, wie schwer sich die heutige Gesellschaft mit der eigenständigen Rechtspersönlichkeit von Kindern tut. Jedenfalls schliesst die Menschenrechtskonvention der Vereinten Nationen von 1948 die Kinder als Rechtssubjekte nicht explizit mit ein – dies wurde erst mit der CRC (Convention on the Rights of Children) erreicht, welche 1989 durch die UN-Vollversammlung angenommen und am 2. September 1990 in Kraft gesetzt wurde. Die Bundesrepublik hat die CRC 1992 ratifiziert und per 5. April 1992 in Kraft gesetzt; die Schweiz hat die Konvention 1997 ratifiziert und per 26. März 1997 in Kraft gesetzt; Österreich hat die Konvention 1992 ratifiziert und per 5. Sept. 1992 in Kraft gesetzt. Von den 193 Mitgliedstaaten der Vereinten Nationen haben 190 inzwischen die Konvention ratifiziert – USA, Südsudan und Somalia haben die Konvention bisher nicht ratifiziert (Stand 1. März 2014).

Sterbebegleitung wird oft als Euthanasie (richtiges Sterben) bezeichnet. Dieser Begriff ist jedoch durch den Blutterror der Nazischergen völlig kontaminiert. Götz Aly (2013) hat sein Werk über diese Zeit mit *„Die Belasteten" bezeichnet; „Der Titel [...] umfasst die Ermordeten, aber auch die «Lebenslast» der Angehörigen und das damit verschwisterte Bedürfnis nach «Entlastung», nach individueller und kollektiver «Befreiung von einer Last»"* (Aly 2013, p. 14). Der Begriff *„führt zum «erblich» oder «psychisch Belasteten» und zu dessen «belasteter Familie»; es enthält Anklänge an Begriffe wie «Lästige», «Ballastexistenzen» und «Soziallasten», aber auch an Menschen, die jemandem «zur Last fallen» oder – heutzutage überwiegend umgekehrt formuliert – «niemandem zur Last fallen möchten»"* (Aly 2013, p. 14).

Originalzitate aus der Nazi-Zeit belegen die Verirrungen über den Begriff der Euthanasie: *„Selbstverständlich müsse die Erlösung ganz schmerzlos erfolgen und sich der Vorgang unter den Augen einer staatlichen Behörde vollziehen"* (Limacher 1934, zit. in Aly 2013, p. 24). Die Rede ist von der „Vernichtung lebensunwerten Lebens" nach den Ausführungen des Psychiaters Alfred Hoche und des Strafrechtsgelehrten Karl Binding (1922). Auch der Erlass von Hitler im Herbst 1939 verdeutlicht diese

Sichtweise: *"Reichsleiter Bouhler und Dr. med. Karl Brandt sind unter Verantwortung beauftragt, die Befugnisse namentlich zu bestimmender Ärzte so zu erweitern, dass nach menschlichem Ermessen unheilbar Kranken bei kritischer Beurteilung ihres Gesundheitszustandes der Gnadentod gewährt werden kann"* (zit. in Aly 2013, p. 25). Was da geschehen ist, ist blanker Mord im staatlichen Auftrag – im Namen der deutschen Regierung wurden bei etwa 200'000 Angehörigen von deutschen Familien diese Erlasse vollstreckt. Dass man dies als Euthanasie, Erlösung, Sterbehilfe oder Gnadentod bezeichnet ist mehr als zynisch. Aly hat in seinem Werk darauf hingewiesen, dass heutzutage jeder achte Deutsche direkt mit einem Menschen verwandt ist, der zwischen 1940 und 1945 ermordet wurde, weil er psychisch krank oder behindert war. *"Nicht wenige Angehörige fühlten sich nach dem stillen, halb geheimen Verschwinden ihrer hilfsbedürftigen Nächsten erleichtert – der Staat hatte eine Lebenslast, eine schwere Sorge von ihnen genommen"* (Aly 2013, vorderer Schutzumschlag). Der Holocaust (Shoah) forderte über 6 Millionen Menschenleben innerhalb der jüdischen Gemeinschaft und insgesamt wird mit 55-80 Millionen Kriegstoten als Folge des 2. Weltkrieges gerechnet.

Der Freitod (auch als assistierter Suizid bezeichnet) als letzter Akt des autonomen Menschen? Soll dem Einzelnen das Recht zugestanden werden, den Zeitpunkt des Todes selbst zu bestimmen und im Vollbesitz der eigenen Kräfte Abschied zu nehmen? Aus der Biografie eines Betagten: *"Die moderne Medizin hat im Zug erfolgreicher Forschung nebenbei das endlose Sterben eingeführt. Sie hat Situationen geschaffen, die vorher nicht vorstellbar gewesen sind – Menschen, die bewusstlos durch künstliche Ernährung jahrelang am Leben gehalten werden. Als Folge müssen in naher Zukunft die Regeln zum Verhältnis von Sterben und Selbstbestimmung neu bedacht und verabschiedet werden"* (Kuntze 2011, p. 242). Ärzte begleiten ihre Patienten durchs Leben – bis zum Tod. Paul Kohler, pensionierter Pfarrer, hat in einer engagierten Stellungnahme gefordert, dass die ärztliche Begleitung auch bei einem sterbewilligen Menschen nicht vor dem Freitod aufhöre. Ob ein Arzt ein Sterbemittel verschreibe oder nicht, habe jeder selbst zu entscheiden – verpflichtet dies zu tun ist kein Arzt. Und noch etwas hält Kohler in seinem Beitrag fest: Kein Arzt oder Pfarrer darf seine eigene Überzeugung als allgemeingültiges Dogma ausgeben (Kohler 2013). Auch in solchen Fragen einem Psychotherapie-Patienten auf Augenhöhe zu begegnen, ist eine grosse Herausforderung, wo die Ethik mithelfen kann, die Entscheidungsfindung zu reflektieren.

Sterbebegleitung hat auch mit Fragen der Bestattung zu tun. Die Krematorien als Ausdruck eines zivilisatorischen Fortschritts wurden zu *"Symbolen nationalsozialistischer Verbrechen"* (Aly 2013, p. 22) pervertiert. Es dauerte lange, bis liberale Strömungen gegen den katholischen Klerus ankämpfend, hierzulande die Möglichkeit der Feuerbestattung erreichten. Der Glaube der leiblichen Auferstehung der Toten wurde durch die Kirche als Argument gegen die Feuerbestattung angeführt. Im keltischen Europa war die Einäscherung von Toten die häufigste Bestattungsform – eine Zeitepoche trägt den Titel: Urnenfeld Kultur (1250 – 750 v. Chr.). Karl der Grosse setzte 786 mittels Erlass die Erdbestattung fest. Das erste Krematorium auf europäischem Boden wurde 1876 in Florenz in Betrieb genommen. Die erste Einäscherung in Deutschland erfolgte 1874, und das erste Krematorium wurde 1878 in Gotha in Betrieb genommen. Heidelberg folgte 1891 mit dem 2. Krematorium auf deutschem Boden. In der Schweiz wurde auf dem Friedhof Sihlfeld in Zürich 1889 die erste Einäscherung durchgeführt, und in Wien ging die „Feuerhalle Semmering" 1922 in Betrieb.

In der Schweiz besteht eine grosse Freiheit im Umgang mit der Asche Verstorbener. Die Urne kann auf einem Friedhof beigesetzt werden; die Asche darf auch verstreut werden (Windbestattung, Wasserbestattung, etc.). Bremen liberalisierte ab 2015 als erstes deutsches Bundesland die bisherige Friedhofspflicht – inskünftig darf die Asche eines Verstorbenen grundsätzlich überall verteilt werden. Damit dürfte der allgemeine seit 1934 geltende Friedhofszwang in Deutschland langsam bröckeln (Martin Zips, Süddeutsche Zeitung Nr. 269, 22./23. Nov. 2014).

5 Aus- und Weiterbildung

"It is the duty of psychiatrists to keep abreast of scientific developments of the specialty and to convey updated knowledge to others. Psychiatrists trained in research should seek to advance the scientific frontiers of psychiatry" (WPA 1997 and amendements).

Die Ausbildung zur Psychotherapie schliesst sich in der Regel einem abgeschlossenen Studium der Humanmedizin oder der Psychologie an; sie soll auch im Anschluss an andere wissenschaftliche Studienrichtungen möglich sein. Im Gesundheitswesen besteht ein eklatanter Mangel an Fachkräften – die Ausbildungsmöglichkeiten und Aussichten im Beruf müssen grundlegend verbessert werden.

Die Psychotherapie-Ausbildung wird traditionell in Schulen vermittelt. Grawe hat dies wiederholt kritisiert: *„De facto wird seit der Existenz dieses Faches [Lehrstuhl für Psychosomatik/Psychotherapie] jede Lehrstuhlbesetzung in erster Linie nach Therapieschulzugehörigkeit vorgenommen. Diese Tatsache an sich und erst recht die sie produzierten Strukturen sind unvereinbar mit den Grundprinzipien einer „universitären" Wissenschaft, denn wie soll jemand frei forschen und lehren, wenn eine bestimmte inhaltliche Theorie zur Voraussetzung seiner Arbeit gemacht wird?"* (Grawe et al. 1994, p. 692). Die schulenspezifische Sichtweise führt dazu, dass Fachleute unter einem erheblichen Kompetenzdefizit leiden, weil ihnen andere Verfahren resp. therapeutische Zugänge in der Regel nicht hinreichend bekannt sind. Auch das kollegiale Verhältnis untereinander leidet als Folge des fehlenden schulenübergreifenden Dialoges. Riedler-Singer hat in ihren Ausführungen auf einzelne diese Auswüchse verwiesen (Hutterer-Krisch 2007, p. 126ff).

Die Ausbildung zum Psychotherapeuten soll zu folgenden spezifischen Kompetenzen führen:

- Selbstkompetenzen
- Sozialkompetenz

- Fachkompetenz
- Methodenkompetenz
- Beratungskompetenz
- Motivationsfähigkeit
- Fähigkeit als Rollenmodell für Patienten zu wirken
- Konfliktfähigkeit
- Affekt- und Schamtoleranz
- Frustrationstoleranz
- Fähigkeit, Infragestellung auszuhalten
- Fähigkeit, Praxis und Theorie in Einklang zu bringen
- Kontextkompetenz

Aufgabe 5.0.1:
Welche ethischen Fragestellungen ergeben sich in Zusammenhang mit der Ausbildung zum Psychotherapeuten?

Die Vielfalt der unterschiedlichen theoretischen Ansätze kann auch eine Ressource sein, wie dies das nachfolgende Zitat zum Ausdruck bringt: *„Die Schweizer Charta für Psychotherapie dient der Qualitätssicherung und Weiterentwicklung der Psychotherapie und bürgt für seriöse Psychotherapiemethoden"* (Schulthess in Schlegel et al. 2011, p. 7). Die Mitgliedsorganisationen der Charta haben für die Ausbildung, die Wissenschaftlichkeit der Methoden und die Ethik der Berufsausübung verbindliche

Standards festgelegt. Schulenübergreifende Ansätze werden in der Charta jedoch nicht weiter verfolgt – klar bleibt hingegen, dass sich die einzelnen Therapierichtungen gegenseitig ergänzen und stimulieren können.

Weil eine einheitliche psychotherapeutische Terminologie noch weitgehend fehlt, muss eine schulenübergreifende Ausbildung diesem Punkt besondere Beachtung schenken. Riedler-Singer fordert deshalb: *"Erweiterung der Erfahrung setzt Dialogfähigkeit der Vertreter verschiedener Schulen voraus"* (Hutterer-Krisch 2007, p. 131).

Die Weiterbildungsordnung zur Erlangung des eidg. Weiterbildungstitels „Psychotherapeut" verlangt, dass mindestens ein umfassendes, theoretisch und empirisch fundiertes Modell des psychischen Erlebens, des Verhaltens, der Entstehung und des Verlaufs psychischer Störungen und Krankheiten sowie des psychotherapeutischen Veränderungsprozesses vermittelt wird.

Die Weiterbildung vermittelt umfassendes Anwendungswissen und stellt damit den Transfer von Theorie in den Alltag sicher. Die folgenden Bereiche sind explizit aufgeführt:
- Klärung des therapeutischen Auftrages
- Indikation und Therapieplanung
- Diagnostik und diagnostische Verfahren
- Exploration, therapeutisches Interview
- Behandlungsstrategie und -techniken
- Beziehungsgestaltung
- Evaluation des Therapieverlaufs

Feste Bestandteile der Weiterbildung sind weiter:
- Kritische Auseinandersetzung mit der Wirksamkeit, den Möglichkeiten und Grenzen der vermittelten Therapiemodelle und ihrer Methoden
- Vermittlung grundlegender Kenntnisse anderer psychotherapeutischer Ansätze und Methoden
- Erkenntnisse der Psychotherapieforschung und ihre Implikation für die Praxis
- Vermittlung grundlegender Kenntnisse über/und Auseinandersetzung mit Besonderheiten der Psychotherapie mit verschiedenen Altersgruppen
- Vermittlung von Kenntnissen von und Auseinandersetzung mit unterschiedlichen demografischen, sozioökonomischen und kulturellen Kontexten der Klientel bzw. der Patientinnen und Patienten und ihren Implikationen für die psychotherapeutische Behandlung
- Auseinandersetzung mit der Berufsethik und den Berufspflichten
- Kritische Auseinandersetzung mit gesellschaftspolitischen und ethischen Fragen im Zusammenhang mit der Psychotherapie
- Vermittlung von Grundkenntnissen über das Rechts-. Sozial- und Gesundheitswesen und seine Institutionen

5.1 Selbsterfahrung

Im Rahmen der Ausbildung haben sich angehende Fachleute einer Selbsterfahrung zu unterziehen, wo sie in der Rolle als Empfänger die Methode und Wirkung therapeutischer Interventionen an sich selbst erleben. Ziel dabei ist, dass die mit der Öffnung in einer therapeutischen Situation verbunden Hoffnungen und Befürchtungen selber erlebt werden, um dann in einem nächsten Schritt daraus förderliche Lösungsstrategien für den praktischen Alltag ableiten zu können. Die Selbsterfahrung führt auch zum Erleben der Abhängigkeit zum Coach – analog wie der Klient vom Therapeuten abhängig ist. Durch die Selbsterfahrung erlernt der Psychotherapeut die geeigneten Zugangsarten zum Klienten.

Die gesetzlichen Regelungen bestimmen den Umfang der Selbsterfahrung – in Deutschalnd ist dies beispielsweise in PsychThG-APrV §5 (Ausbildungs- und Prüfungsverodnung für Psychologische Psychotherapeuten) geregelt:

> § 5 Selbsterfahrung
> (1) Die Selbsterfahrung nach § 1 Abs. 3 Satz 1 richtet sich nach dem wissenschaftlich anerkannten psychotherapeutischen Verfahren, das Gegenstand der vertieften Ausbildung ist, und umfasst mindestens 120 Stunden. Gegenstand der Selbsterfahrung sind die Reflexion oder Modifikation persönlicher Voraussetzungen für das therapeutische Erleben und Handeln unter Einbeziehung biographischer Aspekte sowie bedeutsame Aspekte des Erlebens und Handelns im Zusammenhang mit einer therapeutischen Beziehung und mit der persönlichen Entwicklung im Ausbildungsverlauf.
> (2) Die Selbsterfahrung findet bei von der Ausbildungsstätte anerkannten Selbsterfahrungsleitern, die als Supervisoren nach § 4 Abs. 3 Satz 1 oder Abs. 4 anerkannt sind, statt, zu denen der Ausbildungsteilnehmer keine verwandtschaftlichen Beziehungen hat und nicht in wirtschaftlichen oder dienstlichen Abhängigkeiten steht. § 4 Abs. 3 Satz 2 gilt entsprechend.

Aufgabe 5.1.1:
Welche ethische Begründung können Sie für die Notwendigkeit der Selbsterfahrung für Psychotherapeuten anführen?

Von Psychotherapeuten wird eine hohe berufliche Kompetenz erwartet, die diese weitgehend in Selbstverantwortung erarbeiten müssen; die Selbstkompetenz umfasst folgende Aspekte:

- Fähigkeit zur Selbstorganisation
- Rollenklärung und Abgrenzung
- Nähe und Distanzfähigkeit
- Reflexionsfähigkeit (aus Erfahrungen lernen)
- Fähigkeit, positiv zu denken und Positives zu vermitteln
- Fähigkeit, zu ermutigen ohne zu schönen
- Fähigkeit, für eigene Integrität zu sorgen
- Selbstpflege, um leistungsfähig zu bleiben

5.2 Selbstverantwortung

Im Berufskodex für Psychotherapeuten nach österreichischem Recht (PthG) wird in Punkt I die Anforderung an den Psychotherapeuten wie folgt formuliert: *„Die Verantwortung von Psychotherapeutinnen und Psychotherapeuten schliesst die Achtung vor der Würde und Eigenverantwortlichkeit des Einzelnen und den Respekt vor dessen Einstellungen und Werthaltungen mit ein. Die Eigenverantwortlichkeit der Angehörigen des psychotherapeutischen Berufes gründet sich auf die Bereitschaft, die berufliche Aufgabe nach bestem Wissen und Gewissen unter Beachtung der Entwicklung wissenschaftlicher Erkenntnisse zu erfüllen, sich um die Fortentwicklung der eigenen Kompetenz zu bemühen, mit den eigenen Kräften, Fähigkeiten und Grenzen verantwortungsvoll umzugehen und das eigene Verhalten unter ethischen Gesichtspunkten zu reflektieren"*. Der

Psychotherapeut steht somit in einer doppelten Verantwortung – einerseits gegenüber dem Klienten, dem er sich verpflichtet, nur auszuführen, wozu er qualifiziert ist; andererseits gegenüber sich selbst, im Sinne eines Rollenmodells für den Klienten. Selbstwahrnehmung und Selbstverantwortung gehen Hand in Hand. Die Pflicht zur Selbstverantwortlichkeit gilt über die gesamte Dauer der beruflichen Tätigkeit und ist gleichwertig mit der Verpflichtung zu betrachten, dass sich Fachleute in Bezug auf Kenntisse und Fertigkeiten à jour halten müssen.

> Aufgabe 5.2.1:
> Welche Argumente für die Selbstverantwortung von Psychotherapeuten lassen sich aus ethischer Sicht anführen?

5.3 Fall-Supervision

Eine regelmässige Fall-Supervision resp. –Intervision ist zwingend durchzuführen. Die Supervision ist zu Beginn der beruflichen Tätigkeit die Regel – dabei präsentiert der angehende Psychotherapeut einem älteren und erfahrenen Fachkollegen konkrete Beispiele aus seiner beruflichen Tätigkeit in anonymisierter Form. Die Supervision kann auch in Gruppen erfolgen. Mit zunehmender Berufserfahrung schliessen sich Fachleute zu Intervisionsgruppen zusammen, wo sie sich gegenseitig Fallvignetten – ebenfalls in anonymisierter Form – vorstellen. Alle Modalitäten der Therapie unterliegen dabei der fachlichen Diskussion – angefangen von der Auftragsklärung, über die Diagnostik und die therapeutischen Interventionsschritte, bis zum Verlauf und der weiteren Prognose. Der fachliche Austausch ist nicht immer einfach und kann je nach Thema bedeutsame Tabus berühren, wie beispielsweise eigene Scham: *„Wichtig ist, dass Helfer über Scham reden können"* (Requardt 2014). Können Sie dies nicht untereinander, werden sie es auch gegenüber Patienten nicht tun können, was in der Konsequenz auf einen Behandlungsfehler hinauslaufen kann.

> Augabe 5.3.1:
> Welche ethischen Fragestellungen ergeben sich in Zusammenhang mit der Fall-Supervision. Diskutieren Sie im Plenum Ihre Ergebnisse.

Über die Fall-Supervision resp. Intervision wird ein kontinuierlicher Erfahrungsaustausch über die gesamte Dauer der beruflichen Tätigkeit sichergestellt. Nancy Bridges von der Harvard University hat eine proaktive Vorgehensweise empfohlen, wo heikle Bereiche angesprochen werden müssen. Dies hat sich vor allem im Hinblick auf die Prävention von sexualisierten Grenzverletzungen aber auch anderen Formen von fachlichem Fehlverhalten als sinnvoll herausgestellt (siehe beispielsweise Bridges 1998: Teaching Psychiatric Trainees to Respond to Sexual and Loving Feelings).

Ein ethisch und rechtlicher Problembereich stellt die Verwendung von Videoaufnahmen von Therapiesitzungen im Rahmen von Supervisionssitzungen dar. Die Zustimmung der Patientin oder des Patienten sind unabdingbare Voraussetzung. Eine besondere Sorgfalt muss bei organisierter Gewalt beachtet werden, dass solche Aufzeichnungen nicht in falsche Hände geraten. Dass dies selbst staatliche Organe betreffen kann, haben Fälle wie beispielswesie Göran Lindberg gezeigt. Hier wurden zwar keine Psychotherapiepatienten bespitzelt, dennoch verdeutlichen solche Vorfälle, dass die Kriminalität durch Verwendung polizeilicher Mittel nicht bloss eine Fiktion darstellt.

5.4 Informationsmanagement (Wie halten sich Fachleute à jour?)

"Disease mongering is the most insidious of the various forms that medical advertising, so-called medical education, and information and medical diagnosis can take" (Payer 1992, p. 5).

Das Paradigma des lebenslangen Lernens macht auch vor der Psychotherapie nicht Halt. „Die drastische Verkürzung der Halbwertszeit des Wissens führt – bis auf einen unentbehrlichen Sockel von Zusammenhangs- und Überblickswissen (Orientierungswissen) – zur (relativen) Abwertung des reinen Faktenwissens und Aufwertung des Wissensmanagements, der Fähigkeit zur Erschliessung, Priorisierung und Strukturierung von Wissen. Nicht die Erzeugung immer weiteren Wissens und dessen elektronische Verfügbarkeit ist das weltweite Problem, sondern der Umgang mit ihm. Daher werden überfachliche, relativ abstrakte Fähigkeiten immer wichtiger. Infolgedessen wird die aktuelle Entwicklung der beruflichen Anforderungen mittlerweile weitgehend konsensual bei aller Kritik im einzelnen mit der Liste der Schlüsselkompetenzen in den vier Gruppen der Fachkompetenz, Selbstkompetenz, Methodenkompetenz und Sozialkompetenz beschrieben. Diese gilt es im Studium zu vermitteln, in die normalen Lehrveranstaltungen zu integrieren und die Studiengänge dementsprechend zu überarbeiten" (Webler 2004, p. 17).

Was nachfolgend für Ärzte ausgeführt wird, gilt sinngemäss für Psychotherapeuten: „To maintain their competence, physicians must keep up with current research in their area of practice through Continuing Medical Education/Continuing Professional Development Programs, medical journals and interaction with knowledgeable colleagues" (Williams 2005, p. 97). Die Aus-, Fort- und Weiterbildung soll die fachliche Kompetenz über den gesamten Zyklus der Berufstätigkeit sicherstellen. Workshops und Seminare, Tagungen und Konferenzen, Fachbücher und Zeitschriften sowie das Internet stellen die gängigen Quellen der Wissensvermittlung und –weitergabe dar. Das wissenschaftliche Fundament der Psychiatrie wurde erst nach der Zeit der Aufklärung gelegt – die Revolutionen in Frankreich (1789) und Deutschland (1848) legten die Basis der neuen Entwicklung – Namen wie Philippe Pinel in Frankreich und Wilhelm Griesinger in Deutschland verdeutlichen diesen Prozess. Das Werk von Pinel „Traité médicophilosophique sur l'aliénation mentale" (Paris, 1801) wurde von Hegel als ein entscheidender Augenblick in der Geschichte der Menschheit gewürdigt. Im deutschen Sprachraum erschien 1844 die erste Ausgabe der „Allgemeinen Zeitschrift für Psychiatrie", welche als die erste bedeutende Fachzeitschrift für die Belange der Psychiatrie gilt. Die erste Zeitschrift für Psychiatrie „Magazin für die psychische Heilkunde" wurde in Deutschland 1805 durch Johann Christian Reil ins Leben gerufen. In England legte William Battie (1704-1776) das wissenschaftliche Fundament des Faches.

Aufgabe 5.5.1:
Diskutieren Sie aus ethischer Sicht die Frage des Wissenmanagements in der psychotherapeutischen Praxis.

Allerdings leidet das Fach Psychiatrie/Psychotherapie bis heute unter der oft fehlenden Wissenschaftlichkeit seiner führenden Exponenten: „Psychiatry is a field of fashions; dominant schools of thought, therapist ideology, and the charisma of particular clinicians have always had a powerful impact on developing untenable biases. Too often, these have led to acrimonious polarizations within the profession, at the expense of good patient care" (Van der Kolk et al. 1996, p. 67). Die Schicht der Wissenschaftlichkeit innerhalb der Psychiatrie/Psychotherapie ist dünn – was die adäquate Versorgung von Patienten erheblich beinträchtigen kann. Diese Überlegungen verdienen besondere Beachtung, wenn es um das Wissensmanagement innerhalb der Psychotherapie geht – wer bestimmt, welche Inhalte vermittelt werden? Die Ethik kann hier mithelfen, den eigenen Kompass der Fachleute zu justieren, indem sie einen Orientierungsrahmen vermittelt, der nicht durch Sachzwänge, Traditionen und dergleichen vorgegeben ist.

5.5 Guidelines zur Ethik

„Da der Götterbote Hermes seine Botschaften im Allgemeinen verschlüsselt überbrachte, mussten diese erst interpretiert, ausgelegt werden" (Hans Förstl, 2012, p. 4).

Man mag sich fragen: Wieso orientieren wir uns heute vermehrt an ethischen Richtlinen? „The cynic might say that such codes are the cosmetic trappings that legitimise the profession, as profession" (Burton 2013, p. 805). Positiv ausgedrückt liefern sie uns einen Orientierungsrahmen, der wie eine Leitplanke wirkt – und uns damit vor Schaden bewahren kann. Jede Guideline zur Ethik orientiert sich zunächst an der Menschenrechtsdeklaration der Vereinten Nationen und den zusätzlichen Vertragswerken wie etwa der CRC (Kinderrechtskonvention) oder der CRPD (Behindertenschutz-Konvention).

Die Medizin war in der Ausgestaltung ethischer Richtlinien stets vorangegangen – als Beispiel sei auf die Hippokratischen Schriften verwiesen, die vor rund 2500 Jahren verfasst worden sind. Leggett hat darauf hingewiesen, dass diese Bemühungen nicht bloss die Redlichkeit der Ärzte belegen sollen, sondern in erster Linie deren Privilegien sicher stellen sollten (Leggett 1995). Das Genfer Ärztegelöbnis von 1948 stellt ein Beispiel aus heutiger Zeit dar – es wurde durch die 2. Generalversammlung des Weltärztebundes verabschiedet und wurde inzwischen mehrfach revidiert. Nachfolgend die deutsche Version :

Declaration of Geneva WMA

„Bei meiner Aufnahme in den ärztlichen Berufsstand gelobe ich feierlich: mein Leben in den Dienst der Menschlichkeit zu stellen. Ich werde meinen Lehrern die schuldige Achtung und Dankbarkeit erweisen. Ich werde meinen Beruf mit Gewissenhaftigkeit und Würde ausüben. Die Gesundheit meines Patienten soll oberstes Gebot meines Handelns sein. Ich werde alle mir anvertrauten Geheimnisse auch über den Tod des Patienten hinaus wahren. Ich werde mit allen meinen Kräften die Ehre und die edle Überlieferung des ärztlichen Berufes aufrechterhalten. Meine Kolleginnen und Kollegen sollen meine Schwestern und Brüder sein. Ich werde mich in meinen ärztlichen Pflichten meinem Patienten gegenüber nicht beeinflussen lassen durch Alter, Krankheit oder Behinderung, Konfession, ethnische Herkunft, Geschlecht, Staatsangehörigkeit, politische Zugehörigkeit, Rasse, sexuelle Orientierung oder soziale Stellung. Ich werde jedem Menschenleben von seinem Beginn an Ehrfurcht entgegenbringen und selbst unter Bedrohung meine ärztliche Kunst nicht in Widerspruch zu den Geboten der Menschlichkeit anwenden. Dies alles verspreche ich feierlich und frei auf meine Ehre".

In der Declaration on the Rights of the Patient der WMA (World Medical Association) von 1995 ist festgehalten: *„The relationship between physicians, their patients and broader society has undergone significant changes in recent times. While a physician should always act according to his/her conscience, and always in the best interest of the patient, equal effort must be made to guarantee patient autonomy and justice"* (Wiiliams 2005, p. 22).

Inzwischen hat auch die WPA (World Psychatric Association) ethische Richtlinien verabschiedet, die spezifischer auf die Situation der Psychotherapie ausgerichtet sind: *„Medical treatments of any nature should be administered under the provisions of good practice guidelines regarding their indications, effectiveness, safety, and quality control. Psychotherapy, in its broadest sense, is an accepted component of many medical interactions. In a more specific and restricted sense, psychotherapy utilizes techniques involving verbal and non-verbal communication and interaction to achieve specified* *treatment goals in the care of specific disorders. Psychiatrists providing specific forms of psychotherapy must have appropriate training in such techniques. The general guidelines that apply to any medical treatment also apply to specific forms of psychotherapy in regard to its indications and outcomes, positive or negative. The effectiveness of psychotherapy and its place in a treatment plan are important subjects for both researchers and clinicians.*

Psychotherapy by psychiatrists is a form of treatment for mental and other illnesses and emotional problems. The treatment approach utilized is determined in concert by the doctor and patient and/or the patient's family and/or guardians following a careful history and examination employing all relevant clinical and laboratory studies. The approach employed should be specific to the disease and patient's needs and sensitive to personal, familial, religious and cultural factors. It should be based on sound research and clinical wisdom and have the purpose of removing, modifying or retarding symptoms or disturbed patterns of behavior. It should promote positive adaptations including personal growth and development.

Psychiatrists and other clinicians responsible for a patient have to ensure that these guidelines are fully applied. Therefore, the psychiatrist or other delegated qualified clinician should determine the indications for psychotherapy and follow its development. In this context the essential notion is that the treatment is the consequence of a diagnosis and both are medical acts performed to take care of an ill person. These two levels of decisions, interventions and responsibilities are similar to other situations in clinical medicine; however, this does not exclude other interventions such as rehabilitation, which can be administered by non-medical personnel" (WPA 1997 and amendments).

Nachfolgend die Ethikrichtlinie der Schw. Vereinigung für Systemische Therapie und Beratung vom 3. November 2012:

Präambel

Der vorliegende Ethikkodex für SYSTEMIS.CH-Mitglieder soll uns anleiten, unseren Beruf glaubwürdig auszuüben. In Anlehnung an die UNO-Menschenrechtscharta bilden für uns folgende Grundüberzeugungen die Basis unseres beruflichen Handelns:

Jeder Mensch ist einmalig und eine eigenständige Persönlichkeit. Er bleibt sein Leben lang lern-, veränderungs- und damit entwicklungsfähig.

Wertschätzung und umfassende Integrität des einzelnen Menschen stehen für uns an erster Stelle. Allen Menschen gebührt Achtung unabhängig von Herkunft, Geschlecht und Kultur.

Alle Menschen haben das Recht auf ein Leben in Sicherheit, auf Gedanken-, Gewissens-, Religions- und Meinungsäusserungsfreiheit, auf Teilnahme am gesellschaftlichen Leben sowie das Recht auf Bildung und Entfaltung ihrer Persönlichkeit.

Menschen sind abhängig von ihren Beziehungen und ihrem sozialen Umfeld. Sie streben danach, ihr Leben eigenverantwortlich gestalten zu können und haben das Bedürfnis nach Anerkennung. Unsere Sicht der Welt als vernetztes System verpflichtet uns zur Solidarität mit anderen Menschen und zur Rücksichtnahme gegenüber der Umwelt.

Aufträge totalitärer, fremdenfeindlicher, sexistischer oder rassistischer Organisationen, Unternehmen oder Parteien lehnen wir ab.

Als Mitglieder von SYSTEMIS.CH verpflichten wir uns zur Einhaltung folgender berufsethischer Verhaltensregeln:

Wir definieren die Beziehung zu unseren KlientInnen als professionelle Beziehung zwischen AuftraggeberInnen und TherapeutInnen/BeraterInnen. Wir tragen die Verantwortung für die Professionalität unseres Umgangs mit Aufträgen und AuftraggeberInnen.

Wir schaffen Transparenz bezüglich unseres beruflichen und persönlichen Hintergrundes, unseres Arbeitsverständnisses, unserer Arbeitsform und unserer Mitgliedschaft bei SYSTEMIS.CH sowie über institutionelle und persönliche Bindungen, soweit diese für die betroffenen Personen und Institutionen von Bedeutung sind.

Wir sind uns bewusst, dass wir in unserer Berufsrolle immer in Spannungsfeldern stehen und diese nicht auflösen können, sondern aushalten und kreativ gestalten müssen. Solche Spannungsfelder entstehen z.B. zwischen kritischer Distanz und Solidarität, zwischen institutionellem Auftrag und den Bedürfnissen der beteiligten Personen oder zwischen knappen Ressourcen und anstehenden Problemen.

Wir achten die unantastbare Würde der Menschen, mit denen wir in Erfüllung eines Auftrags zu tun haben, deren situationsbedingte Möglichkeiten und Grenzen wie auch deren Eingebundensein in ihre sozialen und institutionellen Zusammenhänge.

Mitglieder dürfen die sich aus ihrer Berufsausübung ergebenden Beziehungen nicht missbrauchen. Insbesondere unterlassen sie alle Arten von belästigendem, sexuellem oder ausbeuterischem Verhalten. Mitglieder verzichten auch auf jede Form von ideologischer oder religiöser Beeinflussung.

Wir fördern verantwortliches Handeln. Wir achten die Eigenständigkeit der Klientinnen und Klienten insbesondere bezüglich Urteilsbildung und Entscheidung. Das entbindet uns nicht davon, kritisch Stellung zu nehmen, alternative Sichtweisen einzubringen und auf allfällige Folgen und Konsequenzen von Entscheiden hinzuweisen.

Wir gewährleisten Verschwiegenheit. Die Weitergabe von Informationen bedarf grundsätzlich der Zustimmung der Beteiligten.

Wir auferlegen uns grösstmögliche Echtheit und Übereinstimmung zwischen beruflichen Handlungsmaximen und der eigenen Lebenspraxis. Dazu gehört kontinuierliche Auseinandersetzung mit sich selbst sowie mit der beruflichen Tätigkeit in Form der kritischen Arbeitsreflexion (Weiterbildung / Intervision / Supervision).

Wir geben der Optimierung des Beratungsprozesses gegenüber den eigenen ökonomischen Bedürfnissen den Vorrang. Das gilt bezüglich Intensität und Dauer des Beratungs- oder Therapieprozesses, aber auch im Blick auf die Weitergabe des Auftrags an andere Fachleute.

Wir achten auf unsere eigene Psychohygiene und Integrität.

Wir verpflichten uns, vor jeder Übernahme eines Auftrags klare Honorarvereinbarungen zu treffen.

Diese Richtlinien wurden am 3. November 2012 von der Mitgliederversammlung der Vereinigung SYSTEMIS.CH genehmigt und als verbindlich erklärt.

Aufgabe 5.5.1:
Was bedeutet diese Ethikrichtlinie der Schw. Vereinigung für Systemische Therapie und Beratung für die Gestaltung der therapeutischen Beziehung?
Was fehlt? Was hilft Ihnen?

6 Recht und Psychiatrie

„Es gibt keinerlei Zwang für den Psychotherapeuten, einen Behandlungsvertrag mit einem bestimmten Klienten abzuschliessen" (Hutterer-Krisch 2007, p. 26).

Die Tätigkeit als Psychotherapeut bringt einen unweigerlich in Kontakt mit justiziellen Fragen und Vorgehensweisen. Der weitaus grösste Teil aller Psychotherapie-Patienten ist mit den Folgen delinquenten Verhaltens konfrontiert (sexualisierte Gewalt, häusliche Gewalt, Workplace Violence, etc.).

> Aufgabe 6.1:
> Eine Patientin berichtet Ihnen von einer sexuellen Belästigung durch den Stellenleiter am Arbeitsplatz vor wenigen Wochen.
> Skizzieren Sie Ihre Vorgehensweise und beurteilen Sie die ethisch relevanten Aspekte. In welchen Fällen haben Sie als Fachperson eine Anzeigepflicht?

Psychiatrie-Patientinnen und -Patienten wurden und werden durch die Justiz viel Unrecht angetan. Irren ist menschlich – Fehler geschehen aus Nicht-Wissen, aus Versehen, aus Leichtfertigkeit – aber auch durch Vorsatz. Der Justiz mangelt es an einer Fehlerkultur in Bezug auf Machtmissbrauch. Dazu bedarf es grundsätzlich anderer Strukturen, wie dies Pater Mertens, ehemaliger Leiter des jesuitenkollegs Canisius Berlin, am Beispiel der katholischen Kirche ausgeführt hat: *„Institutionen können ... Machtmissbrauch nicht selbst aufklären, sondern bedürfen dazu der Hilfe von aussen"*. (Mertes 2013, p. 81). So wenig während der Nazi-Zeit Richter, Justizbeamte und Polizeiorgane für ihr offensichtliches Fehlverhalten zur Rechenschaft gezogen wurden – so wenig werden sie heute zur Rechenschaft gezogen, solange sie sich regelkonform verhalten. Das kann für Psychiatrie-Patienten schwerwiegende Folgen haben, wie etwa am Beispiel der höchstrichterlichen Rechtssprechung zur Überwindbarkeit psychischer Leiden (siehe Bundesgerichtsentscheid 9C-492/2014). Noch krasser wirken sich richterliche Einschätzungen bei Gewaltdelikten aus. Ist die Justiz bereit, den Aussagen von Gewaltbetroffenen Glauben zu schenken, oder stellt sie sich auf die Seite der Täter? Ralf Eschelbach, Richter am Bundesgerichtshof in Karlsruhe, hat in einem Justizkommentar 2011 die Ansicht vertreten, dass rund ein Viertel aller Strafgerichtsurteile falsch sind. Der Justiz mangelt es an einer Fehlerkultur – die systemimmanten Probleme können nicht auf die bisherige Art und Weise angegangen werden. Der Kanton Genf hat beispielsweise in der Kantonsverfassung eine Rechtsgrundlage geschaffen: *„Die Verwirklichung der Grundrechte ist Gegenstand einer regelmässigen unabhängigen Überprüfung"* (Verfassung vom 14. Okt. 2012).

Wir müssen darüber nachdenken, wie wir eine Balance der Machtstrukturen der Justiz sowie des Gesundheitswesens gegenüber den Ansprüchen der Betroffenen implementieren können. Dies kann jedoch nicht mit den Mitteln der Justiz geschehen, dazu bedarf es anderer Gremien. Von Karl Popper stammt die Feststellung: *„We are learning through our mistakes"* – kaum so etwa die Justiz. Sie beharrt auf den rechtskräftigen Urteilen und ist kaum zu einer Revision bereit – die Hürden sind entsprechend hoch. Dabei wird die Justitia immer mit verbundenen Augen dargestellt – so etwa an der Decke der Wandelhalle des Schweizer Parlamentes, welches die höchsten Richter ernennt. Die Allegorie der Augenbinde soll die Unparteilichkeit der Justiz symbolisieren – für viele ist sie jedoch schlicht das Zeichen der Blindheit der Justiz.

Richter neigen bei Opfern von sexualisierten Gewaltdelikten dazu, ihre Entscheidungs-Kompetenzen an Gutachter zu delegieren – Glaubwürdigkeitsgutachten sollen den Wahrheitsgehalt der Opferaussagen be- oder widerlegen. Solange solche Gutachten als Indizien gehandelt werden, wäre dagegen nichts einzuwenden. Die Methodik wird praktisch nur im deutschen Sprachraum angewandt und ist wissenschaftlich höchst umstritten – in vielen Fällen versagt diese Vorgehensweise vollständig. So sind beispielsweise bei DFSA (drug facilitaed sexual assaults, Sexualdelikte unter Alkohol-, Drogen oder Substanzeinfluss) aussagepsychologische Beurteilungen völlig nutzlos. Vielmehr sollte die Justiz in Hinblick auf die eigene Vorgehenswesie hellhörig werden, wenn bekannt wird, dass beispielswesie bei der Odenwaldschule gegen den Haupttäter zwar 16 Strafverfahren eingeleitet wurden, diese jedoch alle eingestellt wurden. Noch krasser wiegt das Versagen des gesamten Justizsystems bei Jimmy Savile, einem Serientäter in Grossbritannien, gegen den nie ein Strafverfahren eingeleitet wurde – die Ermittlungsorgane glaubten schlicht keinem der annährend tausend Opfer. Es soll auch nicht vergessen werden, dass in Deutschland die Glaubwürdigkeitsbegutachtung ihren Anfang kurz nach 1900 nahm, als ein wahrer Sturm gegen Opfer sexualisierter Gewaltdelikte entfacht wurde, der darin gipfelte, dass nahmhafte Fachleute pauschal alle Opferaussagen als unglaubwürdig hinstellen wollten (Tschan 2014). Der Grund war offensichtlich: Opfer sexualisierter Gewaltdelikte sind mit ihren Aussagen eine Bedrohung etablierter gesellschaftlicher Machtstrukturen.

Eine wirksame und nachhaltige Gewaltprävention ist nur im transdisziplinären Austausch möglich. Da wo die betroffenen Opfer ihre Sichtweise nicht einbringen können, sind PsychotherapeutInnen stellvertretend gefordert, die Erfahrungen und Schlussfolgerungen im öffentlichen Diskurs einzubringen. Als PsychotherapeutInnen haben wir Einblick in das Dunkelfeld von Gewalt – damit sind die Delikte gemeint, die nie zur Anzeige gelangen. Bei Sexualdelikten gilt beispielsweise eine Anzeigerate von 6% gemittelt über alle Deliktkategorien – viele Opfer wenden sich hilfesuchend an PsychotherapeutInnen und geben hier preis, was sie erlebt haben. Gewaltprävention ist nicht bloss eine Aufgabe der Justiz – es ist eine Aufgabe, die uns alle angeht. All zu oft wurden Opfer in ihrem Leid alleine gelassen; im Abschlussbericht der ersten Missbrauchsbeauftragten in Deutschland ist dies folgendermassen formuliert: *„Das Verschweigen, Vertuschen und Verleugnen der Taten hat das Unrecht für die Betroffenen noch vervielfacht"* (Bergmann 2014, p. 28). Gewalt in diesem Ausmass ist nur möglich, weil viele wegsehen – dies symbolisiert eine Plastik vor der nationalen Gedenkstätte der Schweiz für Verding- und Heimkinder in Mümliswil/SO. Fachleute haben diesen Skandal (die Rede ist von über hunderttausend betroffenen Kindern und Jugendlichen in der Schweiz) zu verantworten; die Schweiz hat sich systematischer Verletzungen der Menschenrechte in grossem Stil schuldig gemacht. Die massgebenden Fachleute haben geschwiegen, womit sich das vorstehende Zitat von Christine Bergmann einmal mehr bestätigt. Es ist ein Schlag ins Gesicht der betroffenen Opfer, dass die Verantwortlichen auf allen Ebenen stets auf der Seite der Täter gestanden haben und die Vorgehensweisen gutgeheissen haben, und dies zum Teil heute noch tun. Praktisch keiner dieser Unrechtstäter wurde je für sein deliktisches Verhalten belangt. Dies verdeutlicht auch das kollektive Versagen des Rechtssystems; Leittragende sind Betroffene mit psychischen und körperlichen Folgen. In den meisten Fällen handelt es sich nicht um Organerkrankungen – was immer wieder die Frage der Glaubwürdigkeit ihrer Beschwerden aufwirft. Experten waren und sind berufen, hier Stellung zu nehmen. Medizin und Psychiatrie haben dabei ebenso versagt, und die Diagnosen kaum korrekt gestellt – geschweige denn angessene Behandlungen angeboten. Ein derartiges eklatantes fachliches Fehlverhalten verdeutlicht die Notwendigkeit einer laufenden ethischen Auseinandersetzung über Haltungen und Vorgehensweisen.

Die International Academy of Law and Mental Health bemüht sich seit vielen Jahrzehnten um einen interdisziplinären Dialog zwischen Recht und Psychiatrie. Zeitschriften wie das „International Journal of Law and Psychiatry" oder die seit 1983 erscheinende *„Recht & Psychiatrie"* führen diesen Dialog fort. Trotzdem bleibt das Verhältnis zwischen Psychotherapie und Justiz gespannt und ist oft von gegenseitigem Unverständnis geprägt – es gibt kaum einen interdisziplinären Austausch. Ärzte schätzen es nicht, wenn ihnen Richter in medizinische Belange hineinreden, siehe beispielsweise die Geschichte zu informed consent. Ohne gegenseitiges sich Bemühen wird es keine Annäherung geben – führt der Ansatz von therapeutic jurisprudence aus diesem Dilemma heraus? So hat es innerhalb der Justiz immer wieder wegleitende Entwicklungen gegeben – 1898 wurde in den USA der erste Gerichtshof für Jugendstrafsachen eingerichtet – was heute selbstverständlich geworden ist. Der Begriff Therapeutic

Jurisprudence wurde von David Wexler, einem Rechtsprofessor in den USA, 1987 als Ausdruck eines überfälligen Paradigmenwechsels geprägt. Zusammen mit Bruce Winick begannen die beiden Juristen zu untersuchen, welche therapeutischen oder schädigenden Folgen die Art und Weise der Gerichtsverfahren und das Auftreten der einzelnen Akteure im Verfahren auf die involvierten Personen hinterlässt.

Eine genaue Definition des Begriffs findet sich in Black's Law Dictionary, 9th edition, 2009: *„The study of the effects of law and the legal system on the behavior, emotions, and mental health of people: esp, a multidisciplinary examination of how law and mental health interact. This discipline originated in the late 1980s as an academic approach to mental health law."* Die Rolle der Richter und der Anwälte wird neu definiert als eine Fachperson, die sich an einer Ethik of care (Fürsorglichkeit) orientieren, denen das Befinden ihrer Klienten wichtig ist und die sich für die Rechte ihrer Klienten einsetzen. Sie sind lösungsorientiert und bemühen sich proaktiv, rechtliche Differenzen zu vermeiden. Das wegleitende Werk stammt von Stolle, Wexler und Winick: *„Practicing Therapeutic Jurisprudence: Law as a Helping Profession"*. Zumindest in den USA und Kanada hat dieser Ansatz zu einer Änderung der Ausbildung von Rechtsanwälten geführt.

Obwohl die Einhaltung elementarer Rechtsgrundsätze selbstverständlich sein sollte, stellt man im Alltag der psychiatrischen Versorgung wiederholt eklatante Mängel fest. Es ist deshalb immer wieder in Erinnerung zu rufen:

> Die Menschenrechte gelten auch für psychisch Kranke.

Gewalt in allen Formen verletzt fundamentale Menschenrechte, wie dies im nachfolgenden Zitat zum Ausdruck kommt: *„Sexual abuse is not a gender issue, it is a human right issue"* (Clearwater 2016).

In den 1970er-Jahren wurde bei uns öffentlich anerkannt, dass in der Psychiatrie-Versorgung vieles *„menschenunwürdig"* ist. Mit was für skupellosen Methoden die Schweizer Pharmaindustrie ihre Forschungen an Psychiatrie-Patienten betrieb, wurde erst später bekannt – man kannte in der weltweiten Ethikdiskussion die Tuskegee-Experimente (Syphilis-Studie 1932 – 1972) und wusste damit grundsätzlich um ärztliches Fehlverhalten; in welchem Ausmass hierzulande renommierte Forscher menschenverachtende Versuche anstellten, erschüttert. Roland Kuhn nahm von 1950 bis Mitte der 1970er Jahre an über 1600 Psychiatriepatienten klinische Versuche ohne Einwilligung der Patienten vor (Der Beobachter 2014, Tages Anzeiger 09.02.2014) – und wurde dafür vielfach geehrt, so wurde er beispielsweise zum Ehrendoktor der Universität Basel ernannt, der Stadt, wo der heutige Firmensitz des Pharmakonzerns liegt, als Nachfolgerin der damaligen Firma Geigy in dessen Auftrag Kuhn agierte – was auch deutlich macht, wieviele Mitwisser er hatte. Die Menchenrechte wurden 1948 proklamiert!

Am meisten erschüttert mich jedoch die faktische Rechtlosigkeit von vielen Gewaltbetroffenen, die ich in meiner Praxis sehe oder über die ich via Supervision/Intervision erfahre. Ehemalige Verdingkinder, Heiminsassen, Opfer von sexualisierten Gewaltdelikten – es wird zwar von allen Seiten bedauert, was da geschehen ist, aber Konsequenzen hat es für die Betroffenen keine (siehe z.B. den Fall von Jürg Jegge in der Schweiz). Es kann nicht weiter hingenommen werden, dass Gewaltbetroffene rechtlos im Rechtsstaat sind (Drobinski 2010). Die Utilisation des Rechts ist für die weitaus überwiegende Zahl aller Betroffenen nicht möglich – dies angesichts der ihnen grundsätzlich zur Verfügung stehenden legalen Mittel als ihr Fehler hinstellen zu wollen, ist mehr als zynisch. In der Mehrzahl aller Fälle von sexualisierter Gewalt raten anerkannte Opferberatungsstellen den Betroffenen von einer Anzeige ab – weil sie praktisch ausschliesslich negative Folgen eines justiziellen Verfahrens befürchten, denen die meisten Betroffenen nicht gewachsen wären. Änderungen der Strafprozessordnung und des Opferschutzes hin oder her – die heutige Situation ist eines Rechtsstaates unwürdig und verletzt die grundlegenden Menschenrechts-Bestimmungen, insbesondere die CRC (UN-Kinderrechtskonvention). Flächendeckende Missstände, wie etwa die Problematik der Verdingkinder, setzen die Kooperation aller gesellschaftlichen Akteure voraus; anders wäre ein derartiges Fehlverhalten der vielen involvierten Fachleute und Instanzen nicht denkbar.

6.1 Die Therapeutin/der Therapeut ist nicht Richter/in

„Experte ist der Therapeut nur hinsichtlich der Mittel, nicht hinsichtlich der Ziele der Therapie" Hutterer-Krisch 2007, p. 25).

Die Therapeutin/der Therapeut ist nicht Richter/in. Wir müssen nicht die Schuldigen finden. Es reicht, wenn wir zuhören und auf die Anliegen von Betroffenen eingehen. Die Therapeutin / der Therapeut muss die Gesetzesbestimmungen kennen – angefangen von den Menschenrechten, über die Grundrechtecharta der Europäischen Union, die Verfassung, die Kranken und Unfallversicherungsgesetzgebung, das Sozialrecht und das Strafrecht resp. die Strafprozessordnung. Als Psychotherapeut muss man bei Fragen um Zwangsmassnahmen, Patientenverfügungen und Patientenrechte sattelfest sein. Die Therapeutin / der Therapeut darf den Patienten nicht in seiner Autonomie beschneiden: „Der [...] Patient hat das Recht, aus der Sicht des Psychotherapeuten „falsche", infantile oder unreife Bedürfnisse zu befriedigen" (Hutterer-Krisch 2007, p. 25).

> Aufgabe 6.1.1:
> Was bedeutet die Aussage aus ethischer Sicht: Die Therapeutin/der Therapeut ist nicht Richter/in.

Bei offensichtlichem Unrecht ist es Aufgabe des Therapeuten / der Therapeutin, Stellung zu beziehen und gegebenenfalls eine Rechtsberatung oder die Beratung durch eine Opferhilfeeinrichtung vorzuschlagen. Es ist Verrat, wer angesichts von schreiendem Unrecht meint, neutral bleiben zu müssen. Das hat nichts mit Abstinenz zu tun. Mit Abstinenz wird eine wertneutrale Grundhaltung des Therapeuten bezeichnet, welcher in der Behandlung keine persönlichen Interessen verfolgt. Der Patient soll möglichst unbeeinflusst durch den Therapeuten zu seinen persönlichen Entscheidungsfindungen kommen.

Manchmal muss man sich als Therapeut einmischen: In der NZZ Nr. 259 vom 7. Nov 2013 erfuhr man, dass die Familie von Céline dem Pharmakonzern Bayer eine Prozessentschädigung von CHF 120'000 bezahlen muss – dies das Ergebnis eines Bezirksgerichtsentscheides. Die 1991 geborene Céline hatte im Alter von 16 Jahren nach wenigen Wochen Einnahme der Antibabypille Yasmin eine Lungenembolie erlitten, seither ist sie schwerstbehindert und auf dauernde Pflege angewiesen. Die Familie forderte vom Pharmakonzern einen Schadenersatz von 5.3 Mio. CHF und ein Schmerzensgeld (Genugtuung) von CHF 400'000.-. Die Krankenkasse von Céline trat im Prozess als Nebenklägerin auf. In den USA hatte Bayer wegen des gleichen Medikamentes aussergerichtliche Vergleiche mit mehreren tausend Klägerinnen geschlossen und mehr als eine Milliarde US Dollar bezahlt.

Psychotherapeutinnen und Psychotherapeuten müssen Stellung beziehen und Unrecht benennen – so beispielswesie beim Umgang mit Verding- und Heimkindern, wo sich viele medizinisch, therapeutisch und pädagogisch tätige Fachleute mit ihren Berichten und Vorgehensweisen in die Untaten einspannen liessen.

6.2 Grenzen in der Behandlung

Jede Fachperson muss in ihrer Berufsausübung eigenverantwortlich für die Einhaltung von Grenzen handeln. Dies ist eine einseitige fachliche Aufgabe, die sich unter keinen Umständen an die PatientInnen delegieren lässt. Es ist daher unerheblich, von wem die Initiative zu Grenzverletzungen ausgeht – es ist ausschliesslich an der Fachperson, die erforderlichen Grenzen zu ziehen. Verhält sich ein Patient/Klient nicht regelkonform, so ist es an der Fachperson, auf deren Einhaltung zu bestehen. Derartige Umstände müssen in der Krankengeschichte sorgfältig dokumentiert werden, inkl. den eigenen Vorgehensweisen.

> Aufgabe 6.2.1:
> Listen Sie bitte eindeutige NO-GO Situationen in der Psychiatrie und Psychotherapie auf.

In Übereinstimmung mit der höchstrichterlichen Schweizer Rechtssprechung führt das Positionspapier der SGPP (Schweizer Gesellschaft für Psychiatrie und Psychotherapie) von 2009 zur Einhaltung von Grenzen folgendes aus:

> *„Es sind der Psychiater oder die Psychiaterin, welche für die Einhaltung der fachlichen Grenzen verantwortlich sind, selbst wenn Patienten und Patientinnen z.B. sexuelle Kontakte wünschen sollten"* (Positionspapier SGPP 2009).

Sinngemäss gilt dies auch für psychotherapeutisch tätige Fachleute. Einzelne Berufsorganisationen wie beispielsweise die FSP haben Regelungen erlassen, wie lange über das Behandlungsende hinaus diese Grundsätze zu gelten haben. Die Zeitdauer schwankt in den meisten Formulierungen zwischen zwei und fünf Jahren – wobei einschränkend festzuhalten ist, dass die Ausnützung der Abhängigkeit in jedem Fall in der rechtlichen Beurteilung Vorrang hat. Dazu aus dem Positionspapier der SGPP:

> *„Unzulässig ist das Abbrechen einer Behandlung mit der Absicht, im Anschluss z.B. eine nachfolgende sexuelle Beziehung aufzunehmen, selbst wenn dies von Patientinnen und Patienten gewünscht werden sollte"* (Positionspapier SGPP 2009).

Diese Auffassung steht nicht in Einklang mit der Rechtssprechung des Schweizer Bundesgerichtes, welches bisher damit argumentierte, dass das sexuelle Selbstbestimmungsrecht dahingehend auszulegen sei, dass sich die Fachperson bei Einwilligung eines Patienten/einer Patientin in die sexuellen Handlungen nicht strafbar macht. Diese Argumentation ist nicht nachvollziehbar und es bleibt zu hoffen, dass das Gericht seinen eigenen Grundsätzen folgt, die es in einem Urteil 1998 aufgestellt hat: *„In der Psychotherapie entsteht ein intensives Vertrauensverhältnis zwischen Therapeut und Klient […]. In der Psychotherapie, die in der Regel in einer exklusiven Zweierbeziehung durchgeführt wird, vertrauen sie sich gegenseitig in einem Masse, wie es in Alltagsbeziehungen nicht üblich ist, mit all ihren Problemen, Sorgen und Schwächen den Behandelnden an und legen dabei ganz persönliche Gefühle, Phantasien, Ängste und Wünsche offen. Daraus entwickelt sich eine ausserordentlich intime Situation, die sich im Laufe einer Therapie meist verstärkt und in hohem Masse eine Verletzlichkeit des Patienten mit sich bringt. Denn im Verhältnis zum Therapeuten werden in dieser Situation eine ganze Reihe von Selbstschutzmechanismen, die im normalen Leben unverzichtbar sind, ausser Kraft gesetzt, sodass sich der Patient in gewissem Mass dem Therapeuten ausliefert. Dadurch entsteht eine starke Bindung, die mit intensiven Gefühlen von Idealisierung, Verliebtheit, Liebe, Wut und Hass verbunden* *sein kann. Charakteristisch für diese Bindung ist stets ein erhebliches Machtgefälle zwischen Therapeut und Patient und von daher ein ausgeprägtes Abhängigkeitsverhältnis. [...] jede therapeutische Beziehung lebt von der grundlegenden Voraussetzung, dass Patienten darauf vertrauen können, dass die Grenzen gewahrt bleiben und dass der Therapeut sie schützt und nicht eigennützig agiert. Dabei trägt allein der Behandelnde die Verantwortung für den therapeutischen Prozess*" (BGE 123 IV 13).

Die WPA hat dazu unter dem folgenden Titel festgehalten: *Violating the Clinical Boundaries and Trust between Psychiatrists and Patients: „The psychiatrist-patient relationship may be the only relationship that permits an exploration of the deeply personal and emotional space, as granted by the patient. Within this relationship, the psychiatrist's respect for the humanity and dignity of the patient builds a foundation of trust that is essential for a comprehensive treatment plan. The relationship encourages the patient to explore deeply held strengths, weaknesses, fears, and desires, and many of these might be related to sexuality. Knowledge of these characteristics of the patient places the psychiatrist in a position of advantage that the patient allows on the expectation of trust and respect. Taking advantage of that knowledge by manipulating the patient's sexual fears and desires in order to obtain sexual access is a breach of the trust, regardless of consent. In the therapeutic relationship, consent on the part of the patient is considered vitiated by the knowledge the psychiatrists possesses about the patient and by the power differential that vests the psychiatrist with special authority over the patient. Consent under these circumstances will be tantamount to exploitation of the patient.*

The latent sexual dynamics inherent in all relationships can become manifest in the course of the therapeutic relationship and if they are not properly handled by the therapist can produce anguish to the patient. This anguish is likely to become more pronounced if seductive statements and inappropriate non-verbal behavior are used by the therapist. Under no circumstances, therefore, should a psychiatrist get involved with a patient in any form of sexual behavior, irrespective of whether this behavior is initiated by the patient or the therapist" (WPA 1997 and amendements).

Im Münchner Kommentar zum deutschen Strafgesetzbuch Art. 174C dStGB wird ausgeführt – und dies verdeutlicht nochmals die nicht nachvollziehbare Argumentation des Schweizer Bundesgerichtes: *„Bei der Behandlung einer seelischen Störung darf der Therapeut die Behandlungssituation nicht zu Sexualkontakten ausnutzen. Jeder Sexualkontakt stellt als Bruch des therapeutischen Verhältnisses eine therapeutische Überschreitung der zwischen dem Behandelnden und dem Klienten bestehenden Grenze dar. Statt eine allein den Interessen der Hilfe suchenden Person angemessene professionelle Beziehungsform einzuhalten, wird die Therapie zweckentfremdet. Die konstitutionelle Abhängigkeit des Klienten von den Behandelnden wird nicht beendet, sondern vertieft. Sexualkontakte, die vom Klienten initiiert werden, rechtfertigen keine andere Beurteilung, handelt es sich hierbei doch um eine typische Folge des Prozesses: Der Klient versucht, seine Unterlegenheit gegenüber der behandelnden, betreuenden oder beratenden Person durch eine Auflösung der Grenzen zu symmetrisieren, was durch das notwendig intime Verhältnis zwischen den Beteiligten begünstigt wird"*.

Zahlreiche Fachkollegen haben durch ihre Publikationen in der Vergangenheit zu dieser Verwischung von Grenzen beigetragen, indem etwa von Liebe auf der Couch und ähnlichem Schmarren gesprochen wurde (Tschan 2005) – die Verletzung von Grenzen im Rahmen fachlicher Aufträge ist ein Verbrechen und demzufolge auch nicht primär eine ethische Frage – die ethischen Fragen ergeben sich jedoch aus den Konsequenzen dieser Grenzverletzungen. Es ist in diesem Zusammenhang auch von Kunstfehlern die Rede – ein Verstoss gegen die Regeln des Faches zieht entsprechende Konsequenzen bis zu einem Berufsverbot nach sich. Eine damit zusammenhängende Fragestellung ist der Umgang mit betroffenen Fachkollegen – die als Sexualdelinquenten einer entsprechenden Behandlung bedürfen und dann allenfalls fachlich wieder rehabilitiert werden können (Tschan 2014), wie dies im nachfolgenden Kapitel ausgeführt wird.

6.3 Hilfe und Rehabilitation bei fachlichem Fehlverhalten

> Aufgabe 6.3.1:
> Welche ethischen Fragestellungen resultieren aus der Problematik des fachlichen Fehlverhaltens?

Die Auseinandersetzung innerhalb der Medizin über fachliches Fehlverhalten begann 1973 mit der Veröffentlichung des Artikels *„The sick physician"* durch den AMA (American Medical Association) Council on Mental Health (JAMA 1973; 223(6):684-687). Der *impaired physician* (krank, beeinträchtigt, eingeschränkt) wurde in diesem Aufsatz als eine Fachperson bezeichnet, die: *„Unable to practice medicine with reasonable skill and safety"* sei. Drei Gründe für die eingeschränkte Funktionalität von Ärzten wurden damals angeführt: (1) Substanzmissbrauch, (2) Alter und (3) Krankheit (*psychiatric or medical illness*). Im Laufe der 1990er Jahre wurde die Problematik deutlich weiter gefasst: *„any physical, mental or behavioral disorder that interferes with the ability to engage safely in professional activities"* (Reade, 2006). Die Gründe wurden weiterhin in erster Linie als Folgen gesundheitlicher Einschränkungen verstanden. Anfangs 2000 wurde durch die AMA der Begriff *„disruptive behavior"* eingeführt (AMA Policy 2000). *Disruptive behavior* wurde als das Verhalten eines Arztes resp. einer Ärztin verstanden, welches: *„interferes with patient care or could reasonably be expected to interfere with the process of delivering quality care"* (Federation of State Medical Boards of the United States, 2010). Die Patientensicherheit wurde damit in Beziehung zum ärztlichen Verhalten gesetzt, und es wurde festgehalten, dass ärztliches Fehlverhalten Patienten schaden kann (Moffett et al. 2012). Die AMA forderte in der Folge: *„As a member of this profession, a physician must recognize responsibility not only to patients, but also to society, to other health professionals, and to self"* (AMA Policy 2000). Im Rahmen einer Umfrage unter über 4500 Fachleuten äusserten über 50% die Vermutung, dass zwischen *disruptive behavior* und Fehlern im Gesundheitswesen ein klarer Zusammenhang besteht (Rosenstein et al., 2005).

> Definition fachliches Fehlverhalten
>
> Ein fachliches Fehlverhalten ist eine vorsätzliche oder fahrlässige Verletzung fachlicher Regeln resp. ein Verhalten einer Fachperson, welches Klienten oder Mitarbeiter beeinträchtigt oder schädigt, resp. schädigen könnte.
>
> Ein kritisches, jedoch situationsadäquates Verhalten gegenüber Klienten oder Mitarbeitern mit dem Ziel einer Verbesserung der Situation ist nicht als fachliches Fehlverhalten zu bezeichnen.

Weitere Untersuchungen belegen diesen Zusammenhang (Boisaubin 2009). Es ist davon auszugehen, dass rund ein Drittel aller Ärzte im Laufe ihrer Berufstätigkeit in Situationen geraten, wo sie eine deutliche funktionale Einschränkung zeigen, und nicht mehr sicher ihren beruflichen Pflichten nachkommen können (Leape et al. 2006). Oft ist nicht nur die sichere Versorgung von Patienten in Frage gestellt, sondern *disruptive behavior* tangiert auch das Verhalten gegenüber Mitarbeitern. Diese Grundsätze finden deshalb Anwendung für alle Fachleute im Gesundheitswesen.

Fachliches Fehlverhalten umfasst unter anderem: (1) PSM (Professional Sexual Misconduct), (2) unangemessene fachliche Verhaltensweisen inkl. ungeeignete diagnostische, pflegerische und therapeutische Massnahmen, (3) verletzende oder unangemessene Bemerkungen (z.B. in Rapporten, Krankengeschichten oder ärztlichen Berichten), (4) unangemessene Kritik (z.B. beleidigende, verfehlte Wortwahl), und (5) weitere kriminelle Handlungen. Als Ursachen für ein fachliches Fehlverhalten kommen in Frage: (1) Defizite fachlicher Art wie beispielsweise ungenügende Kenntnisse und Fertigkeiten, (2) Defizite persönlicher Art (Haltungen), (3) Krankheiten, (4) Alterserscheinungen und (5) Vorsatz wie etwa bei sexualisierten Übergriffen. Fehlverhalten kann die Folge von Irrtum, Nicht-Wissen, fehlender Kompetenz oder Vorsatz sein. Medizinisches Fachpersonal ist immer auch für die eigene Gesundheit verantwortlich und deshalb verpflichtet, sich rechtzeitig die erforderliche Hilfe zu holen, insbesondere wenn die eigene Funktionalität gefährdet ist.

Was sollen/müssen Patienten über die eingeschränkte Funktionalität einer Fachperson wissen? Bok hat bereits 1993 in einem Beitrag die ethisch-relevanten Aspekte dieser Frage diskutiert und die Argumente zusammengestellt. Neben den betroffenen Fachpersonen, den Berufsorganisationen und Aufsichtsorganen, spielt auch die Perspektive der Leistungsempfänger eine entscheidende Rolle. Bisher wurden solche Einschränkungen kaum offen kommuniziert – mit der Folge, dass selbst zuweisende Kollegen in der Regel nichts von der eingeschränkten Funktionalität einer anderen Fachperson wissen; Patienten schon gar nicht. Niemand will die ohnehin fragile Vertrauensbasis durch derartige Informationen weiter unterminieren – aus der Sicht der Patientensicherheit müssen jedoch die sich hier ergebenden Fragen und mögliche Lösungen diskutiert werden. Allzu lange lautete die Antwort der Fachleute auf die eingangs dieses Abschnittes gestellte Frage: *„Nothing!"*. Einzelfälle von eklatantem Fehlverhalten haben zu einer Verunsicherung der Öffentlichkeit geführt (siehe beispielsweise Süddeutsche Zeitung Nr. 35 vom 12.02.2014 über den Fall des „Dr. Schock"; oder der Fall des Gynäkologen Joachim K. in *n-tv* vom 05. Sept. 2013, dem Übergriffe in 1484 Fällen vorgeworfen werden sowie der unerlaubten Herstellung von 36'146 Fotoaufnahmen und 62 Videodateien), die nicht weiter ignoriert werden kann. Irritierend ist auch die Erkenntnis, dass keine standardisierten Vorgehensweisen existieren, was mit fehlbaren Fachleuten zu geschehen hat. Diesbezüglich besteht ein dringender Handlungsbedarf. Der Begriff *„fehlbare Fachleute"* mag fälschlicherweise eine einheitliche Problematik suggerieren, was jedoch in Realtität so nicht zutrifft – es müssen spezifische Vorgehensweisen je nach individueller Ausgangslage entwickelt werden.

Aufgabe 6.3.2:
Was soll mit Fachleuten mit eingeschränkter Funktionalität geschehen?
Wer muss für solche Schritte das individuelle Fallmanagement übernehmen?
Was sollen/müssen Fachkollegen und/oder Patienten über die eingeschränkte Funktionalität einer Fachperson wissen? Diskutieren Sie im Plenum mögliche ethische Argumente aus Sicht der Leistungserbringer und aus der Perspektive der Leistungsempfänger.

Die Hilfestellung muss über die Berufsverbände in Zusammenarbeit mit den Aufsichtsorganen erfolgen. Die Thematik erfordert eine curriculare Integration über Risiken und Interventionsmöglichkeiten, inkl. zwingende Meldung entsprechender Feststellungen durch Fachkollegen. Die erforderlichen Strukturen müssen durch die Aufsichtsorgane resp. den Gesetzgeber (z.B. Meldepflichten) geschaffen werden (Tschan 2014). In allen Fällen von pädosexuellen Vergehen sowie denjenigen Fällen, wo keine fachliche Rehabilitation möglich ist, ist ein Berufsverbot auszusprechen. Die Aufsichtsbehörden sind im Hinblick auf die Patientensicherheit verpflichtet (Bok 1993), einfache Meldewege für betroffene Patienten entsprechend dem Vorbild des College of Physicians and Surgeons von Ontario/Kanada zu schaffen; siehe:
http://www.cpso.on.ca/Policies-Publications/Complaints/Sexual-Abuse-Complaints

---

Aufgabe 6.3.3:
Eine Arztkollegin (Fachärztin für Innere Medizin) wendet sich an Sie. Sie hatte kürzlich ihre MPA wegen Knieproblemen an einen Orthopäden überwiesen und nun von ihr erfahren, dass es im Rahmen dieser

> Behandlung zu sexualisierten Grenzverletzungen gekommen ist. Die MPA war in der Folge längere Zeit arbeitsunfähig und benötigte psychologische Hilfe. Die Ärztin hatte vor einiger Zeit schon eine ähnliche Situation mit einer Patientin erlebt, die sie an den gleichen Arzt überwiesen hatte – diese Patientin hatte ihr damals ebenfalls von sexualisierten Grenzverletzungen berichtet.
>
> Was soll/muss die Ärztin (als Arbeitgeberin) tun?
> Besteht für die Ärztin eine gesetzliche Meldepflicht?
> Was soll die MPA unternehmen?
>
> Welche ethischen Aspekte haben Sie berücksichtigt?

Fachpersonen mit eingeschränkter Funktionalität benötigen Hilfe und Unterstützung. Bei gravierendem Fehlverhalten und/oder strafrechtlich relevanten Delikten sind aufsichtsrechtliche Schritte zu prüfen und ein entsprechendes Fallmanagement sicherzustellen. Eine Rehabilitation macht nur Sinn, wenn seitens der Fachperson eine entsprechende Einschränkung akzeptiert wird. Basierend auf einem Assessment wird ein individueller Rehabilitationsplan festgelegt. Bei fachlichem Fehlverhalten muss sich zwingend ein Monitoring zur Sicherstellung des individuellen Fallmanagements anschliessen. Ziel der Bemühungen ist stets die Gewährleistung einer hinreichenden Patientensicherheit. Bestehen Zweifel an der fachlichen Eignung ist ein (allenfalls temporäres) Berufsverbot auszusprechen. Die gesetzlichen Grundlagen sind über die Berufsgesetze (beispielsweise MedBG) geschaffen worden.

Fachliches Fehlverhalten kann nahtlos in kriminelles Verhalten übergehen – das Ganze ist eine Frage der strafrechtlichen Bestimmungen. Umgekehrt stellt ein fachliches Fehlverhalten nicht immer einen Verstoss gegen Strafgesetzbestimmungen dar – es ist deshalb erforderlich, das fachliche Fehlverhalten primär aus der professionellen Sichtweise und weniger nach strafrechtlichen Kriterien zu beurteilen – und basierend auf diesem Paradigma die erforderlichen Konsequenzen umzusetzen. Diese Aufgabe kommt in erster Linie den Aufsichtsorgangen zu, wie dies im nächsten Kapitel ausgeführt wird.

6.4 Rolle der Aufsichtsorgane

Selbstständig tätige Psychotherapeuten unterstehen gesetzlichen Regelungen; diese sehen Aufsichtsbehörden vor, welche bei Verletzung von Berufspflichten aktiv werden und über entsprechende Sanktionsmöglichkeiten verfügen. In vielen Fällen war bisher die Vorgehensweise suboptimal, wie das nachfolgende Beispiel illustrieren mag.

In den Niederlanden wurde kürzlich der 68-jährige Neurologe Ernst J.S. wegen schwerer Körperverletzungen infolge Fehldiagnosen zu drei Jahren Gefängnis verurteilt (Süddeutsche Zeitung Nr. 35, 12.02.2014). Der Arzt hatte mit Vorsatz gehandelt. Viele seiner Patienten beschrieben ihn als *„lieben, netten Arzt"*. Die Gründe für sein Handeln bleiben bis heute unklar. Laut den Medienberichten seien 13 Patienten an Gehirn oder Rückenmark operiert worden, ohne dass dies nötig gewesen sei; eine Patientin sei nach einer grundlosen Rückenmarkspunktion gelähmt gewesen und kurze Zeit darauf verstorben. Der Neurologe habe Patienten eröffnet, dass sie an Alzheimer erkrankt seien – die jüngste Patientin sei 20 Jahre alt gewesen. Andere Patienten seien wegen nicht existentem Morbus Parkinson mit Medikamenten behandelt worden. Eine Frau habe sich nach der niederschmetternden Diagnose seitens von J.S. suizidiert. Bereits 10 Jahre zuvor war der Arzt den Aufsichtsorganen aufgefallen – er konnte weiter praktizieren, ohne dass er unter ein Monitoring gestellt wurde.

Jegliche Einschränkung der selbstständigen Berufstätigkeit stellt einen tiefgreifenden Eingriff in die über die Verfassung garantierte Wirtschaftsfreiheit dar und wird deshalb durch die Aufsichtsorgane nur zögerlich ausgesprochen. In der Schweizer Bundesverfassung regelt Art. 27 BV die Wirtschaftsfreiheit wie folgt: *"Die Wirtschaftsfreiheit ist gewährleistet. Sie umfasst insbesondere die freie Wahl des Berufes sowie den freien Zugang zu einer privatwirtschaftlichen Erwerbstätigkeit und deren freie Berufsausübung"*. Jegliche Grundrechtseinschränkung bedarf einer gesetzlichen Grundlage, wie dies in Art. 36 BV ausgeführt ist: *"Einschränkungen von Grundrechten bedürfen einer gesetzlichen Grundlage. Schwerwiegende Einschränkungen müssen im Gesetz selbst vorgesehen sein. ... Einschränkungen von Grundrechten müssen durch ein öffentliches Interesse oder durch den Schutz von Grundrechten Dritter gerechtfertigt sein. Einschränkungen von Grundrechten müssen verhältnismässig sein. Der Kerngehalt der Grundrechte ist unantastbar"*. Gestützt auf diese verfassungsmässigen Rahmenbedingungen regeln in der Schweiz zwei Gesetze die Psychotherapie: einerseits das Bundesgesetz über die Psychologieberufe (PsyG) und andererseits das Bundesgesetz über die Medizinalberufe (MedBG). Beide Gesetze entsprechen im Prinzip einer reinen Polizeigesetzgebung, welche sich auf Art. 95, Abs. 1[2] und Art 118[3] BV abstützt. Ziel der beiden Gesetze ist die Sicherstellung resp. der Schutz der öffentlichen Gesundheit. Die Schaffung eines MedBG geht auf einen Beschluss der Sanitätsdirektorenkonferenz von 1991 zurück, die 1995 zur Einsetzung einer Expertenkommission unter der Leitung von Prof. Thomas Fleiner führte. Basierend auf der bundesrätlichen Botschaft von 2004 erfolgte die parlamentarische Debatte. Das MedBG löst das Freizügigkeitsgesetz (FMPG) von 1877, resp. dessen Revision per 1. Juni 2002 im Rahmen des CH-EU-Freizügigkeitsabkommens, ab.

Trotz der bundesstaatlichen Lösung verbleiben die Erteilung der BAB (Berufsausübungsbewilligung) gemäss Art. 34 MedBG resp. Art. 22 PsyG sowie die Aufsicht gemäss Art. 41 MedBG resp. Art. 28 PsyG und die Anordnung von Disziplinarmassnahmen gemäss Art. 43 ff. MedBG resp. Art. 30 PsyG unter kantonaler Kompetenz. Im Gegensatz zum Bewilligungsentzug stellen Disziplinarmassnahmen über den Eintrag ins Register (gemäss Art. 51 ff. MedBG) Massnahmen dar, die für die ganze Schweiz gelten. Das MedBG beschränkt sich bei den Disziplinarmassnahmen auf selbstständig tätige Medizinalpersonen; Ärztinnen und Ärzte mit unselbstständiger Tätigkeit wie Angestellte, in Ärzte-AG und vergleichbaren Strukturen Tätige, Spitalärzte, Institutsleiter und Chefärzte werden durch das Gesetz *nicht* erfasst.

Unbefriedigend ist die Nicht-Regelung des Rechtsschutzes für betroffene Fachleute in beiden Gesetzen, welcher sich somit einzig am Verwaltungsgerichtsgesetz (VGG) orientiert. Demzufolge ist erste Gerichtsinstanz bei Anfechtung von Entscheiden von kantonalen Aufsichtsbehörden das kantonale Verwaltungsgericht (in einzelnen Kantonen das Obergericht), mit Rekursmöglichkeit ans Bundesgericht. Weiter ist zu beachten, dass die Stellung der meldenden Person in beiden Gesetzen ebenfalls nicht geregelt ist (z.B. Informationsanspruch?).

Gemäss Art. 28 des Bundesgesetzes über die Psychologieberufe (PsyG) vom 18. März 2011 bezeichnet jeder Kanton der Schweiz eine kantonale Aufsichtsbehörde, welche die Personen beaufsichtigt, die im betreffenden Kanton Psychotherapie privatwirtschaftlich in eigener fachlicher Verantwortung aus-

---

[2] BV Art. 95 Abs. 1: Der Bund kann Vorschriften erlassen über die Ausübung der privatwirtschaftlichen Erwerbstätigkeit.

[3] BV Art. 118: Der Bund trifft im Rahmen seiner Zuständigkeiten Massnahmen zum Schutz der Gesundheit.
Er erlässt Vorschriften über:
a. den Umgang mit Lebensmitteln sowie mit Heilmitteln, Betäubungsmitteln, Organismen, Chemikalien und Gegenständen, welche die Gesundheit gefährden können;
b. die Bekämpfung übertragbarer, stark verbreiteter oder bösartiger Krankheiten von Menschen und Tieren;
c. den Schutz vor ionisierenden Strahlen.

üben. Nach Absatz 2 trifft die Aufsichtsbehörde die für die Einhaltung der Berufspflichten nötigen Massnahmen.

a. Die Berufspflichten sind in Art. 27 PsyG aufgeführt: Personen, die Psychotherapie privatwirtschaftlich in eigener fachlicher Verantwortung ausüben, beachten die folgenden Berufspflichten:
b. Sie üben ihren Beruf sorgfältig und gewissenhaft aus; sie halten sich an die Grenzen der Kompetenzen, die sie im Rahmen der Aus- und Weiterbildung erworben haben.
c. Sie vertiefen, erweitern und verbessern ihre Kompetenzen durch kontinuierliche Fortbildung.
d. Sie wahren die Rechte ihrer Klientinnen und Klienten und Patientinnen und Patienten.
e. Sie machen nur Werbung, die objektiv ist, dem öffentlichen Bedürfnis entspricht und weder irreführend noch aufdringlich ist.
f. Sie wahren das Berufsgeheimnis nach Massgabe der einschlägigen Vorschriften.
g. Sie haben eine Berufshaftpflichtversicherung nach Massgabe der Art und des Umfangs der Risiken abzuschliessen oder eine vergleichbare finanzielle Sicherheit zu erbringen.

Aufgabe 6.4.1:
Wo werden Sie in Ihrer Tätigkeit mit den gesetzlichen Rahmenbedingungen zu den Berufspflichten konfrontiert? Welche Bestimmungen erfordern aus ethischer Sicht Ihrer Meinung nach eine besondere Beachtung?

Nach Art. 30 PsyG kann die Aufsichtsbehörde bei Verletzung der Berufspflichten, der Vorschriften des PsyG oder von Ausführungsbestimmungen zum PsyG folgende Disziplinarmassnahmen verhängen:

a. eine Verwarnung aussprechen;
b. einen Verweis erteilen;
c. eine Busse bis 20 000 Franken anordnen;
d. die privatwirtschaftliche Berufsausübung in eigener fachlicher Verantwortung befristet verbieten, längstens für sechs Jahre;
e. die privatwirtschaftliche Berufsausübung in eigener fachlicher Verantwortung definitiv verbieten.

2 Für die Verletzung der Berufspflicht nach Artikel 27 Buchstabe b können nur Disziplinarmassnahmen gemäss Absatz 1 Buchstaben a-c verhängt werden.
3 Zu einem Verbot der privatwirtschaftlichen Berufsausübung in eigener fachlicher Verantwortung kann zusätzlich eine Busse angeordnet werden.
4 Die Aufsichtsbehörde kann die Bewilligung zur Berufsausübung während des Disziplinarverfahrens einschränken, mit Auflagen versehen oder vorläufig entziehen.
5 Die strafrechtlichen Bestimmungen bleiben vorbehalten.

Psychotherapeutisch tätige Ärzte in der Schweiz müssen die entsprechenden Ausführungen im Medizinalberufsgesetz (MedBG) beachten.

6.5 Auseinandersetzung mit der Rechtssprechung

„Therapeutic jurisprudence is the study of the role of the law as a therapeutic agent. It looks at the law as a social force that may produce therapeutic or anti-therapeutic consequence" (Tali Gal & Vered Shidlo-Hezroni, 2011, p. 139)

Die Rechtssprechung hat oft das Leiden von psychisch kranken Menschen verschlimmert. Als Folge davon setzt sich die akademische Diskussion seit rund 25 Jahren intensiv mit Fragen auseinander, welche Mechanismen dazu beitragen können, dass Rechtsprechung und Gesetzen eine heilende Wirkung zukommt, resp. inwieweit die Justiz Menschen schadet und Heilungen verunmöglicht. Diese Auseinandersetzung geht auf Wexler, 1992 zurück, welcher eine Forschung angeregt hat: *„to examine ways the law should be applied to support, or at least not to harm, those it affects"* (Gal et al. 2011, p. 139). Fachleute waren zunächst skeptisch – aus der Sicht von Psychotherapeuten sah man die Justiz traditionell als täterorientiert und nicht als opfersensitiv – was soll da „Therapeutisches" dabei herauskommen? Umgekehrt hielten die Richter und Anwälte wenig von Verhaltens- und Neurowissenschaften – das war ihnen fremd; und *„therapeutisch"* war ohnehin suspekt. Das hat sich inzwischen radikal verändert – auf beiden Seiten. Mit dem Resultat einer für alle Beteiligten fruchtbaren interdisziplinären Zusammenarbeit.

Im Jahre 1987 wurde David Wexler vom Nationalen Institut für Seelische Gesundheit der USA (National Institut of Mental Health) für ein Referat eingeladen. In der Vorbereitung realisierte er, dass er nicht in erster Linie über das Verhältnis zwischen Recht und Psychiatrie referieren wollte, sondern über «*law as therapy*» (wie das Recht therapeutisch zu nutzen ist). Sein Interesse galt fortan der Frage nach dem therapeutischen Wirken resp. den antitherapeutischen Konsequenzen der Rechtssprechung.

Aufgabe 6.5.1
Wo ergeben sich bei der Schnittstelle Psychotherapie und Recht ethische Fragestellungen? Bitte stellen Sie stichwortartig die einzelnen Punkte zusammen.

Nun war es in der Vergangenheit schon immer einzelnen Richtern gelungen, mit ihren Urteilssprüchen Menschen zu helfen – neu war jedoch die systematische Untersuchung derartiger Zusammenhänge und das Suchen nach spezifisch wirksamen Vorgehensweisen. Rasch etablierte sich eine fruchtbare Zusammenarbeit mit anderen Disziplinen, in erster Linie Psychologie und Psychiatrie, Sozialarbeit, Kriminologie und Forensik. Erst später kamen dann Public Health und Anthropologie dazu. Voraussetzung dieser Zusammenarbeit war die Entwicklung eines gemeinsamen Vokabulars und gegenseitigen Verständnisses für die jeweiligen Vorgehensweisen. Insbesondere erschloss sich über die Zusammenarbeit mit der Anthropologie die Rechtssprechung der indigenen Bevölkerungen und ihrer Modelle der Kriminalitätsbewältigung im Hinblick auf ihre therapeutische Bedeutung (Beispielsweise kennen die Maori in Neuseeland einen interessanten Täter-Opfer-Ausgleich innerhalb der Maori-Kommunitäten, der darin besteht, dass die Gemeindemitglieder in Kenntnis über das Tatgeschehen gesetzt werden). Die bisherige Gesetzgebung im Bereich der psychischen Krankheiten (mental health law) war zwar von guten Intentionen geprägt, erwies sich jedoch in der Praxis oft als untauglich, weil die Gerichtspraxis und die Entscheide den Gesundheitsbedürfnissen von Menschen mit psychischen Problemen kaum Rechnung trugen.

Therapeutic Jurisprudence hat in den englisch-sprechenden Ländern die Ausbildung der Juristen in den zurückliegenden 20-25 Jahren erheblich verändert. Einige law schools bieten inzwischen Kurse in therapeutic jurisprudence an. Über die Webseite therapeuticjurisprudence.org werden die verschiedenen Aktivitäten koordiniert und Interessenten zur Verfügung gestellt. Das internationale Interesse wächst stetig – und inzwischen sind Übersetzungen auf Spanisch, Italienisch, Französisch, Portugiesisch, Holländisch, Schwedisch, Japanisch, Hebräisch und Urdu erhältlich. Internationale Konferenzen fanden in GB (1998), USA (2001) und Australien (2006) statt. Dabei rückt mehr und mehr ins Zentrum der Forschung, welche Heilungsprozesse durch therapeutic jurisprudence angestossen werden können. In Bereichen wie domestic violence, intimate partner violence und sexualisierten Gewaltdelikten hat therapeutic jurisprudence die Gerichtsprozeduren verändert, mit dem Resultat, dass Opfer mehr Vertrauen in die Justiz gewonnen haben.

Die Gesellschaft kann nicht länger ignorieren, dass die überwiegende Mehrzahl aller Opferberatungsstellen von Gewaltdelikten Betroffenen von einer Anzeige abraten. Mit ein paar Gesetzesreförmchen ist es nicht getan – die Justiz muss sich von ihrer täterorientierten Sichtweise distanzieren und zu opfersensitiven Vorgehensweisen übergehen.

In ihrer Doktorarbeit hat Vees darauf hingewiesen, wie das 1939 von Dansauer und Schellworth verfasste Werk „Neurosenfrage, Ursachenbegriff und Rechtssprechung" für die nächsten Jahrzehnte die Gutachtertätigkeit und Justiz nachhaltig prägte. Die Autoren waren der Auffassung, dass „es gar keine kausalen Beziehungen zwischen äusseren Ereignissen und psychischen Folgen geben [könne], da Ursache-Wirkungs-Verknüpfungen nur im räumlich-materiellen Bezugssystem denkbar seien" (Vees 2010). Damit verwehrte die Justiz allen Menschen mit Traumafolgestörungen die Anerkennung ihrer Leiden. Hauptbetroffene in Deutschland waren zunächst einmal die Holocaust-Überlebenden, die erst ab 1964 nach einer Änderung der Rechtssprechung Entschädigungen erhielten. Wendepunkt war die Publikation des Werkes „Psychiatrie der Verfolgten" durch von Baeyer und Mitarbeiter: „Diese Arbeit ist aus dem praktischen Bedürfnis entstanden, für die entschädigungsrechtliche Begutachtung von überlebenden Opfern der nationalsozialistischen Verfolgung mit seelisch-nervösen Störungen verlässliche Grundlagen zu finden" (von Baeyer et al. 1964, p. III).

„Nicht zu fühlen, was ist, ist einer unser wichtigsten Überlebensmechanismen bei Bedrohung. Funktionieren, verdrängen, verleugnen, sich zurückzuziehen, nichts mehr zeigen von der inneren Wirklichkeit – ohne diese Fähigkeit könnten Menschen in einer traumatischen Situation geistig und seelisch nicht überleben" (Alberti 2010, p. 10). Ähnlicher Schludrian wurde lange Zeit in der Schweiz durch die Justiz betrieben, indem sie Betroffenen, bei denen keine organisch fassbaren Ursachen ihrer Beschwerden nachgewiesen werden, schlichtweg Rentenansprüche ablehnte. Das Schweizer Bundesgericht hat mit Urteil vom 3. Juni 2015 seine bisherige Praxis in Bezug auf funktionelle körperliche Beschwerden deutlich geändert (Urteil 9C_492/2014) – indem das Gericht unter anderem anmahnt, dass die Frage, ob die Schmerzstörung als Gesundheitsbeeinträchtigung überhaupt sachgerecht festgestellt worden sei in der bisherigen Versicherungspraxis oft kaum beachtet worden sei. Das selbe Gericht lehnt es aber ab, führere Urteile gemäss der neuen Rechtsauffassung neu zu beurteilen (8C_590/2015).

Noch grotesker ist die Tendenz innerhalb der Rechtsprechung, wenn sich Richter anmassen, Krankheitbilder selbst zu diagnostizieren. Ich zitiere nachstehend aus einem Urteil des Versicherungsgerichtes des Kantons Solothurn vom 17. Juli 2013 (VSBES.2011.207). Der betreffende Patient hatte mehrere Unfälle erlitten und war in der Folge trotz diversen Rehabilitationsmassnahmen nicht mehr in der Lage, einem Erwerb nachzugehen. Die Unfallversicherung stellte ihre Leistungspflicht ein, obwohl gerichtlich (durch Vorinstanzen) festgestellt wurde, dass sich die psychischen Folgen mit überwiegender Wahrscheinlichkeit auf die Unfallfolgen zurückführen lassen. Der Mann wurde in Folge durch die Versicherung observiert mit dem Resultat, dass die Versicherung nun behauptete, dass der Mann weniger krank sei, als die Gutachter annehmen würden. Der behandelnde Psychiater stellte die Diagnose einer Posttraumatischen Belastungsstörung nach mehreren Unfallereignissen; der von der Versicherung bestellte Gutachter kam sogar zur Diagnose eine Persönlichkeitsveränderung nach Extrembelastung (ICD-10) F62.0.

Die Richter kamen zur Auffassung, dass hier keine posttraumatische Störung vorliege – da das auslösende Ereignis nicht den Bedingungen einer ausserordentlichen Schwere entspreche –(siehe Urteil 9C_865/2009) *„vorausgesetzt wird [bei der Posttraumatischen Belastungsstörung] ein belastendes Ereignis ... mit aussergewöhnlicher Bedrohung oder katastrophenartigem Ausmass, [welches] bei fast jedem Menschen eine tiefe Verzweiflung hervorrufen würde"*. Das Bundesgericht hatte jedoch schon in einem früheren Verfahren im vorliegenden Fall die Diagnose einer Posttraumatischen Belastungsstörung akzeptiert. Weiter äussern sich die Richter zur Diagnosestellung des Gutachters: *„Diese letztere Diagnose ist ebenfalls nicht zu ihrem Wortlaut zu nehmen, da sie ebenfalls eine ausserordentlich schwere Belastung verlangt ..."* (p .24).

Wenn sich Richter über ärztliche Diagnosen hinwegsetzen, sind die Berufsverbände aufgerufen, solche Entscheide kritisch zu kommentieren, die Justiz in die Schranken zu weisen und die Kassation derartiger Urteile resp. die Absetzung anmassender und unfähiger Richter zu verlangen. Es geht umgekehrt nicht an, dass Menschen sich nach Gutdünken um Gesetze kümmern oder nicht. Leidtragende solcher richterlichen Anmassungen sind die psychisch kranken Menschen, die irgendwann nicht mehr die Kraft aufbringen, weiter zu prozessieren. Die im zitierten Rechtsverfahren geäusserte Auffassung der Richter in Bezug auf das Krankheitsbild entspricht der längst überholten Formulierung von 1980, als die Diagnose der PTSD geschaffen wurde (unter Bezug auf die Kriegspsychiatrie) – was inzwischen jedoch in den heutigen Diagnosemanualen gänzlich anders formuliert wird.

In Deutschland ermittelt die Staatsanwaltschaft gemäss dem Opportunitätsprinzip – d.h. da wo ein öffentliches Interesse an einer Strafverfolgung verneint wird, wird das Verfahren eingestellt. Im Jahre 2012 wurden 4.6 Mio. Verfahren aufgenommen – davon wurden 1.3 Mio. wegen mangelnder Beweislage eingestellt, weitere 550'000 Verfahren hat die Staatsanwaltschaft nach Zahlungen von Geldbeträgen eingestellt. Weniger als ein Viertel aller Anzeigen führten zu Anklagen an die Gerichte. Die Ermittlungsbehörden sind den jeweiligen Justizministerien unterstellt. Die Schweiz kennt unterschiedliche kantonale Lösungen – grundsätzlich gilt hier das Legalitätsprinzip, insbesondere bei Offizialdelikten. Ein Einstellungsbeschluss kann bei Gericht angefochten werden. Im Gegensatz zu Deutschland sind die politischen Behörden in der Schweiz nicht weisungsberechtigt.

Die Aufsicht über die Justizorgane muss grundlegend verbessert werden. In einem Bericht über das Fehlverhalten von Staatsanwälten im Kanton Basel-Landschaft hat Daniel Wahl (Basler Zeitung Nr. 253 vom 30.10.2015) aufgezeigt, wie wichtig die Aufsichtsfunktion durch die Fachkommission („Aufsicht über die Staatsanwaltschaft und Jugendanwaltschaft Baselland") für die Sicherstellung einer geordneten Arbeitsweise ist – bedingt durch ihre Machtbefugnisse tendieren Justizorgane dazu, die Grenzen ihrer Vorgehensweisesn aus den Augen zu verlieren. Die Zusammensetzung der besagten Fachkommission hinterlässt jedoch Fragezeichen – zwei durch das Kantonsgericht delegierte Richter und Hanspeter Uster als ausserkantonaler Rechtsexperte bilden diese Fachkommission. Derartige Aufsichtsorgane müssen interdisziplinär und durch unabhängige Personen besetzt sein. Menschen mit Psychiatrieerfahrung haben eine andere Sicht der Dinge – diese Stimme muss eingebracht werden, sollen im demokratischen Rechtssystem funktionierende Strukturen gewährleistet werden. Die Justiz kann nicht sich selbst beaufsichtigen – das wäre dasselbe, wie wenn die Einsitzenden im Knast sich selbst kontrollieren würden.

6.6 Sozialversicherungen

„Eine Wissenschaft, die keinen Begriff von strukturellen Machtverhältnissen hat, ist offensichtlich zur Realitätsblindheit verdammt und erinnert an den Witz des Mannes, der seinen verlorenen Schlüssel im Schein der Laterne sucht, weil er nur dort Licht hat" (Emme 1996, p. 59).

Aufgabe 6.6.1
Welche ethischen Fragestellungen sind beim Thema Sozialversicherung und Psychotherapie relevant?

Die Entscheide von Sozialversicherungsgerichten haben für Betroffene weitreichende Konsequenzen – nicht nur in materieller Hinsicht. Zunächst ist für die Betroffenen entscheidend, ob sie in ihrer Not wahrgenommen werden. Werden ihre Beschwerden und Einschränkungen wahrgenommen? Die psychischen Folgen lassen sich nicht mittels bildgebender Verfahren oder laborchemischer Untersuchungen verifizieren – sie sind häufig subjektiv. Das ist mit sonstigen Erkrankungen nicht wesentlich anders – die Folgen einer Grippe in Bezug auf die Befindlichkeit lassen sich auch nicht objektivieren, und doch werden sie von allen akzeptiert. Es mangelt häufig am nötigen Sachverstand, die psychischen Einschränkungen korrekt erfassen zu können. Es hängt jedoch auch mit der gutachterlichen Tätigkeit von Fachleuten zusammen, welche von den Leistungserbringern bestellt werden, und die entsprechend gut bezahlt werden. Die Abrechnungsansätze liegen rund 30% höher als die einer behandelnden/therapeutischen Tätigkeit. Vor Gericht gilt ein solcher Gutachter als unabhängig, im Gegensatz zu den behandelnden Fachpersonen, die als befangen angesehen werden, weil sie im Auftragsverhältnis zum Patienten stehen. Dies führt reihenweise zu grotesken Situationen, dass zwei, drei in der Behandung involvierte Fachpersonen einen Patienten längere Zeit krank schreiben – und ab Moment der Begutachtung werden die Zahlungen eingestellt, weil der Betreffende nun plötzlich wieder gesund und arbeitsfähig sei. Wunderheilungen sozusagen.

Ich gebe Ihnen nachstehend aus Sicht des psychiatrischen Fachmannes Einblick in den Entscheidungsfindungsprozess bei psychischen Leiden und der Beurteilung der Arbeitsfähigkeit. Eine 1980 geborene Patientin stellte ein Rentengesuch. In der psychiatrischen Beurteilung zeigte sich eine Traumafolgestörung als Ursache der Beschwerden mit vollständiger Einschränkung der Arbeitsfähigkeit. Wie in solchen Fällen üblich, wird durch die Versicherung (in diesem Fall die Schweizer Invalidenversicherung) ein Gutachter bestellt, welcher die Situation unabhängig vom behandelnden Arzt zu beurteilen hat.

Die Gutachterin kam in der Folge zum Schluss, dass bei der betreffenden Patientin keine ernsthafte psychiatrische Erkrankung vorliege und man allenfalls von histrionisch-infantil akzentuierten Persönlichkeitszügen sprechen könne; und dass sie zu 100% arbeitsfähig sei. Eigenartigerweise war die betreffende Patientin bis zum Untersuchungszeitraum bereits 14x (!) in der Psychiatrischen Universitätsklinik hospitalisiert gewesen und zudem lagen umfangreiche Gerichtsakten in Zusammenhang mit Gewaltdelikten vor, welche an ihr verübt worden waren. Untersuchungen des Institutes für Rechtsmedizin bestätigten den Sachverhalt. Hier wurde festgehalten, dass aus rechtsmedizinischer Sicht eine potentielle Lebensgefahr durch Einblutungen in die Schädelhöhle oder von Hirngewebsverletzungen als Folge der stumpfen Gewalteinwirkung zu diskutieren sei. Laut den Gerichtsakten hatte der Angeklagte zudem mehrmals damit gedroht, die Patientin umzubringen; resp. die ganze Familie umzubringen, sollte sie die Polizei verständigen.

Der Entscheid der Rentenprüfung war für die Patientin äusserst beschämend – nicht nur wurde ihr abgesprochen, dass sie an einer ernsthaften Erkrankung litt, sie war zudem weiterhin auf Unterstützung durch das Sozialamt angewiesen, wo man ihr zu verstehen gab, dass sie doch jetzt arbeitsfähig sei, und demzufolge die Unterstützung wohl demnächst eingestellt werden könnte. Sie war verzweifelt und sah praktisch keinen Ausweg mehr. Immer wieder betonte sie, wie gerne sie eine Berufslehre gemacht hätte, oder wie gerne sie einer regelmässigen Berufstätigkeit nachgehen möchte.

6.7 Patientenrechte und Ombudsstellen

„Institutionen können [...] Machtmissbrauch nicht selbst aufklären, sondern bedürfen dazu der Hilfe von aussen". (Mertes 2013, p. 81)

Der Rechtsstaat muss die Patientenrechte schützen und Vorkehrungen treffen, welche der Entstehung von fachlichem Fehlverhalten vorbeugen können. Beispiele wie die Menschenversuche in der Psychiatrischen Klinik in Münsterlingen oder der Skandal um die Verding- und Heimkinder (zur Illustration siehe den Film: Freistatt von Marc Brummund, 2015 oder Lina von Michael Schärer, 2016) verdeutlichen, was möglich ist – die Gefahr des Machtmissbrauchs von Fachleuten gegenüber den schwächsten und verletzlichsten Personen ist immer wieder gegeben. Deshalb müssen die Aufsichtsorgane Schutzkonzepte gegen derartige Vorfälle vorsehen. Der Gesetzgeber muss die erforderlichen Bestimmungen veranlassen. Einen möglichen Weg weist die Aufsichtsbehörde des Gesundheitswesens des Bundesstaates British Columbia/Kanada mit Sitz in Vancouver (siehe http://www.cpsbc.ca).

Aufgabe 6.7.1:
Wieso braucht es in der Psychotherapie spezifische Ombudsstellen?
Stellen Sie die ethisch relevanten Argumente zusammen.

Spezifische Ombudsstellen im Psychotherapiebereich sind eine Rarität. Ich war persönlich über 12 Jahre Mitglied der Spitalkommission der UPK Basel-Stadt. Wir haben uns um eine Fehlerkultur bemüht und nicht um das Blossstellen von Mitarbeitenden der Psychiatrischen Universitätsklinik. Trotzdem bin ich überrascht, mit welcher Geringschätzung die Klinik-Verantwortlichen den Mitgliedern der Spitalkommision begegnet sind. An den Jubliäumsfeiern zum 125-jährigen Bestehen der Klinik 2011 fanden diverse Fachvorträge über das Wirken der PUK statt – erklärtes Ziel war, die Klinik in der Öffentlichkeit zu präsentieren. Dass den Patientenrechten ein hoher Stellenwert zukommt, wird zwar gerne vollmundig beteuert – an diesem Tag war kein Wort über die Bedeutung der Patientenrechte und der Rolle der Spitalkommission zu hören. Mit einem internen Beschwerdemanagement ist es nicht getan – siehe einleitendes Zitat des ehemaligen Rektors des Canisius-Kolleg von Berlin. In seinem Buch „Incesteous Workplace" hat White beschrieben, wie solche Institutionen funktionieren (White 1997), indem er die Einrichtung mit der Situation einer Inzestfamilie vergleicht – es darf nichts nach Aussen dringen.

Gemäss den gesetzlichen Bestimmungen hatte die Spitalkommission neben der Beratung von Patientinnen und Patienten und ihren Angehörigen in Zusammenhang mit einem Klinikaufenthalt die Aufgabe, die Handhabung der Patientenrechte in der Klinik zu überprüfen.

Gesetzliche Grundlage bildete das Psychiatriegesetz vom 18. Sept. 1996:

§ 24 Das zuständige Depratement sorgt dafür, dass die Patientinnen und Patienten sich mit Anliegen, Reklamationen und Klagen an eine dafür bezeichnete Anlaufstelle wenden können.

In der Psychiatrieverordnung vom 8. April 1997 wurden die Details geregelt:

§5 Anlaufstelle für Anliegen, Reklamationen und Klagen von Patientinnen und Patienten der PUK ist die vom Sanitätsdepartement eingesetzte Spitalkommission PUK.

§6 Das Sanitätsdepartement sorgt dafür, dass Patientiennen und Patienten oder ihnen nahestehende Personen ihre Anliegen auf rasche und einfache Weise schriftlich oder mündlich bei einem Mitgleid der Spitalkommission vorbringen können.
2 Die zuständigen Mitglieder der Spitalkommission suchen das persönliche Gespräch mit den Beteiligten, klären den Sachverhalt und vermitteln nach Möglichkeit einvernehmliche Lösungen. Vorbehalten bleibt die Aufsichtsbeschwerde an das Sanitätsdepartement.

³ Die Mitglieder der Spitalkommission haben Zugang zu den Klinikabteilungen. Sie können, soweit dies zur Abklärung einer Beschwerde erforderlich ist, Einblick in die betreffenden Krankenunterlagen nehmen und Stellungsnahmen des beteiligten Klinikpersonals einholen.

§7 ² Ersucht eine in der PUK hospitalisierte Person um nachträgliche Überprüfung der Angemessenheit von psychischen Zwang oder Isolation, so ist dieses Begehren unverzüglich an die Spitalkommission PUK zur Abklärung weiterzuleiten. Diese erstattet der Klinikdirektion und dem Sanitätsdepartement Bericht über das Ergebnis ihrer Abklärungen und über ihre Beurteilung.
³ In privaten Behandlungsinstitutionen sind Begehren um Überprüfung von physischem Zwang oder Isolation bei der Anlaufstelle anhängig zu machen. Diese trifft die erforderlichen Abklärungen und berichtet unverzüglich der für die Behandlungsinstitution zuständigen Aufsichtsinstanz.

§9 Die Spitalkommission PUK nimmt zuhanden des Sanitätsdepartementes Aufsichtsfunktionen im Bereich der Überwachung und Förderung der Einhaltung der Patientenrechte wahr.

² Sie unterstützt die Klinikleitung bei der Planung und Umsetzung von entsprechenden Richtlinien, Handlungsanweisungen oder Fortbildungsangeboten.

³ Die Mitglieder der Spitalkommission besuchen periodisch die einzelnen Klinikabteilungen und erstatten jährlich Bericht zuhanden der Klinileitung und des Sanitätsdepartementes über ihre Beobachtungen. Über Wahrnehmungen, die das ergreifen von Massnahmen durch die Klinikleitung oder das Sanitätsdepartement erfordern, ist unverzüglich zu berichten.

Die Spitalkommission bestand aus sechs Mitgliedern: Zwei Juristinnen (eine davon Richterin), zwei Pflegefachpersonen und zwei Fachärzten für Psychiatrie und Psychotherapie. Im Rahmen der Privatisierung der Psychiatrischen Universitätsklinik wurde die Spitalkommission aufgelöst. Die Spitalkommission konnte in vielen Fällen zur Klärung von widersprüchlichen Situationen beitragen und einvernehmliche Lösungen erarbeiten. Die durch den Regierungsrat eingesetzte Spitalkommission besass neben der fachlichen Kompetenz auch eine fundierte rechtliche Basis für ihrer Vorgehensweise.

Aus Sicht der Patientenrechte ist es entscheidend, die psychiatrische Versorgung in die allgemeine medizinische Versorgung zu integrieren und in den Allgemeinen Kliniken Abteilungen für psychisch kranke Menschen einzurichten, so *„dass alle, die das Krankenhaus nötig haben durch dieselbe Türe gehen"* (Dörner et al. 2013, p. 459). Die heute vielfach praktizierte Ghettoisierung der Abteilungen für Psychiatrie-PatientInnen ist kontaproduktiv. Für chronisch psychisch Kranke hat eine proaktive Wohnraum- und Tätigkeitsbeschaffung zu erfolgen: *„Anders als wir träumen, wollen viele chronisch Kranke keine Reha-Einrichtungen, um sich immer besser trainieren zu lassen. Vielmehr wollen sie mit den ihnen verfügbaren Fähigkeiten schlicht und einfach arbeiten, wenn nur der Lohn um einiges besser ist als der Sozialhilfeanspruch"* (Dörner et al. 2013, p. 461). Der Wunsch nach einer sinnvollen Tätigkeit gilt nach meiner Erfahrung für viele Rentenbezüger mit psychischen Einschränkungen – leider fehlt die Bereitschaft der Industrie, solche Arbeitsplätze in genügender Zahl zur Verfügung zu stellen. Rentenbezüger könnten mittels eines Bonussystems zu einer massvollen Tätigkeit und Tagesstruktur verholfen werden, ohne dass dies die Arbeitgeber (ausser den Kosten zur Einrichtung geeigneter Arbeitsplätze) etwas kosten würde. Im Sinne einer Win-Win-Situation liessen sich die Arbeitgeber allenfalls sogar dafür gewinnen, den Bonusanteil zu übernehmen.

7 Forensische Psychiatrie und Psychotherapie

„Die Entscheidung darüber, ob die Forensiker längerfristig das Gewaltpotential senken können, alleine ihnen zu überlassen, ist so, wie die Entscheidung über die moralische Bedeutung der Bankgeschäfte den Bankern zu überlassen" (Strate 2014).

Die Auseinandersetzung mit Gewalt und Rechtsbrechern wird in der Psychotherapie gerne ausgeblendet. Die Konfrontation mit dem Bösen ist nichts für zarte TherapeutInnenseelen, allzu gross sind die Abgründe und Abscheulichkeiten, mit denen man es zu tun hat. Lange haftete dem Massregelvollzug zudem eine Art *„Schlangengrube"* an, in die man nicht nur unliebsame Rechtsbrecher sondern auch unliebsames Personal verbannt hatte (Dörner et al. 2013, p. 338). Gewalt und Delinquenz vollzieht sich jedoch oft zunächst subtil, bis sie dann schliesslich eine deutlichere Handschrift zeigt. TherapeutInnen können folglich bei der Entfaltung der Entstehungsbedingungen involviert sein – und sie sind es möglicherweise wieder, wenn die Forensik ihre eigentliche Arbeit vollbracht hat – spätestens bei der Deinstitutionalisierung und der Entlassung aus dem Straf- und Massnahmevollzug fallen diese Menschen wieder in den allgemeinen Pool von Therapiebedürftigen. Eine Ausgrenzung aus dem Zuständigkeitsbereich der Psychotherapie für die Gesetzesbrecher ist kaum sinnvoll. Zudem ist an dieser Stelle auch die Problematik des Dunkelfeldes und die Zuständigkeit für diesen Bereich zu thematisieren – mit Dunkelfeld ist die nicht entdeckte Delinquenz gemeint. Dieses Dunkelfeld stellt bei den Sexualstraftaten das Hundertfache aller bekannten Delikte dar – die Chancen, einen (unerkannten) Sexualdelinquenten in Behandlung zu haben, dürfte somit beachtlich sein.

Mit der Aufgabe der Kriminalbewältigung hat sich die Forensische Psychiatrie den Anforderungen der Justiz untergeordnet: *„If the essence of the physician's role is to promote healing and/or to relieve suffering, it is apparent that the forensic psychiatrist operates outside the scope of that role"* (Appelbaum 2006, p. 326). Für forensische Begutachtungen gelten andere ethische Anforderungen, als sie sonst an Ärzte und Therapeuten gestellt werden – die Begutachtung erfolgt im Auftrag der Justiz und wird von ihr vergütet – sie erfolgt nicht im Auftrag des Klienten. Damit erfüllt zwar die forensische Begutachtung die Anforderungen des Auftrgsrechtes gemäss Art. 394ff OR, aber eben nicht im Auftrag des Klienten. Problematisch wird die Rolle der forensischen Psychiatrie, wenn sie für Behandlungen verantwortlich ist – soll diese im Interesse der Justiz erfolgen, oder im Interesse des Klienten? Zudem muss die Forensik die Prinzipien demokratischen Handelns in den stationären und ambulanten Vollzug integrieren – und zwar ganz im Sinne eines Rollenmodells. Wo anders sollen Gesetzesbrecher einen korrekten Umgang mit Mitmenschen erlernen, wenn nicht da, wo sie therapiert werden? Das ist eine anspruchsvolle Aufgabe, die viel gesunden Menschenverstand abverlangt. Wahrscheinlich leiden alle Gesetzesbrecher unter wie auch immer gelagerten Beziehungsstörungen – die Beziehung zu sich selbst, zu anderen, gegenüber den sozialen Normen sind (erheblich) beeinträchtigt. Nur zu schnell betonen die Verantwortlichen, dass man nur mittels klarer Vorgaben weiterkomme. Diese Situation trägt dazu bei, dass die Forensische Psychiatrie weitgehend paternalistischen Prinzipien unterliegt – und die Verantwortlichen es bis heute unterlassen haben, sich zu den aufgeworfenen ethischen Fragestellungen verbindlich zu äussern. Forensische Guidelines äussern sich primär zu den fachlichen Qualifikationen der forensisch tätigen Fachleute. Psychotherapeutisches Handeln wirkt jedoch immer modellhaft auf die Empfänger – deshalb müssen Interventionskonzepte, Vorgehensweisen und Haltungen durch die Ausführenden reflektiert werden.

Der Anwalt von Gustl Mollath – der Name steht für einen der grossen Justizirrtümer in Deutschlands jüngster Vergangenheit – zitiert in seinem Buch die Presseinformation der DGPPN (Deutsche Gesellschaft für Psychiatrie und Psychotherapie, Psychosomatik und Nervenheilkunde): *„Der Fall ... Mollath sei eine Lackmusprobe für die forensische Psychiatrie"* (Strate 2014, p. 199). In der besagten Pressemitteilung wird festgehalten, dass die DGPPN einen *„dringenden Handlungsbedarf in Bezug auf die*

Qualifizierung forensischer Gutachter" sehe. Der Anwalt stellt jedoch in Frage, welche Zusatzqualifikationen ein Dr. Klaus Leipziger, welcher das entscheidende erste Gutachten im Fall Mollath erstellt hatte, denn noch benötige – sei er doch Chefarzt für Forensische Psychiatrie am BKH Bayreuth gewesen. Der Anwalt sieht die Probleme anderswo – viel tiefer: *„Wer schon einmal versucht hat, einen Soßenfleck dezent von seiner Krawatte zu entfernen, wird das Phänomen kennen: Beharrliches Reiben vergrössert das Malheur unweigerlich. Selbst die Verwendung von Wasser und Seife führt nicht zum gewünschten Erfolg. [...] Was der Kleidung die Bratensoße ist, stellt für den Angeklagten [...] die forensische Psychiatrie dar: Wer einmal mit ihrem zähen Kleister in Berührung kommt, wird diesen Makel definitiv nie mehr los. Dabei zeichen weder Wesen noch Inhalt der forensischen Psychatrie sie als ein zu den Wissenschaften gehöriges Metier aus"* (Strate 2014, p. 62).

Aufgabe 7.0.1:
Wieso sollen sich Psychotherapeuten mit forensischen Fragen auseinandersetzen?
Stellen Sie die ethischen Aspekte dieser Fragestellungen zusammen.

Sich einzureden, dass man mit solchen Fragestellungen nichts zu tun haben möchte, greift zu kurz – aufgrund der epidemiologischen Untersuchungen über die Häufigkeit von Gewaltdelikten ist davon auszugehen, dass jede psychotherapeutisch tätige Fachperson täglich mit zahlreichen Betroffenen (seien es direkte Opfer und ihre Angehörigen, seien es Täter und ihre Angehörigen) zu tun hat. Eine Auseinandersetzung mit diesen Fragestellungen ist deshalb mehr als angezeigt. Die Forschung zur Legitimitation von Gewalt – wie begründet der Einzelne sein Handeln – verdeutlicht zudem klar genug, wieso die Psychotherapie diese Fragestellungen nicht ausblenden darf. Menschen stossen im Umgang miteinander immer wieder an Grenzen – Macht und Gewalt sind subtil in den Alltag eingebettet; und längst nicht alle Grenzverletzungen sind normativ über das Strafrecht kodifiziert und damit eindeutig als solche erkennbar.

Der Charakter des Massregelvollzuges und damit die zur Anwendung gelangenden Interventionen werden durch die Haltung der massgebenden Entscheidungsträger sowie das herrschende kriminalpolitische Klima innerhalb der Gesellschaft bestimmt. Vielfach hängt die Frage, wieviele forensische Patienten in einer bestimmten Gegend behandelt werden, von einzelnen Fachleuten ab, die willens sind, sich mit derartigen Aspekten auseinanderzusetzen. Problematisch ist der Übergang der stationären forensischen Betreuung in den ambulanten Bereich – hier fehlen flächendeckende Versorgungsangebote noch weitgehend. Im Hinblick auf eine umfassende Gewaltprävention stellt dies wohl das schwächste Glied in der Versorgungskette dar – was gleichzeitig die Effizienz des heutigen Massregelvollzuges in Frage stellt. Über ein Monitoring muss gewährleistet werden, dass Delinquenten, insbesondere Sexualdelinquenten, sich einer langfristigen und gemeindenahen Nachbetreuung unterziehen – womit das individuelle Fallmanagement langfristig sichergestellt wird. Über die Hälfte aller forensischen Patienten leidet an Persönlichkeitsstörungen – will man bei dieser Gruppe die Beziehungsstörungen angehen, ist eine lange Behandlungsdauer erforderlich. Entscheidend ist es, ob es gelingt, mit ihnen eine Perspektive zu erarbeiten, welche eine längerfristige Delikt- und Rückfallprävention sicherstellen kann.

Was bisher innerhalb der Forensik kaum diskutiert wurde, ist eine Fehlerkultur, wie sie die Medizin inzwischen kennt. Irren ist menschlich – eigentlich müsste die Forensik alles Interesse daran haben, sich intensiv mit dieser Frage auseinanderzusetzen. Forensische Fachleute leiden mitunter geradezu unter einem Pathologisierungswahn: *„[...] wenig vertrauenserweckend sind die offensichtlichen Omnipotenzfantasien vieler Apologeten der forensischen Psychiatrie, die von sich und ihrer Profession derart eingenommen sind, dass sie sich eigentlich selbst das Gefangensein in einem geschlossenen Wahnsystem diagnostizieren müssten"* (Strate 2014, p. 63) – ein Wahn, der immer weiter in Politik, Vollzugsbehörden und Bevölkerung hinaus schwappt, und der zur Rechtfertigung der *„haarsträubend* *hohen Quote fehlerhafter oder unnötig langer Unterbringungen*" (Strate 2014, p. 201) herangezogen wird. In den zurückliegenden Jahren wurden in der Schweiz durch Gerichtsinstanzen jährlich 150 Personen zu einer stationären Massnahme verurteilt – pro Jahr werden jedoch nur 15 Personen aus dem stationären Vollzug entlassen. Die Entwicklung zeichnet sich klar ab. Somit: „[...] *braucht es 135 neue Therapieplätze jährlich*" (Peter Zihlmann in der Basler Zeitung 11.02.2015: „Die Würde ist fürs Strafrecht wichtig"). Fatale Fehlurteile durch die Justiz legen es nahe, diesen Aspekten die gebührende Beachtung zu schenken. Die Forensik liefert neben den Ermittlungsbehörden die entscheidenden Grundlagen für die justizielle Beurteilung – die Justiz kann ihre Fehler durch Machtmissbrauch nicht aus eigener Kraft aufarbeiten – dazu bedarf es neuer Wege.

7.1 Begutachtungen

„*Theory of Mind bedeutet auch, dass wir nie ganz sicher sein können, mit wem wir es zu tun haben und was im nächsten Moment geschehen wird, auch wenn wir uns um die bestmögliche Vorhersage bemühen*" (Hans Förstl, 2012, Vorwort p. V).

Unser Strafrecht ist ein Schuldstrafrecht und kein Tatstrafrecht – d.h. dass sich eine Verurteilung weniger nach der Schwere der Tat als weit mehr nach dem Ausmass des jeweiligen Verschulden richtet. Wer bei der Tat an einer psychischen Erkrankung leidet, kann unter Umständen ohne zurechenbare Schuld oder mit verminderter Schuld gehandelt haben. Das Gericht beauftragt Sachverständige mit der Feststellung – und weiter kann das Gericht bei Vorliegen entsprechender Störungen eine Behandlung im Rahmen des Massregelvollzuges anordnen. Die psychische Störung muss in Kausalzusammenhang zur Tat stehen, sonst gelangen diese Überlegungen nicht zur Anwendung.

Schuldunfähigkeit[4]
§ 20 StGB Ohne Schuld handelt, wer bei Begehung der Tat wegen einer krankhaften seelischen Störung, wegen einer tiefgreifenden Bewusstseinsstörung oder wegen Schwachsinns oder einer schweren anderen seelischen Abartigkeit unfähig ist, das Unrecht der Tat einzusehen oder nach dieser Einsicht zu handeln.

Verminderte Schuldfähigkeit
§ 21 StGB Ist die Fähigkeit eines Täters, das Unrecht der Tat einzusehen oder nach dieser Einsicht zu handeln, aus einem der in § 20 bezeichneten Gründe bei Begehung der Tat erheblich vermindert, so kann die Strafe nach § 49 Abs. 1 gemildert werden

In der Schweiz kann das Gericht gemäss Art. 59 Abs. 1 StGB eine stationäre Behandlung anordnen, wenn der Täter psychisch schwer gestört ist, das begangene Verbrechen mit der psychischen Störung in Zusammenhang steht und wenn zu erwarten ist, dass sich mittels der Behandlung der Gefahr weiterer mit der psychischen Störung in Zusammenhang stehender Taten begegnen lasse. Das Problematische an der Regelung sowohl in Deutschland als auch in der Schweiz ist die Bedingung einer psychischen Störung für die Anordnung einer Massnahme – viele Delinquenten weisen zum Tatzeitpunkt keine nennenswerte Störung entsprechend der heutigen Diagnostikmanualen auf, sie

---

[4] In der Schweiz ist die Schuldunfähigkeit wie folgt geregelt:

Art. 19 StGB
[1] War der Täter zur Zeit der Tat nicht fähig, das Unrecht seiner Tat einzusehen oder gemäss dieser Einsicht zu handeln, so ist er nicht strafbar.
[2] War der Täter zur Zeit der Tat nur teilweise fähig, das Unrecht seiner Tat einzusehen oder gemäss dieser Einsicht zu handeln, so mildert das Gericht die Strafe.

zeigen jedoch ein deutlich gestörtes Verhalten (beispielsweise Stalkingtäter, PSM-Täter). Umgekehrt ist davon auszugehen, dass ein Täter, der in einer stationären Einrichtung (im Sinne des Massregel – oder Massnahmenvollzuges) behandelt wird, an einer gravierenden psychiatrischen Störung leidet, oder dessen Gefährlichkeit als so hoch eingeschätzt wird, dass er nicht mittels einer ambulanten Behandlung betreut werden kann.

> Aufgabe 7.1.1:
> Fehlerkultur in der Justiz und Forensik – wie könnte so etwas aussehen? Skizzieren Sie eine mögliche Vorgehensweise aus ethischer Sicht.

Im Versuch, delinquentes Verhalten wissenschaftlich einzugrenzen, findet man seit der Zeit der Aufklärung verschiedene Ansätze – so war etwa von der psychopathischen Persönlichkeit die Rede resp. psychopathische Minderwertigkeit (siehe Koch 1891). Im englischen wurde durch Prichard 1835 der Begriff der *„moral insanity"* (moralischer Schwachsinn) eingeführt, der ähnlichen wie im deutschen zur Vorstellung eines *„gemeingefährlichen Psychopathen"* beitrug. Heute gibt es zahlreiche Theorien über die Entstehung von Delinquenz, die man allgemein auf eine Persönlichkeitsstörung zurückführt – allein Fiedler nennt 165 verschiedene Persönlichkeitsstörungen (Fiedler 2001).

Die forensische Begutachtung fokussiert auf die deliktrelevanten individualpathologischen Voraussetzungen – und übersieht dabei strukturelle und institutionelle Bedingungen. Eine solche Betrachtungsweise soll keineswegs die individuelle Verantwortlichkeit der einzelnen Delinquenten minimieren oder gar in Frage stellen. Es geht darum anzuerkennen, wie sehr strukturelle Gegebenheiten tatbegünstigend oder tatrelevant sein können – dazu bedarf es einer Ausweitung des Blickfeldes im Hinblick auf die Entstehungsbedingungen delinquenten Verhaltens (Ferring et al. 2014).

In Zusammenhang mit dem Fall Gustl Mollath hat der Hamburger Rechtsanwalt Strate alle relevanten Dokumente, insbesondere die psychiatrischen Gutachten, im Internet zugänglich gemacht. Der Anwalt wollte mit seiner – eher ungewöhnlichen – Vorgehensweise aufzeigen, dass die durchgeführten Begutachtungen in diesem Fall elementare Anforderungen an forensische Gutachten verletzen. Es sind renommierteste Gutachter, die hier beschuldigt werden, die forensische Begutachtung nicht sach- und fachgerecht durchgeführt zu haben.

Am Mittwoch 29. Januar 2014 zeigte die ARD den Film *„Der Fall Harry Wörz"* (2014) unter der Regie von Till Endemann (In den Rollen: Rüdiger Klink als Harry Wörz, und Felix Klare als Hubert Gorka, der Rechtsanwalt). Anschliessend fand unter der Leitung von Anne Will eine Diskussion zur Frage der Justizirrtümer statt, an der Herr Wörz persönlich teilnahm und seine Sicht der Dinge darlegen konnte. Der Fall Harry Wörz ist einer der drei aufsehenerregendsten Justizirrtümer, die derzeit in den Bundesrepublik die Bevölkerung beschäftigen (Spiegel 20/2012 – neben dem Fall des Gustl Mollath (Strate 2014) und der Peggy Knobloch (Spiegel Online 09. Dez. 2013). Die forensische Begutachtung bildet eine wichtige Basis der richterlichen Entscheidungsfindung – und umgekehrt stellt die forensische Begutachtung wie auch die richerliche Entscheidungsfindung auf die Ermittlungsakten ab.

In Deutschland erhält ein Justizopfer 25 € Entschädigung pro Tag im Knast. Harry Wörz wurde 13 Jahre lang durch die Justiz drangsaliert – in elf Prozessen wurde versucht, ihm ein Verbrechen anzuhängen, welches er nicht verübt hatte. Viereinhalb Jahre sass er im Knast – jetzt liegt seine Existenz in Trümmern. Wie gehen Forensiker, Juristen, Gerichte mit denjenigen Menschen um, die sie selbst zu Opfern gemacht haben; deren Existenzen sie in vielen Fällen zerstört haben?

Begutachtung ist weitgehend Schreibtischarbeit. Wohl in keinem anderen Bereich der medizinischen Behandlungen werden vergleichbare Aktenberge generiert – dabei geht manchmal vergessen, dass nicht die Begutachtung das Verhalten eines Delinquenten beeinflussen kann, sondern erst eine langdauernde Behandlung. Der Blick des Forensikers darf auch die Angehörigen nicht aussen vor lassen, wie dies Dörner et al. formuliert haben: *„Daher bin ich als forensisch Tätiger für das Leiden der Angehörigen (im weiteren Sinn auch der anderen Opfer) genauso verantwortlich wie für das der Patienten"* (Dörner et al. 2013, p. 352). Ins gleiche Kapitel gehört die Öffentlichkeitsarbeit via Medien – die Gesellschaft möchte genauso wie die Angehörigen verstehen: Warum hat jemand das getan? Wird er es wieder tun? Was können wir tun, dass sich solche Dinge nicht wiederholen? Diese Frage leitet über zur Erstellung von Prognosen.

7.2 Prognosegutachten

„Ob eine Sache gelingt, erfährst du nur, wenn du sie ausprobierst …".

Sowohl in der Strafjustiz als auch im Bedrohungsmanagement stellen Prognose-Gutachten heute den fachlichen Standard dar. Aufgrund des zurückliegenden Verhaltens (einerseits in biografischer Hinsicht, andererseits in deliktischer Hinsicht) wird auf zukünftiges Verhalten geschlossen. Dabei werden nach dem ursprünglichen Konzept, wie es durch die kanadische Arbeitsgruppe um R.K. Hanson (SONAR = Sex Offender Need Assessment Rating) entwickelt wurde, statische (nicht veränderbare) von dynamischen Risikofaktoren unterschieden. Das Modell beruht auf den sozialen Lerntheorien, wie sie von Bandura entwickelt worden sind, und welche dann auf delinquentes Verhalten angewandt wurden.

Die forensischen Fachleute betonen, dass die Aussagekraft mit dem Zeithorizont korreliert – je kürzer der Prognosezeitraum, desto akkurater. Dies ist soweit nachvollziehbar und nicht strittig – es ist wie mit den Wetterprognosen. Für heute und die nächsten Tagen sind Prognosen mit hoher Zuverlässigkeit möglich – für den 31. Dezember 2041 kann man nur soviel sagen, dass es dannzumal Winter ist, und dass es mit grosser Wahrscheinlichkeit kalt sein wird. Mehr ist heute nicht möglich. Von einer forensischen Prognose wird jedoch erwartet, dass sie die zukünftige Entwicklung akkurat erfassen kann und die Gefährlichkeit eines Rechtsbrechers ein für alle mal festgelegt werden kann.

Die Einschätzung zukünftigen Verhaltens stellt immer auf das zurückliegende Verhalten ab – wurde jemand in der Vergangenheit gewalttätig, so wird er das wohl auch in Zukunft wieder sein. Dieser Ansatz versagt bei allen Ersttätern und lässt die Berücksichtigung entwicklungsmässiger Voraussetzungen vermissen, welche die Delinquenzentstehung erst ermöglichen. Beispielsweise entwickelt sich aggressives Verhalten ab Geburt bis zum Alter von 2 Jahren kontinuierlich; ab da wirken sich im günstigen Fall hemmende Einflüsse durch zunehmende soziale Interaktion bremsend aus. Man muss sich somit fragen, was Delinquenten ab ihrem 2. Lebensalter nicht gelernt haben und nicht vermittelt bekommen haben, um ihr aggressives Verhalten zu steuern. Hier kommt das Konzept der Mentalisierung zu tragen, welches die sozialen Lernvorgänge untersucht und aufzeigt, wie Menschen erst im sozialen Verbund lernen, ihre Verhaltensweisen zu modulieren. Dies deckt sich mit Forschungsergebnissen zur Deliktentstehung, welche primär Lernvorgänge zur Deliktgenese postulieren: *„Delinquenz wird wie jede andere Tätigkeit grösstenteils erlernt. In der Regel fängt jemand nicht mit einem Mord, einem Raub oder einer Vergewaltigung an, sondern er hat vorher leichtere Taten verübt, zum Beispiel Waffendrohungen, Einbrüche, Drogenhandel, Exhibitionismus, Raufhandel"* (Haas 2001, p. 392). In diese Überlegung spielen zudem die Legitimitätsvorstellungen über Gewaltausübung eine zentrale Rolle – ist ein bestimmtes Gewaltmuster sozial akzeptiert, wird dies tendenziell eher die Gewaltanwendung fördern oder im anderen Fall hemmen, falls dies sozial als inakzeptabel angesehen wird; wobei der individuelle soziale Kontext entscheidend ist. Diesen Zusammenhang hat beispielsweise die feministische Forschung um sexualisierte Gewalt verdeutlicht, welche die patriarchalen

Strukturen (wonach die Frau als Besitz des Mannes angesehen wird) für die Gewaltausübung verantwortlich machte.

Die alarmierende Seite der forensischen Psychiatrie ist Ausdruck der fehlenden Balance der Macht der Fachleute; heute ist hier bloss der Rechtsweg vorgesehen, der sich jedoch stets entlang der selben Stukturen bewegt: *„Einen Menschen zwischen psychiatrischen Nebelwänden ganz legal verschwinden zu lassen, ist erschreckend einfach"* (Strate 2914, p. 64). Ausgehend von beliebig aus der Biografie aufgegriffenen Anknüpfungstatsachen wird der auftraggebenden Justiz im Prognosegutachten die gewünschte gutachterliche Einschätzung formuliert – Folgegutachter übernehmen diese Punkte ohne sich mit den Feststellungen der zuvor tätigen Kollegen kritisch auseinanderzusetzen, wie Strate in diesem Zusammenhang eine Aussage von Nedopil zitiert: *„Es gibt Fehleranfälligkeiten von Gutachtern in zweierlei Hinsicht. Einmal kann es Fehler zulasten der Allgemeinheit geben, die dann in der Presse gross publiziert werden. Hier liegt die Quote bei weniger als einem Fehler pro 500 Gutachten. Die andere Seite sind die Fehler zulasten des Untergebrachten, hier geht man von 60 Fehlern pro 100 Untergebrachten aus"* (Strate 2014, p. 81). Es wird dezidiert von verschiedener Seite eine Fehlerkultur der Justiz und Forensik eingefordert – der Rechtsstaat kann diese Fehleranfälligkeit nicht länger hinnehmen.

Aufgabe 7.3.1:
Welche ethischen Aspekte stellen sich bei forensischen Prognosegutachten?

Strate weist in Zusammenhang mit diesen Ausführungen und der Fehleranfälligkeit von Gutachten noch auf etwas hin: *„Würde man das Prinzip der Allgemeingefährlichkeit konsequent auf diese Aussage anwenden, so wäre eine solche für die forensische Psychiatrie schon lange zu konstatieren, da hier jedes Unrechtsbewusstsein zu fehlen scheint"* (Strate 2014, p. 81). Dieses Zitat leitet über zu einem neueren Aspekt in Zusammenhang mit Übergriffen durch Fachleute im institutionellen Kontext (beispielsweise pädosexuelle Priester und Pädagogen), nämlich die Formulierung einer Opfer-Täter-Institutionsdynamik, welche für die Gewaltausübung nicht allein die individualpathologischen Tätermerkmale verantwortlich macht, sondern die strukturellen Voraussetzungen der Gewaltentstehung mitberücksichtigt. Dies bedingt für Prognoseüberlegungen völlig neue Ansätze, die inskünftig berücksichtigt werden müssen: *„[...] die vielfach im Zentrum der Analyse stehende Täterorientierung durch eine Diskussion über organisationale und institutionelle Strukturen und Rahmenbedingungen zu ergänzen"* (Willems et al. 2014, p. 7). Durch die arbeitsteilige Kriminalitätsbewältigung zwischen Justiz und forensischer Psychiatrie (German 2004, p. 480ff.) haben sich handfeste Abhängigkeiten herausgebildet – welche im Gefüge der Gewaltenteilung so nicht vorgesehen sind (Strate 2014, p. 79). Der Fall Mollath ist ein Lehrstück über Machtstrukturen und deren Dysfunktion im Rechtsstaat – wie es auch das fehlerhafte Verhalten vieler der beteiligten Akteure deutlich macht. Strate schliesst mit der Frage: *„[...] wie viele Mollaths es wohl sonst noch geben mag?"* (Strate 2014, p. 270). Es ist nicht jeder so stark wie Nelson Mandela, der 27 Jahre zu Unrecht im Gefängnis eingesperrt war: *„Während dieser langen, einsamen Jahre (der Haft) wurde aus meinem Hunger nach Freiheit für mein eigenes Volk der Hunger nach Freiheit aller Völker, ob weiß oder schwarz. [...] Ein Mensch, der einem anderen die Freiheit raubt, ist ein Gefangener des Hasses. [...] Der Unterdrückte und der Unterdrücker sind gleichermaßen ihrer Menschlichkeit beraubt. Als ich das Gefängnis verließ, war es meine Aufgabe, beide, den Unterdrücker und den Unterdrückten zu befreien."* Aus der Autobiografie von Nelson Mandela: Der lange Weg zur Freiheit (Frankfurt am Main, Fischer, 1997, p. 835). *„Denn um frei zu sein genügt es nicht, einfach nur die Ketten abzuwerfen, sondern man muss so leben, dass man die Freiheit des anderen respektiert und fördert."*

7.3 Rollen Konflikte

"If psychiatrists are committed to doing good and avoiding harm, how can they participate in legal proceedings from which harm may result?" (Appelbaum 2006, p. 325).

Die gegenseitige, fehlende Unabhängigkeit zwischen forensischen Fachleuten und der Justiz wurde bereits im vorherigen Kapitel ausgeführt - wenn forensische Fachleute sowohl gegenüber Patienten als auch gegenüber Drittparteien verantwortlich sind, befinden sie sich in einem Loyalitätskonflikt (im englischen als dual loyalty bezeichnet). Auch wenn die WMA klar festhält, dass „A physician shall owe his patients complete loyalty" (WMA International Code of Medical Ethics) lässt sich nicht vermeiden, dass Fachleute in bestimmten Umständen die Interessen von Drittparteien über diejenigen ihrer Patienten setzen (müssen). Oft besteht ein erheblicher Ermessensspielraum, wie eine Fachperson in der konkreten Situation mit derartigen Dilemmas umgeht. Forensische Fachleute sind tagtäglich mit dieser Situation konfrontiert – diesbezüglich sollten sie gegenüber ihren Klienten offen und transparent sein: „ ... physicians should guard their professional independence to determine the best interests of the patient and should observe, as far as possible, the normal ethical requirements of informed consent and confidentiality" (Williams 2005, p. 67).

> Aufgabe 7.3.1:
> Untersuchen Sie aus ethischer Sicht die Rollenkonflikte von forensisch tätigen Fachleuten und skizzieren Sie mögliche Lösungsansätze.

Ein Fehlverhalten von forensisch tätigen Kollegen ist genauso wenig tolerierbar, wie ein sonstiges Fehlverhalten: *„Physicians should report to the appropriate authorities any unjustified interference in the care of their patients, especially if fundamental human rights are being denied"* (Williams 2005, p. 67). Erst wenn die gegenseitige „Nest-Nichtbeschmutzung" überwunden wird – etwa durch gesetzliche Meldepflichten von fachlichem Fehlverhalten - könnte die Forensik ihre Gesetzestreue unter Beweis stellen. Eigentlich überraschend, dass diese Idee nicht von der Forensik selbst formuliert wurde.

Die Psychotherapie muss sich mit Forensik auseinandersetzen: „[...] *denn die Integration der forensischen Patienten hat in die gemeindepsychiatrischen Verbünde der Allgemeinpsychiatrie zu erfolgen. Schon deshalb müssen sich die dort Tätigen mit der Forensik auseinandersetzen"* (Dörner et al. 2013, p. 353). Die Überwindung der heute bestehenden Gewaltbereitschaft in Partnerschaften, am Arbeitsplatz und im Freizeitbereich erfordert ein stringentes Handeln aller beteiligten Disziplinen (Krug et al. 2002). Weiter muss die wissenschaftliche Forschung die Grundlagen bearbeiten, wie sich Behandlungen als Teil des Massnahme-Vollzugs umsetzen lassen, und unter welchen Voraussetzungen derartige Behandlungen gelingen können. Zumindest für die Gruppe der Sexualdelinquenten hat Marshall gezeigt, dass die Beziehung zwischen Therapeut und zu behandelndem Täter ein entscheidendes Kriterium für einen Massnahmeerfolg darstellt.

7.4 Reaktionen der Gesellschaft auf forensische Diagnosen

Das Bild der Psychiatrie in der Öffentlichkeit wird in vielen Fällen durch forensisch-psychiatrische Aspekte geprägt. Immer wieder führen Straftaten durch psychisch kranke Täter zu grossen Verunsicherungen – viele fragen sich, ob nicht rechtzeitig eingeleitete Massnahmen – insbesondere Behandlungen dieser offensichtlichen Störungen – die fatalen Entwicklungen positiv hätten beeinflussen können. Die Möglichkeit der Anordnung von derartigen Behandlungen ist eine Frage der gesetzlichen

Voraussetzungen – wie sie beispielsweise durch das «*outpatient commitment*» in skandinavischen und angelsächsischen Ländern möglich ist (Wanner 2004). Die politische Grosswetterlage im Straf- und Massnahmevollzug geht mehr und mehr in eine punitive Richtung – die forensische Psychiatrie ist daran wesentlich mitbeteiligt. Mit fatalen Folgen – die resultierenden Kosten laufen völlig aus dem Ruder und die Ergebnisse sind fragwürdig. „*Unter dem Druck einer übersteigerten Sicherheitserwartung einer von den Boulevardmedien in Panik versetzten Öffentlichkeit hat die Justiz bei der Urteilsfindung und beim Massnahmevollzug zunehmend die Aufgabe an die* [forensische] *Psychiatrie delegiert, eben dieser Erwartungshaltung zu genügen*" (Gmür 2014). Die Öffentlichkeit kennt jedoch kaum die Zusammenhänge – der Straf- und Massnahmenvollzug schottet sich hinter hohen Mauern und Stacheldraht ab – alles diene bloss der Sicherheit. Ein einzelner Tag in einer entsprechenden Einrichtung kostet schnell über 1200-1500€ pro Insasse (bis zu 1500 Franken). Guantanamo ist allgegenwärtig - durch die forensische Psychiatrie werden in bedenklicher Weise fundamentale Rechte ausser Kraft gesetzt, wie dies auch im nachfolgenden Zitat zum Ausdruck kommt: „ *... werden zunehmend ethische Standards in bedenklicher Weise missachtet. Psychotherapie* [im Strafvollzug] *hat sich von einer kurativen zu einer punitiven Behandlung gewandelt. Statt Strafmilderung für psychisch Kranke bewirkt sie Strafverschärfung, statt Strafverkürzung oft Strafverlängerung*" (Gmür 2014). Die heutige Realität in Strafgerichtsprozessen ist häufig „*Wegsperren unter der Etikette der Therapie*" und weiter: „ [...] *dass unser Straf- und Massnahmenrecht nur noch formell Recht ist und den inneren Bezug zur Gerechtigkeit aufgegeben hat*" (Zihlmann 2005, persönliche Mitteilung).

Aufgabe 7.4.1:
Wie kann der Gefahr der Stigmatisierung durch forensische Diagnosen in der Öffentlichkeit begegnet werden?
Skizzieren Sie mögliche Vorgehensweisen unter Berücksichtigung der ethischen Aspekte.

Die systemischen Bedingungen der Gewaltentstehung werden in der öffentlichen Diskussion kaum ausgeführt – der mediale Blick richtet sich auf den einzelnen Täter und dessen Sanktionierung – die übrigen Aspekte bleiben aussen vor. Das heutige Konzept einer Opfer-Täter-Institutions-Dynamik untersucht diese Zusammenhänge und versteht nicht bloss die individuelle Täterpathologie als deliktrelevant. Eine solche Sichtweise würde die aktuelle Sicherheitsdiskussion in eine andere Richtung führen! Bereits vor Jahren hatte Lifton in seinen Untersuchungen zur Gewaltentstehung auf diesen eklatatanten Irrtum hingewiesen - durch das Abstempeln Einzelner als Verbrecher unterbleibt die systemische Betrachtung: „*Wir fühlen uns sehr viel behaglicher, wenn wir sie wie einen fremdartigen Stamm von Dämonen von uns abrücken können*" (Lifton et al. 1992, p. 21). Auch die politischen Verstrickungen bedürfen analog einer kritischen Sichtweise („*Die Schweiz zeigte unter gewaltigen Opfern einen Widerstandswillen, der seinesgleichen sucht –* [dies ist] *eine Beleidigung der vielen Völker, die ab 1939 tatsächlich kämpften, enorme Opferzahlen zu beklagen hatten und den Willen zum Widerstand nicht nur bekundeten, sondern auch bewiesen – im Unterschied zu den Schweizern, denen die Nagelprobe erspart blieb*" (Maissen 2015, p. 173). Auch wenn kritische Stimmen hier anführen mögen, dass bei einer derartigen Betrachtungsweise Birnen mit Äpfeln verglichen werden, so sei erneut auf Lifton verwiesen, der sich in seinen Formulierungen über die Gewaltverbrechen im NS Staat und der Beschaffung von Massenvernichtungswaffen einer analogen Kritik ausgesetzt sah.

Laut Gmür verkommt die Behandlung im Strafvollzug oft zur Drangsalierung; bei fehlender Kooperationsbereitschaft erwarten den Strafgefangen erhebliche Nachteile (etwa um 20h in die Zelle, auch an Silvester, während sich die anderen Gefangenen im Aufenthaltsraum mit dem Personal vergnügen und dergleichen mehr). „*Psychotherapie in einem Klima, das von Patienten häufig als eines von Angst und Drohung erlebt wird, ist sittenwidrig*" (Gmür 2014) – die freie Wahl des geeigneten Therapeuten ist nicht vorgesehen; man hat sich gefälligst mit dem Therapeuten zu arrangieren, der einem angeboten wird. Der längerfristige Nutzen derart durchgeführter „*Behandlungen*" bleibt fragwürdig. Grenzverletzendes Verhalten durch die Behandler im stationären Vollzug trägt zur Verfestigung falscher Rollenbilder und antisozialem Verhalten bei – so wird beispielsweise der Umgang mit dem Arztgeheimnis regelmässig missachtet – sowohl in den Gruppentherapien, als auch durch die Weitergabe der Inhalte der Therapie an die beteiligten Behörden. Als besondere Perfidie nennt Gmür die Annahme oder Hoffnung eines Scheiterns der Therapie – um damit die Legitimierung für definitive Wegsperrungen zu erweitern.

Es ist richtig, dass die Öffentlichkeit kein Verständnis für einen laschen Umgang mit sicherheitsrelevanten Aspekten zeigt. Diesbezüglich hat die Justiz eine wichtige Weichenfunktion – das Gericht legt das Strafmass fest. Wenn nach den Worten von Gmür der Verurteilte jedoch im Straf- und Massnahmenvollzug *„nicht mehr für sein Delikt, sondern für Persönlichkeitsmerkmale und biografische Daten bestraft wird"*, wird sich diese Person kaum mehr mit ihrem schuldhaften Verhalten auseinandersetzen. Psychotherapie mit dieser schwer beeinträchtigten Klientel setzt fundierte fachliche Kenntnisse voraus – zudem muss die Behandlung eine Perspektive bieten – ein deliktfreies Leben.

In der heutigen Situation nimmt der Eindruck in der Öffentlichkeit überhand, dass solcherart durchgeführte Therapien – das zermürbende Repetieren deliktorientierter Aspekte ohne Perspektive einer nachhaltigen Verbesserung des Verhaltens – tatsächlich nichts bringen ausser horrenten Kosten. Die in diesem Manual erwähnte *therapeutic jurisprudence* hat sich beispielsweise zu eigen gemacht, verurteilte Täter im Straf- und Massnahmenvollzug durch Richter (nach Möglichkeit die selben, welche die Strafe ausgesprochen haben) anzuhören, bevor Vollzugslockerungen erfolgen. Gmür äussert in seinem Beitrag die Ansicht, dass die Justiz zunehmend zentrale Aufgaben an die Gerichtspsychiatrie delegiert und ihre Aufgabe demzufolge nur noch ungenügend wahrnimmt.

Ein Zitat des Juristen Peter Zihlmann muss einem aufhorchen lassen: *„Noch immer wird uns von Politikern andauernd weisgemacht, die grösste geschäftliche Gefahr drohe, wenn nicht von der Masseneinwanderung, dann von den Kriminellen. Dabei wissen wir doch, dass die grossen Gefahren nicht von Kriminellen ausgehen, die vor Gericht kommen und die wir mit leichter Hand aburteilen. Das unabwendbare Unheil geht für alle von der staatlich organisierten Macht, namentlich von Diktatoren und Machthabern und von Nationalstaaten aus, die sich bedroht fühlen oder sich als Weltpolizisten aufführen und Menschen zu Tausenden, ja zu Millionen ins Unheil, in Gefangenschaft und in den Tod führen. [...] So viel Leid können alle Kinderschänder, Mörder und Vergewaltiger zusammengenommen niemals über die Menschheit bringen wie das staatlich organisierte Morden und Brandschatzen an einem einzigen kriegerischen Tag. Schon von daher nimmt sich unser Pochen auf innere Sicherheit um den Preis des Wegsperrens der gequälten menschlichen Kreatur nicht nur lächerlich, sondern geradezu abscheulich, ja verbrecherisch aus"* (Zihlmann, 2015, persönliche Mitteilung).

Forensische Diagnosen wie beispielsweise eine Pädophilie führen zu einer erheblichen Stigmatisierung von Betroffenen innerhalb der Gesellschaft, was über Ausgrenzung in einem Teufelskreis die vielfach bestehenden Persönlichkeitsdefizite noch weiter verschärft. Täterkarrieren beginnen früh im Leben – die Forschung zeigt, wie sich aggressives und dominierendes (bis grenzverletzendes) Verhalten ab frühester Kindheit entwickelt. Führt solches Verhalten zu uneingeschränkter Belohnung und Duldung können fatale Entwicklungen ihren Lauf nehmen - im Rahmen der Erziehung und der Sozialisierung lernt das Individuum im Regelfall, seine Regungen zu zügeln – man muss sich deshalb fragen, was delinquentbereite Personen nicht vermittelt bekommen haben. Der spätere Konsum von Alkohol und anderen psychotropen Substanzen verstärkt diese problematische Ausgangslage zusätzlich. Die heutige Ursachenforschung von Gewaltausübung geht von einem «*path to violence*» aus, wo viel Zeit für mögliche Interventionen gegeben wäre.

Es wäre deshalb wichtig, dass das Fach Psychotherapie verstärkt Erkenntnisse und Erfahrungen gegenüber der Öffentlichkeit bekannt macht – Gewaltprävention muss früh einsetzen, soll sie wirksam sein. Es ist wie mit der Lawinenprävention, die auch nicht erst in Angriff genommen wird, wenn der Schnee meterhoch liegt (Tschan 2013).

Noch ein Wort zur heutigen Sicherheitskultur mit Wegsperren und dauernd Verwahren – die FRA hat in den 28 Mitgliedstaaten der EU im Frühjahr 2014 eine Untersuchung basierend auf 42'000 face-to-face Interviews mit Frauen mit Alter von 15 bis 74 veröffentlicht. Demgemäss hat jede dritte Frau dieser Alterskategorie Gewalt erlebt – das sind 62'000'000 Frauen; die unter 15 Jährigen und die über 74 jähigen noch nicht eingerechnet. Männer wurden in der Erhebung nicht berücksichtigt. Diese Zahlen weisen darauf hin, dass es eine beängstigend hohe Zahl an Gewalttätern gibt – sollen diese alle in Gefängnissen untergebracht werden, müssten wir den Straf- und Massnahmevollzug massiv ausbauen. Das kann definitiv nicht die Lösung auf dieses Problem sein; neue Wege der Gewalt-Prävention müssen geprüft werden. Die Psychotherapie kann mithelfen, durch geeignete Behandlungen von gewaltbereiten Personen gemeinsam mit den Betroffenen andere Verhaltensweisen zu entwickeln. Nicht zuletzt aus diesem Grund muss sich die Psychotherapie mit Gewalt, der Justiz, der Rechtssprechung und dem Straf- und Massnahmevollzug auseinandersetzen.

Ein abschliessendes Zitat eines deutschen Historiker mag die heutige Situation der forensischen Psychiatrie verdeutlichen: *„Auch beim Blick auf andere Bereiche psychiatrischer Praxis, etwa den forensischen durchwirkten Massregelvollzug, lässt sich mühelos das Gruseln lernen"* (Geyer 2014, p. 313).

8   Ressourcen-Diskussion

„Setze Dich ein für die Schwächsten, bei denen es sich «am wenigsten lohnt», Aufwand zu betreiben".

Den obigen Leitgedanken habe ich aus dem Lehrbuch „Irren ist menschlich" von Klaus Dörner et al. (2013, p. 26) entnommen und sinngemäss umformuliert. Haben Menschen mit schweren Defiziten, etwa mit Persönlichkeitsstörungen, mit schizophrenen Psychosen, mit Behinderungen aller Art, Anrecht auf Psychotherapie – oder sollen wir nur da aktiv werden, wo es sich aller Wahrscheinlichkeit nach auch lohnt? Die utilitaristische Grundhaltung der Gesellschaft macht vor der Psychotherapie nicht halt – spätestens wenn es um Kostengutschrift und –übernahme geht, ist man mit Kosten-Nutzen Fragen konfrontiert. In der Schweiz gelangen die WZW Kriterien zur Anwendung – Behandlungen müssen wirksam, zweckmässig und wirtschaftlich sein. Wie sich dies mit mehr palliativ-orientierten und stützenden therapeutischen Interventionen verträgt, bleibt offen.

> Aufgabe 8.0.1:
> Angesichts der Häufigkeit von behandlungsbedürftigen psychischen Erkrankungen stellt sich die Frage von genügend Fachleuten, welche innert angemessener Frist für therapeutische Aufgaben zur Verfügung stehen. Diskutieren Sie diesen Aspekt aus ethischer Sicht.

Im Gesundheitswesen ist längst nicht mehr alles bezahlbar. Der Zugang zu Ressourcen (im Fachjargon Allokation gennant) ist eingeschränkt: *„In every country in the world, including the richest ones, there is an already wide and steadily increasing gap between the needs and desires for healthcare services and the availability of resources to provide these services. The existence of this gap requires that the existing resources be rationed in some manner"* (Williams 2005, p. 68ff.). Unter dem Argument der Kostendiskussion im Gesundheitswesen versuchen die Kostenträger den Zugang zu psychotherapeutischen Leistungen strikt zu limitieren (Kassenanträge, etc.). Dies führt in vielen Fällen gerade bei schwer traumatisierten Menschen zu unsäglichen Situationen, weil die Kostenträger die Leistungsübernahme ablehnen – die lange Therapiedauer, die unklare Diagnostik (Beispiel: Komplexe Traumafolgestörung, existiert in keinem der verfügbaren Diagnosemanuale DSM-5 resp. ICD-10), der fehlende Nachweis der Wirksamkeit der Behandlung (wird oft von fachfremden Gutachtern behauptet – mit dem Resultat, dass Zahlungen sofort eingestellt werden und nur ganz wenige Betroffene in der Lage sind, über ein jahrelanges Prozessieren sich Recht zu verschaffen).

Fehler geschehen aus Irrtum, aus Nichtwissen oder aus Vorsatz. Fachleute sind davor nicht gefeit – Gutachter sichern sich das Wohlwollen ihrer Auftragsgeber durch entsprechend abgefasste Schriftstücke, getreu dem Motto, die Hand die mich füttert, beisse ich nicht. Unterlaufen uns nicht allen Fehler in der Arbeit? *„Occasionally we wish secretly that this palpable evidence of our incompetence would just go away and haunt a colleague, while from time to time we accomplish this freedom by mutually agreed upon referral to another"* (Nathanson 1987, p. 247). Es gibt auch das Umgekehrte: Rasch wird einem von Berufskollegen vorgeworfen, man stehe zu sehr auf der Seite der Patienten. „Einige Zeit musste man sich als psychosozialer Helfer entschuldigen, wenn man im Beruf engagiert arbeitet. Man galt als nicht professionell" (Requardt 2014). Noch beschämender wird es, wenn einem durch Reviewer von Fachzeitschriften Inkompetenz vorgeworfen wird oder gar der Vorwurf geäussert wird: der Autor scheint psychotisch zu sein, wie es mir einmal unterstellt wurde, als ich einen Artikel über fachliches Fehlverhalten von Psychotherapeuten publizieren wollte. *„Wer Macht hat, schämt sich nicht, die Regeln zu brechen"* (Requardt) und andere zu erniedrigen (Babiak et al. 2007).

Als Psychotherapeut stehen wir auf der Seite der Hilfesuchenden – so verlangt es das Auftragsrecht. So stipulieren es die ethischen Guidelines, Berufsrichtlinien und Codices. Damit geraten wir unweigerlich selbst in die Schusslinie der Kritik. Und werden dafür verantwortlich gemacht, dass die Therapie so lange dauert und dergleichen mehr. Der Psychotherapeut ist in seiner Arbeit nicht nur dem Patienten verpflichtet, sondern auch der Gesellschaft: *„Medicine is today, more than ever before, a social rather than a strictly individual activity"* (Williams 2005, p. 65). Die ethische Verpflichtung von Fachleuten, sich gegen Einschränkungen von Patientenrechten zu stellen, findet sich in der WMA Declaration on the Rights of the Patient: *„Whenever legislation, government action or any other administration or institution denies patients rights, physicians should pursue appropriate means to assure or to restore them"*.

8.1 Zugang zu psychiatrisch-psychotherapeutischen Diensten

Trotz der in epidemiologischen Studien gefundenen hohen Zahl von psychischen Erkrankungen in der Bevölkerung geht die Entwicklung *„nicht mit einer Verbesserung der Behandlungsbedingungen für diese Störungen einher"* (Plass et al. 2012, p. 183). Die Anzahl Menschen, die wegen einer psychischen Störung eine Behandlung benötigen, nimmt stetig zu – nicht jedoch die Zahl der psychisch Erkrankten ingesamt, wie es Meta-Analysen zeigen (Wittchen et al. 2011). In der ambulanten Versorgung besteht ein ausgeprägtes Stadt-Landgefälle. Die Relation zwischen Einwohner/Psychotherapeut beträgt in der Bundesrepublik Deutschland 2'577: 1 in städtischen Ballungsgebieten und 23'106 : 1 in ländlichen Regionen. Für andere Versorgungssituationen, beispielsweise FrauenärztInnen beträgt diese Relation 6'916 : 1 und 13'697 : 1; mit anderen Worten heisst dies, dass in der Bedarfsplanung für die Psychotherapie im ländlichen Bereich ein um den Faktor 9 geringerer Bedarf angesetzt wurde, während dies beispielsweise bei der Gynäkokologie ein Faktor 2 darstellt (Bedarfsplanungs-Richtlinie Ärzte). An der vertragsärztlichen Versorgung beteiligen sich niedergelassene ärztliche PsychotherapeutInnen und Psychologische PsychotherapeutInnen. Damit ergeben sich erhebliche Differenzen im Zugang zu psychotherapeutischen Fachleuten.

Ein weiterer Aspekt sind die Wartezeiten – sie betragen bei Erwachsenen bei niedergelassenen PsychotherapeutInnen durchschnittlich 4.6 Monate für einen Therapieplatz und 1.9 Monate für ein diagnostisches Erstgespräch (Plass et al. 2012, p. 185). Das ist eindeutig zu lang und nicht mit einer optimalen Patientenversorgung vereinbar. Die psychotherapeutische Betreuung der Flüchtlinge ist eine weitere humanitäre Katastrophe – die Wartezeiten für traumasensitive Behandlungen liegt in der Grössenordnung von einem Jahr.

Aufgabe 8.1.1:
Was wäre aus ethischer Sicht eine angemessene Bedarfsplanung für die Psychotherapie? Suchen Sie Argumente für eine Diskussion im Plenum.

Hegert hat an einer Tagung der Ärztekammer Niedersachsen darauf hingewiesen, dass vor rund 30 Jahren 8% der Frühberentungen infolge psychischer Erkrankungen erfolgten, während es 2014 42% waren – diese Zunahme verdeutlicht die Bedeutung der psychischen Störungen für Beeinträchtigungen im Erwerbsleben. Weiter gilt es in der Gesundheitsversorgung zu beachten, dass psychische Erkrankungen kaum isoliert bestehen: *„Nach Versicherungsdaten haben 88 bis 99 Prozent der psychisch Kranken auch eine behandlungsbedürftige somatische Erkrankung"* (Stoppe 2013). Die psychischen Erkrankungen stehen an vierter Stelle aller Erkrankungen im Gesundheitswesen (Heuft el al. 2014, p. 9). Die psychischen Erkrankungen gehören nicht nur zu den häufisten Erkrankungen, sondern auch zu den kostenintensivsten: *„Dementsprechend ist eine möglichst zeitnahe und qualitativ hochwertige Diagnostik und Behandlng erforderlich, um Chronifizierungen, Verschlimmerungen und unzureichende Therapien zu verhindern"* (Heuft et al. P. 13).

Der Berufsstand des Psychotherapeuten wurde in ökonomischer Sicht extrem unattraktiv gemacht – mit der Folge einer zunehmend präkereren Versorgungslage.

8.2 Kostendiskussion

Wieviel darf Psychotherapie kosten? *„Wir bewegen uns ständig zwischen dem Zuviel und dem Zuwenig bei Behandlungen und Betreuung ..."*, mit diesem Zitat leiten Ruth Baumann-Hölzle und Jean-Pierre Wils eine Auseinandersetzung ein, um die Frage der Angemessenheit von Kosten-Wirksamkeits-Verhältnissen zu diskutieren. Dabei wird auf ein Urteil des Schweizer Bundesgerichtes Bezug genommen, das wegen seiner Bedeutung nachfolgend auszugsweise angeführt wird (BGE 136 V 395). Das Gericht mahnt in diesem Urteil an, dass demokratisch legitimierte und transparente Beurteilungskriterien erforderlich seien, um die Angemessenheit von Kosten-Wirksamkeits-Verhältnissen und damit der Kostenübernahme im Rahmen der Sozialversicherungen bestimmen zu können.

„Die Kostenfrage kann auch nicht auf die Seite geschoben werden mit der blossen Behauptung, es sei ethisch oder rechtlich unzulässig, Kostenüberlegungen anzustellen, wenn es um die menschliche Gesundheit gehe. Die finanziellen Mittel, die einer Gesellschaft zur Erfüllung gesellschaftlich erwünschter Aufgaben zur Verfügung stehen, sind nicht unendlich. Die Mittel, die für eine bestimmte Aufgabe verwendet werden, stehen nicht für andere ebenfalls erwünschte Aufgaben zur Verfügung. Deshalb kann kein Ziel ohne Rücksicht auf den finanziellen Aufwand angestrebt werden, sondern es ist das Kosten-/Nutzen- oder das Kosten-/Wirksamkeitsverhältnis zu bemessen. Das gilt auch für die Gesundheitsversorgung und die obligatorische Krankenpflegeversicherung, sowohl im Verhältnis zu anderen gesellschaftlichen Aufgaben als auch im Verhältnis zwischen verschiedenen medizinischen Massnahmen. Die obligatorische Krankenpflegeversicherung hat zum Ziel, eine zeitgemässe und umfassende medizinische Grundversorgung zu möglichst günstigen Kosten sicherzustellen. Dementsprechend übernimmt sie nicht sämtliche Behandlungsmassnahmen, die aus medizinischer Sicht möglich wären. Vielmehr enthält das geltende Recht vielfach Regelungen, welche den finanziellen Aufwand für das Gesundheitswesen begrenzen oder bestimmte Behandlungsmassnahmen, welche medizinisch möglich wären, von der Vergütung durch die obligatorische Krankenpflegeversicherung ausschliessen (Art. 25 ff. und 54 ff. KVG). Insbesondere gehen Art. 56 KVG und die dazu ergangene Rechtsprechung davon aus, dass zu Lasten der obligatorischen Krankenpflegeversicherung nicht alle denkbaren Behandlungen durchgeführt werden, sondern nur diejenigen, die sich innerhalb eines gewissen Rahmens bewegen. [...] Sodann ist allgemein- und gerichtsnotorisch, dass in der alltäglichen medizinischen Praxis die Kostenfrage eine erhebliche Rolle spielt und verbreitet eine Art implizite oder verdeckte Rationierung stattfindet. Zugleich fehlen aber allgemein anerkannte Kriterien für diese Beurteilung. Diese Situation ist unbefriedigend, weil sie für alle Beteiligten grosse Rechtsunsicherheit und zugleich Rechtsungleichheit schafft, indem bestimmte Behandlungen je nach dem Entscheid einzelner Ärzte oder Krankenkassen vorgenommen bzw. vergütet werden oder nicht".

Weiter hält das Bundesgericht im selben Urteil fest: *„Diese Betrachtungsweise stimmt überein mit in anderen Ländern verwendeten Kosten-Nutzen-Betrachtungen, wobei die Verhältnismässigkeit anhand des Aufwands pro gerettetes Menschenlebensjahr, allenfalls qualitätskorrigiert (QALYs [quality adjusted life years] oder ähnliche Konzepte), beurteilt wird. In verschiedenen gesundheitsökonomischen Ansätzen werden Beträge in der Grössenordnung von maximal ca. Fr. 100'000.- pro gerettetes Menschenlebensjahr noch als angemessen betrachtet. Das stimmt in der Grössenordnung überein mit den für Therapien in der Schweiz üblicherweise maximal aufgewendeten Kosten. So betragen die in der*

Schweiz maximal zugelassenen Therapiekosten in der Onkologie Fr. 7'000.- pro Monat bzw. Fr. 84'000.- pro Jahr. Die Kosten der Osteoporosetherapie liegen in der Grössenordnung von etwa Fr. 60'000.- bis Fr. 70'000.-. Diese Grössenordnung ist auch im Vergleich mit anderen Bereichen stimmig, in denen es darum geht, bestimmte Aufwendungen zu treffen, um Menschenleben zu retten, z.B. im Bereich der Unfall- und Krankheitsprävention; soweit dafür in der Schweiz bisher explizite Kosten-/Wirksamkeitsüberlegungen angestellt wurden, werden Grenzkostenwerte zwischen 1 und maximal 20 Mio. Franken pro gerettetes Menschenleben bzw. zwischen Fr. 25'000.- und Fr. 500'000.- pro gerettetes Menschenlebensjahr als haltbar erachtet. Dabei handelt es sich bei den höheren Werten um Bereiche, in denen es um die Prävention gegen Gefahrenquellen geht, welche von Menschen verursacht werden und völlig unbeteiligte andere Menschen bedrohen; aufgrund des generellen Verbots, andere an Leib und Leben zu schädigen, dürfte es sich rechtfertigen, in dieser Hinsicht höhere Aufwendungen zu Lasten des Verursachers zu fordern als im Bereich der von der Sozialversicherung bezahlten Behandlung gegen Krankheiten, die von niemandem verschuldet wurden".

Und nun zur Argumentation des Gerichtes in Bezug auf Beurteilungskriterien im Rechtsstaat: *"Eine Beurteilung der Verhältnismässigkeit bzw. Kosten-Wirksamkeit anhand verallgemeinerungsfähiger Kriterien drängt sich insbesondere aus Gründen der Rechtsgleichheit auf (Art. 8 Abs. 1 BV): Wie für die Beschaffung staatlicher Mittel stellt sich auch für die Erbringung staatlicher Leistungen die Frage nach der Verteilungsgerechtigkeit. Wo staatlich administrierte Güter nicht unbegrenzt zur Verfügung stehen, ist eine möglichst rechtsgleiche Verteilung anzustreben; es soll vermieden werden, dass die einen alles oder sehr viel und die anderen nichts oder fast nichts erhalten. Rechtsgleichheit setzt Verallgemeinerungsfähigkeit voraus. Verallgemeinerungsfähig ist nur, was allen, die sich in einer gleichen Situation befinden, in gleicher Weise angeboten werden kann. Das muss insbesondere auch für staatliche Sozialleistungen und Leistungen der Sozialversicherungen gelten: Die Ressourcen müssen fair verteilt werden. Ohne besondere Rechtfertigung wäre es mit der Rechtsgleichheit und der Gleichwertigkeit aller Menschen nicht vereinbar, einzelnen Versicherten Leistungen zu erbringen, die anderen Versicherten in gleicher Lage nicht erbracht würden. Umgekehrt formuliert folgt daraus, dass in rechtsgleicher Anwendung des Verhältnismässigkeitsprinzips für einzelne Versicherte nur so hohe Leistungen erbracht werden dürfen, wie sie in verallgemeinerungsfähiger Weise für alle anderen Personen in vergleichbarer Situation auch erbracht werden könnten. Leistungen zu erbringen, die nicht verallgemeinert werden können, verletzt die Rechtsgleichheit."* Soweit dieses wegweisende Urteil des Schweizer Bundesgerichtes zur Frage der Kostenübernahme – was bedeutet dies nun für die Psychotherapie?

Aufgabe 8.2.1:
Diskutieren Sie die Kostenargumente aus Sicht der Ethik. Versuchen Sie dabei, die unterschiedlichen Standpunkte herauszuarbeiten.

Eine gute psychotherapeutische Versorgung kostet. Bei einer wöchentlichen Sitzung bei einem Psychotherapeuten resultieren Kosten in der Grössenordnung von weniger als 1000.- Franken monatlich; bei zwei Sitzungen wöchentlich verdoppeln sich die Kosten auf 2000.- Franken monatlich. Ist zusätzlich eine psychopharmakologische Behandlung erforderlich, ergeben sich durchschnittlich monatliche Mehrkosten in der Grössenordnung von 500.-; ist eine Spitalbehandlung bei psychiatrischen Leiden erforderlich, resultieren Kosten in der Grössenordnung von 30'000 bis 40'000 Franken pro Behandlung (6-8 Wochen stationärer Aufenthalt). Diese Beträge, zumindest für die ambulante Versorgung, liegen weit unter den Ansätzen gemäss den Ausführungen des Bundesgerichtes für somatische Behandlungen.

Kritisch sind hingegen die Aufwendungen von stationären Behandlungsmassnahmen im Rahmen der Forensischen Psychiatrie. Die vom Bundesgericht gemäss der oben dargelegten Urteilsbegründung aufgestellten Grundsätze werden aufs Gröbste verletzt – besonders stossend sind die Umstände, welche Opfer sexualisierter und häuslicher Gewaltdelikte an Ablehnungen von Kostengutsprachen in Kauf zu nehmen haben im Vergleich mit den Aufwendungen auf Seiten von Tätern. Hier werden monatlich Kosten von 30'000 bis 45'000 Franken aufgewendet. Zudem erfordern die forensisch relevanten Störungsbilder regelmässig langdauernde (in der Regel mehrjährige) Behandlungen.

8.3   Digitalisierung im Gesundheitswesen

Die Digitalisierung im Gesundheitswesen schreitet voran – damit ergeben sich neue ethische Fragestellungen. Für die Psychotherapie bildet der gesellschaftliche Rahmen stets eine zentrale Referenz – dies wird in Zukunft kaum anders werden. Auf der einen Seite Enthusiasmus über die Industrie 4.0 und auf der anderen Seite Unsicherheit und Skepsis. Wohin soll der Weg gehen? Wer gestaltet diese Zukunft? Sind dies die Technokraten vom Silikon Valley im Verbund mit Kapitalinteressen? Ist es die Politik? Sind es die Bürger? Wer stellt die Weichen? Precht hat in seinen Ausführungen formuliert: „Die Zukunft kommt nicht – sie wird von uns gemacht! Die Frage ist nicht: Wie *werden* wir leben? Sondern: Wie *wollen* wir leben?" (Precht 2018). Wer macht was mit den vielen Daten? Es sind Fragen, die auch das Gesundheitswesen betreffen – Krankengeschichten werden digitalisiert, Daten werden elektronisch übermittelt, etc.

Das WEF (World Economic Forum) 2016 stand unter dem Titel: „Mastering the Fourth Industrial Revolution". Es ist nicht bekannt, wieviele Psychotherapeuten den Weg nach Davos unter die Füsse nahmen. Jedenfalls hat man den Eindruck, dass die *„Leaders"* lieber unter sich sind. Das WEF sieht sich in der Selbstdarstellung: *„committed to improving the state of the world"* (den Zustand der Welt zu verbessern). Nicht erst seit den Berichten von Edward Snowden sind viele Menschen besorgt über die weitere Entwicklung – die sich weitgehend über ihren Köpfen vollzieht. Das britische Überwachungsprogramm des GCHQ über den weltweiten Telekommunikations- und Interentdatenverkehr greift täglich auf 40 Milliarden Inhalte zu (NZZ 23. Juni 2013). Das gemeinsame Geheimdienstprogramm *„Five Eyes"* mit den USA, Canada, Grossbritannien, Australien und Neuseeland überwacht den weltweiten Datentransfer. Anfangs 2018 wurde bekannt, dass die britische Firma *„Cambridge Analytica"* Millionen von Facebook Profilen ohne Zustimmung der Nutzer eingekauft und zu politischen Zwecken genutzt hatte. Diese Enticklungen haben aufgeschreckt und machen es klar: wir müssen uns mit den ethischen Fragen um die Digitaliserung auseinandersetzen. Cambridge Analytica meldete kurz nach Bekanntwerden des skandalösen Vorgehens Konkurs an – finito. Da nutzen nationale Gesetzgebungen zum Schutz der Privatsphäre nur noch begrenzt.

9 Forschung

„Medizinischer Fortschritt beruht auf Forschung, die sich letztlich auch auf Versuche am Menschen stützen muss" (Deklaration von Helsinki, rev. Tokio, 1975).

Die Entwicklung der Psychotherapie zu dem was sie heute ist, hat eine lange Geschichte. Henry Ellenberger hat diese Geschichte als „die Entwicklung der dynamischen Psychiatrie" nachgezeichnet (Ellenberger 1970). Mit Bescheidenheit müssen wir im Blick zurück feststellen. „We are learning through our mistakes" (Popper 1963). Immer wieder sind ausserordentliche Ereignisse und Umstände unseres Faches von einer Art kollektiver Amnesie betroffen; so hat beispielsweise Charcot seinen Schüler nachgezogen: „Doch eine seiner grossen Taten bleibt bis zum heutigen Tag weitgehend ungewürdigt; er war es der kurz vor seinem Tod im Jahr 1893 Pierre Janet die Pforten der Salpêtrière geöffnet hatte, und damit der Psychologie das Tor zur Medizin" (Hoffmann 1998, p. 5). Ellenberger hat die Bedeutung von Janet für die weitere Entwicklung der Psychotherapie unterstrichen: *„Janets Werk war eine der Hauptquellen für Freud, Adler und Jung; während die letzteren drei in ihrem Denken weitgehend der Romantik verhaftet blieben, hat Janet im Geist der Aufklärung versucht, eine Systematik in die dynamische Psychiatrie einzuführen"* (Ellenberger 1970, p. 331). Falls Ihnen der Name Janet nichts sagt, geht es Ihnen wie vielen anderen auch – eine objektive Sicht auf die Entwicklung der Psychotherapie ist nicht so einfach zu erhalten.

In die selbe Richtung geht die Feststellung: *„Allzu lange haben sich die Historiker damit aufgehalten, uns die Fachgeschichte als Aneinanderreihung von Fortschritten zu erzählen"* (Dörner et al. 2013, p. 475). Ein kritischer Blick auf die heutige Situation lässt einen erschaudern – Psychotherapeuten stehen unter einem regelrechten Rechtfertigungsdruck, sie werden belächelt und kaum ernst genommen, ihre Theoriegebilde gelten als schwer verständlich und wenig fundiert. Es gibt kaum eine Allgemeinmedizinische Klinik mit einer psychiatrischen Abteilung – die Ausgrenzung ist überall fassbar. Die Gesellschaft möchte nicht überall und dauernd an das seelische Elend erinnert werden, welches in grossem Ausmass vorhanden ist. Man möchte sich dem Glauben hingeben, dass „alles in Butter ist".

> Aufgabe 9.1.1:
> Zu welchen Bereichen der Psychotherapie sind Ihrer Meinung nach Forschungen nötig? Welche ethischen Gesichtspunkte sind dabei relevant?

Allein das Ausmass an Gewalt, welches sich täglich in Familien und Institutionen abspielt, übersteigt jede Vorstellung. Die neusten Forschungsresultate der ACE-Studie (adverse childhood experience) belegen unzweideutig das Ausmass und die Auswirkungen auf die Gesundheit. Zwei Drittel der untersuchten Teilnehmer dieser repräsentativen Umfrage mit über 17'000 Probanden haben eine oder mehrere traumatische Erfahrungen in ihrer Kindheit oder Adoleszenz durchgemacht – die gesundheitlichen Auswirkungen zeigen eine robuste Korrelation über alle Untersuchungsparameter hinweg. Je mehr Gewalterlebnisse eine Person erlitten hat, desto wahrscheinlicher die gesundheitlichen Folgen. „Diese Erkenntnisse bedingen einen Paradigmenwechsel in der medizinischen Versorgung. 81% der Teilnehmer einer ausgewählten Gruppe der ACE-Studie gaben an, dass sie es ausserordentlich geschätzt haben, dass sich [eine Fachperson] eingehend mit ihren Beschwerden und den zugrunde liegenden Ursachen auseinandergesetzt hat. Es wurde ihnen die Gelegenheit gegeben, sich in einem einstündigen Interview mit einer traumatherapeutisch geschulten Fachperson zu unterhalten. Mit anderen Worten: Ein proaktiver Zugang zu Betroffenen macht Sinn. Die Frage nach Gewalterfahrungen gehört standardmässig zu jeder ärztlichen Anamnese" (Tschan 2013). Gewalt mit ihren Auswirkungen muss allerdings auch in diagnostische und therapeutische Prozesse einfliessen – was umgekehrt theoretische Modelle erfordert, welche diese Schritte erst ermöglichen – Krankheitsverständnis und Menschenbild müssen entsprechend adaptiert werden. Ellenberger hat diese Entwicklung wie bereits erwähnt bis ca. 1970 nachgezeichnet. Die Entwicklung bleibt jedoch nicht stehen: *„Das Verständnis der Gehirnfunktion wird [...] für das 21. Jahrhundert wahrscheinlich die Bedeutung haben, die das Verständnis der Zellfunktion für das 19. Jahrhundert und das der Genfunktion für das 20. Jahrhundert hatte und hat"* (Kandel et al. 1995, p. VII).

Forschung kostet Geld und Geld wird da investiert, wo es sich lohnt. Soweit die utilitaristische Seite. Psychisch kranke Menschen wurden in der Vergangenheit als *„Ballastexistenzen"* bezeichnet. Die Bereitschaft, die für die Psychotherapie relevanten Aspekte zu untersuchen, sind als gering einzustufen – die Stigmatisierung macht auch vor der Wissenschaft nicht Halt. Investitionen lohnen sich da, wo es etwas zu holen gibt. Psychotherapie kostet bloss – so die Denkweise vieler Gesundheitspolitker und Kostenträger.

Umgekehrt darf auch der Einfluss der Forschung auf die konkreten Behandlungsmassnahmen nicht überschätzt werden: *„Unschwer ist einzusehen, dass am Stand der akademischen Forschung nicht abgelesen werden kann, wie es um den praktischen Umgang mit psychischen Krankheiten tatsächlich steht"* (Geyer 2014, p. 312).

Was nachfolgend für die Medizin im Allgemeinen ausgeführt wird, gilt im besonderen Masse für die Psychotherapie: *„Medicine is not an exact science in the way that mathematics and physics are. It does have many general principles that are valid most of the time, but every patient is different and what is an effective treatment for 90% of the population may not work for the other 10%. Thus medicine is inherently experimental. Even the most widely accepted treatments need to be monitored and evaluated to determine whether they are effective for specific patients and, for that matter, for patients in general. This is one of the functions of medical research"* (Williams 2005, p. 96). Drei fundamentale Entwicklungen prägen den Beginn des 21. Jahrhunderts im Bereich der Psychotherapie: zum einen die wissenschaftliche Auseinandersetzung um Traumafolgestörungen und deren Verständnis, zum zweiten die Neurowissenschaften inkl. der Erforschung der molekularen Vorgänge und deren Erkenntnisse für emotionale und kognitive Prozesse; und drittens die Theory of Mind für das generelle Verständnis psychischer Vorgänge sowie die Verhaltenssteuerung. Die drei Forschungsansätze bedingen und stimulieren sich wechselseitig und haben einen fundamentalen Paradigmenwechsel in der Psychotherapie eingeleitet.

10 Gesundheitsprävention

Das Genfer Ärztegelöbnis (1948) stipuliert: *„Die Gesundheit meines Patienten wird meine erste Sorge sein"*. Das kurative Paradigma der heutigen Medizin erfährt damit eine fundamentale Erweiterung: Der Arzt ist nicht nur für die Behandlung von Krankheiten verantwortlich, sondern auch für deren Verhinderung, insbesondere der psychischen Störungen. Dazu bedarf es einer ausreichenden Versorgung mit entsprechend ausgebildeten Fachleuten. Die Gesetzgebung für die Leistungsabgeltung durch die Krankenversicherungen muss im Hinblick auf die Übernahme von präventiven Aufgaben deutlich erweitert werden.

In der WPA Declaration von 1997 findet sich der Hinweis auf die Gesundheitsprävention innerhalb der Psychiatrie: *"Psychiatry is a medical discipline concerned with the prevention of mental disorders in the population, the provision of the best possible treatment for mental disorders, the rehabilitation of individuals suffering from mental illness and the promotion of mental health. Psychiatrists serve patients by providing the best therapy available consistent with accepted scientific knowledge and ethical principles. Psychiatrists should devise therapeutic interventions that are least restrictive to the freedom of the patient and seek advice in areas of their work about which they do not have primary expertise. While doing so, psychiatrists should be aware of and concerned with the equitable allocation of health resources"*.

Aufgabe 10.0.1:
Gesundheitsprävention innerhalb der Psychotherapie. Führen Sie stichwortartig auf, welche Bereiche Ihrer Meinung nach aus ethischer Sicht berücksichtigt werden müssen.

Viele Menschen leiden unter der ungleichen Verteilung des Wohlstandes (Süddeutsche Zeitung Nr. 95 vom 25. April 2014) – der Gesetzgeber hat bisher wenig dafür getan, hier die erforderlichen Korrekturen vorzunehmen. Bis zu 10% der Erwachsenen gelten als überschuldet – dass sich die Armut oder die Schuldenlast auch auf die psychische Gesundheit auswirkt, ist offensichtlich. Eine nachhaltige Gesundheitsprävention muss sich auch mit diesen ökonomischen Gegebenheiten auseinandersetzen.

Eine alte Weisheit besagt: *„Vorbeugen ist besser als Heilen"*. Bedauerlicherweise wird der Grundgedanke der Hygieia (Schutz der Gesundheit und der Vorbeugung) in der heutigen Gesundheitspolitik kaum umgesetzt. Der US-amerikanische Präventivmediziner Dean Ornish hatte bereits vor Jahren eindrücklich darauf hingewiesen, dass die Krankenversicherungen ohne weiteres die Behandlungskosten für teure Bypassoperationen tragen, hingegen eine Kostenübernahme von relativ günstigen präventiven Massnahmen im Bereich von ischämischen Herzkrankheiten ablehnen – selbst wenn sie dies im Sinne der Ressourcen- und Kostenoptimierung tun möchten, so dürfen sie nicht. Die gesetzlichen Vorgaben erlauben dies nicht.

Die Schweizer Krankenversicherungen heissen Kranken- und nicht Gesundheitsversicherungen. Sie übernehmen die Kosten von Heilbehandlungen. Geschätzte 1-2% der gesamten Ausgaben im Gesundheitswesen werden für Prävention aufgewendet – der Rest für die Behandlung. Das ist politisch so gewollt – wie die geltenden gesetzlichen Regelungen im KVG, etc. es vorgeben. Der Bund darf in der Schweiz in Sachen Gesundheitspolitik nicht aktiv werden – das Gesundheitswesen ist kantonaler Entscheidungsbereich. Ethik muss somit auch politische Strukturen hinterfragen, soweit sie für die Entscheidungsfindungsprozesse massgeblich resp. im vorliegenden Fall hinderlich sind.

10.1 Psychiatrie und Psychotherapie in den Medien

Das Thema Psychotherapie ist in den Medien kaum im positiven Sinne präsent. Eher noch finden sich Negativschlagzeilen in Zusammenhang mit psychiatrischen Störungen. So wird in den Medien regelmässig über Burnout berichtet – von Heilungsprozessen hört man auch da vergleichsweise wenig. Die Wahrnehmung der Psychiatrie und Psychotherapie in der Öffentlichkeit hat eine wichtige Bedeutung im Hinblick auf Erwartungshaltungen in therapeutische Möglichkeiten und kann mithelfen, psychische Leiden zu entstigmatisieren. Wichtig ist jedoch auch die Sensibilisierung im Hinblick auf ein möglichst zeitnahes Aufsuchen psychiatrischer resp. psychotherapeutischer Hilfe im Falle von beginnenden Beschwerdebildern.

> Aufgabe 10.1.1:
> Der Herausgeber einer überregionalen Tageszeitung lädt Sie ein, über aktuelle Themen der Psychotherapie einen Hintergrundbeitrag zu verfassen – es wird Ihnen eine ganze Seite zur Verfügung gestellt! Welche Schwerpunkte unter Berücksichtigung ethischer Aspekte würden Sie setzen? Stellen Sie stichwortartig eine Auflistung zusammen.

Diverse Filme geben einen Einblick in die Realität der Psychotherapie und ihrer Exponenten. Da ist beispielsweise der Film von Peter Reichenbach, entstanden 2003, mit dem Titel: *„Das Haus ohne Fenster"*. Oder der Film *„Eine dunkle Begierde"*, 2011 gedreht, der im englischen treffender heisst: *„A Dangerous Method"*. Das Filmskript ist an das Fachbuch von John Kerr: *„A Most Dangerous Method"* (1993) angelehnt und beschreibt Sabina Spielrein zwischen Carl Gustav Jung und Sigmund Freud. *„Das weisse Rauschen"* von Hans Weingartner, 2002, zeichnet die psychotische Erkrankung eines jungen Mannes nach. Unter der Regie von Barbara Streisand entstand der Film: *„The Prince of Tides"* (1991), auf deutsch: Der Herr der Gezeiten. Als Mafia Komödie ist der Film bekannt: *„Analyse that"* (2002) mit Robert DeNiro in der Rolle von Paul Vitti und Billy Crystal als Psychotherapeut Ben Sobel. Ein weiterer excellenter Film ist: *„Good will Hunting"* (1997) unter der Regie von Gus Van Sant. Der Filmtitel ist ein Wortspiel; entweder bedeutet er: *„Jagd nach dem guten Willen"*, oder: *„Der gute Will Hunting"*. Der Film zeichnet die Behandlung eines schwer traumatisierten Jugendlichen nach. Ebenfalls ein bekannter Film ist *„The King's Speech"* unter der Regie von Tom Hooper (2010) mit Colin Firth in der Rolle des englischen Königs Georg VI. Der Film zeigt, wie ein Stotterer seine Schwierigkeiten mit Hilfe eines Therapeuten angeht. Ebenfalls erwähnenswert ist *„Les Intouchables"* von Olivier Nakache und Eric Toledano (entstanden 2011), welcher auf einer autobiografischen Darstellung beruht. Philippe ist nach einem Paragliding-Unfall tetraplegisch und 24/7 auf Hilfe angewiesen. Driss will eigentlich nur eine Bestätigung für das Arbeitsamt. Doch die beiden finden sich! 5% dieser Filmeinnahmen gehen an einen Fonds für Behinderte.

Eine mehrteilige TV Produktion bildet die Serie *„In Treatment"* über den Psychotherapeuten Paul Weston, welche 2012 im US-amerikanischen Fernsehen und später auf deutschsprachigen Sendern zu sehen war.

Zwei US-amerikanische Psychiater haben den Einfluss der Filmindustrie auf das Bild der Psychiatrie und Psychotherapie seit vielen Jahren dokumentiert und in einem umfangreichen Werk festgehalten: Krin Gabbard und Glen O. Gabbard: Psychiatry and the Cinema. Chicago, University of Chicago Press, 1989; die 2. Auflage ist 1999 erschienen. Individuelle Einstellungen zu psychischen Problemen und Erwartungshaltungen zu therapeutischen Möglichkeiten werden über solche Bilder mitgeprägt. Im deutschen Sprachraum fehlt innerhalb der Psychotherapie eine derartige Auseinandersetzung noch weitgehend, obwohl durchaus entsprechende deutschsprachige Filme vorliegen (Freistatt 2015, Lina 2016, etc.).

10.2 Information der Gesellschaft

„Ohne Interesse am anderen, ohne Gefühl für dessen Bedürfnisse und ohne differenziertes Verständnis seiner Perspektiven entwickeln sich weder Mitgefühl noch Rücksicht oder Respekt" (Hans Förstl, 2012, p. 4).

Aus der Sicht der Psychotherapie besteht ein eklatantes Wissensdefizit über psychische Störungen und deren Auswirkungen innerhalb der Bevölkerung. Hier wären sachgerechte Informationen über die Möglichkeiten der Psychotherapie dringend nötig.

> Aufgabe 10.2.1:
> Welche Aspekte der Psychotherapie unter Berücksichtigung ethischer Überlegungen müssten Ihrer Meinung nach der Öffentlichkeit näher gebracht werden?

Vor Jahren konnte ich in Neuseeland eine interessante Erfahrung machen. Meine Freunde sagten mir eines Morgens: „... *tonight you have to watch TV*". Auf dem Maori Channel wird Sex-Education gesendet – eine monatliche Produktion, deren Ziel die Aufklärung der indigenen Bevölkerung ist. Geschaut wird die Sendung von <u>allen</u> in Neuseeland. Ich war überrascht – Sexualpädagogik vom Feinsten! Verhütungsmethoden, Sexualpraktiken, sexuell übertragbare Krankheiten, sexuelle Orientierung und Präferenzen, Störungen des Verlangens – das ganze Spektrum des aktuellen sexualmedizinischen Wissens wird auf eine kompetente und einfühlsame Art vermittelt; ohne die üblichen Tabus. Die Zuschauer lernen eine Sprache - wie wir dies als Fachleute in der Ausbildung zu Sexualmedizin auch tun müssen. Analog sollte meines Erachtens Psychotherapie in den Medien vermittelt werden – sachlich, realistisch, klar. Wie äussern sich psychische Störungen. An wen kann man sich wenden? Was hilft?

Was hingegen entschieden zurück gewiesen werden muss, sind Aussagen wie die folgende: *„Heutzutage haben wir alle die Möglichkeit, unsere Gesundheit selbst zu steuern"* (Brochüre des Gesundheitsdepartement Basel-Stadt 2015); das stimmt beispielsweise sicher nicht für die zahlreichen Traumabetroffenen, wie es die ACE-Studie deutlich belegt (Tschan 2013). Umso bedenklicher, wen sich staatliche Organe durch die Interessen der Pharmafirmen einspannen lassen, die mit solchen flotten Marketingsprüchen den Absatz für ihre Produkte verbessern und Gewinne abführen, welche zu wesentlichen Teilen eine Folge der staatlich regulierten Gesundheitskosten-Abgeltung darstellen.

Hintergrundsberichte wie beispielsweise ein Beitrag mit dem Titel: *„Wenn Schmerz der einzige Ausweg ist"* in der Neuen Zürcher Zeitung (Hudec 2015) beleuchten komplexe Krankheitsbilder und zeigen mögliche Behandlungsstrategien auf. Betroffene und Angehörige sind froh, wenn sie das Störungsbild irgendwie einordnen können und wenn sie erfahren, dass es Hilfemöglichkeiten gibt.

In einem grösseren Zusammenhang betrachtet kann Psychotherapie sowohl dem Einzelnen als auch dem Kollektiv mithelfen, die heutige Situation der Welt und die eigene Befindlichkeit besser einordnen zu können – dies in Analogie zum britischen Geschichtsphilosophen Collingwood, wonach es *„die Hauptaufgabe der Philosophie des 20. Jahrhunderts ist, die Geschichte des 20. Jahrhundert zu begreifen"* (Collingwood 1974). Voraussetzung ist jedoch eine kritische Auseinandersetzung mit den historischen, politischen und wirtschaftlichen Entwicklungen, wie sich dies im vorliegenden Text verfolgen lässt.

10.3 Gesundheitsprävention in der Schule

Im schulischen Unterricht müssen Grundkenntnisse über psychsiche Störungen vermittelt werden. Dabei ist besonderes Gewicht auf die Früherkennung von Risiken zu legen, verbunden mit Hinweisen auf bestehende Hilfseinrichtungen. Das gelbe Wägelein und die Klapsmühle sind nach wie vor Bilder, die in den Köpfen der Bevölkerung über psychische Kranke und den Interventionsmöglichkeiten herumgeistern und die Sicht der Dinge trüben. Dass eine nachhaltige Gewaltprävention in der Schule ansetzen muss, ist heute kaum mehr bestritten. Hingegen wird die Einführung von Sexualpädagogik nach wie vor kontrovers beurteilt. Dabei ist evident, dass in der Altersgruppe der 7-8 jährigen Kinder am meisten Opfer sexualisierter Übergriffe zu finden sind und dass sich in der Altersgruppe 14-15 am meisten Täter finden (Tschan 2013). Will die Gesellschaft ihre Kinder nachhaltig vor Gewalterfahrungen schützen, muss sie die Kinder ab Kindergarten mit adäquaten und altersgerechten Informationen versorgen. Die Kinder müssen wissen, um was es geht, wo die Grenzen sind, und was sie tun können/sollen, falls jemand ihre Grenzen nicht beachtet. Und die tatbereiten Kinder und Jugendlichen müssen ebenfalls Grenzen erkennen und die Konsequenzen ihrer Handlungen zu spüren bekommen – hier hat die Schule flächendeckend mit pädagogischen Mitteln zu reagieren.

Aufgabe 10.3.1:
Gesundheitsprävention in der Schule – welche Aspekte psychische Leiden betreffend sollten Ihrer Meinung nach berücksichtigt werden? Welche ethischen Überlegungen sind zu beachten?

Zu einer umfassenden Gesundheitsprävention in der Schule gehört die Vermittlung von Basiswissen über die Psychotherapie und deren Beitrag im Gesundheitswesen. Besondere Beachtung ist dem Thema Suizidprävention zu widmen – hier müssen in erster Linie mögliche Hilfestellungen und Beratungsangebote hervorgehoben werden. Die Schule kann mithelfen, die Problematik zu enttabuisieren – immerhin begehen in der Schweiz 800 bis 1000 Jugendliche jeden Monat einen Suizidversuch – alle drei bis vier Tage stirbt ein junger Mensch an Suizid. Unter Jugendlichen ist Suizid eine der häufigsten Todesursachen. In über 90% aller Jugendlichen bis zum 14. Altersjahr, die einen Suizidversuch verübt haben, haben sexualisierte Gewalt erlebt (DSAC 1997).

Die Zukunft der ethischen Diskussion in der Psychotherapie wird stark von der Entwicklung der Medizin und des Gesundheitswesens beeinflusst werden: *„The future of medical ethics will depend in large part on the future of medicine. In the first decade of the 21st century, medicine is evolving at a very rapid pace and it is difficult to predict how it will be practised by the time today's first-year medical students complete their training, and impossible to know what further changes will take place before they are ready to retire. The future will not necessarily be better than the present, given widespread political and economic instability, environmental degradation, the continuing spread of HIV/AIDS and other potential epidemics"* (Williams 2005, p. 118). Ich bin auch fest davon überzeugt, dass sich mittels eines guten Psychotherapie-Angebotes erhebliche Einsparrungen im Gesundheitswesen erzielen lassen, wie dies Grawe formuliert hat: *„Die Nicht-Nutzung der besten bestehenden Behandlungsmöglichkeiten führt zu den grössten Kosten, nicht deren Nutzung"* (Grawe et al. 1994, p. 681). Allgemein gesprochen erhalten viele Betroffene höchstens suboptimale Behandlungen mit der Gefahr der weiteren Chronifizierung ihrer Leiden, wenn sie im heutigen Gesundheitssystem wie eine heisse Kartoffel mit ihren Beschwerden wietergereicht werden, mit entsprechenden ökonomischen Konsequenzen: „[...] *was den Umgang mit psychischen und psychogenen Störungen angeht,* [haben wir es] *mit einer Fehlversorgung von wahrlich gigantischem Ausmass zu tun* [...]." (Grawe et al. 1994, p. 685).

Die gesundheitliche Betreuung der Flüchtlinge und Migranten in Europa stellt eine enorme Herausforderung dar – auch für die Psychotherapie. Es ist dringend dafür zu sorgen, dass Traumafolgestörungen curricular vermittelt werden, nur so werden die Fachleute in die Lage versetzt, diesen Menschen helfen zu können – zudem müssen die Diagnosemöglichkeiten bei diesen Störungsbildern (trauma spectrum disorders) um die somatischen Aspekte erweitert werden. Auch zu solchen Aspekten sollten in der Schule grundlegende Fakten vermittelt werden (Tschan 2015 in: Giving Children a Voice).

Humor in der Psychotherapie

Humor in der Psychotherapie: bedarf es dazu einer Erörterung aus ethischer Sichtweise? Ja, klar. Immerhin hat die wissenschaftliche Lachforschung einen Namen: Gelotologie. Den meisten Menschen, die Psychotherapie in Anspruch nehmen, ist das Lachen vergangen – die nächtlichen Panikattacken, das Gefühl des Erstickens, das Herzrasen – da bleibt kein Platz für Humor. Lachen hat jedoch eine heilsame Kraft – deshalb lohnt sich eine Betrachtung aus aus ethischer Sicht – Lachen ist eine typische menschliche Eigenschaft, die uns von Tieren unterscheidet. Vom Meister der Pantomine im Stummfilm, Charlie Chaplin stammt der Ausspruch: «*Ein Tag ohne Lachen ist ein verlorener Tag*» (Chaplin 1964). Wir lachen, wenn wir beispielsweise seinen Film «*Goldrausch*» (1925) sehen, obwohl es eigentlich nicht ums Lachen ist – analog in vielen anderen seiner Filme. Das selbe gilt für viele Witze, die über psychisch beeinträchtige Menschen die Runde machen, wo nicht der einzelne Betroffene ausgelacht wird:

Ein Psychiater untersucht drei Patienten in einer Irrenanstalt.
Der Psychiater will vom ersten Patienten wissen: «Wieviel ist 2 x 2?»; «5000».
Dann fragt er den zweiten Patienten: «Wieviel ist 2 x 2?»; seine Antwort: «Mittwoch». «Aha».
Und schliesslich fragt er den dritten: «Wieviel ist 2 x 2?»; «Vier». «Hmm, sehr gut». Nun möchte der Psychiater wissen, wie er auf dieses Resultat gekommen sei.
Der dritte Patient: «Ganz einfach: Ich habe 5000 durch Mittwoch geteilt».

Die Wirkung von Humor auf menschliches Verhalten wird seit rund 100 Jahren wissenschaftlich untersucht. In seinen Erörterungen über die gewonnen Erkenntnisse kam Bernhardt zum Schluss: *"Humor ist in der Psychotherapie sinnvoll und wünschenswert. Therapeutischer Humor wirkt sich positiv auf die Entwicklung des Klienten aus"* (Bernhardt 1985, p. 135). Humor in der Psychotherapie kann jedoch nur funktionieren, wenn Werte und Lebenseinstellungen zwischen Klienten und Therapeuten einigermassen übereinstimmen. Aus ethischer Sicht ist deshalb eine sorgfältige Analyse allfälliger Wertekonflikte vor dem Hintergrund der Beziehungssituation unabdingbar.

Für die Therapeutinnen und Therapeuten selbst kann der Humor auch mithelfen, die eigene Situation besser akzeptieren zu können – wir alle unterliegen ja letztlich den selben menschlichen Veränderungsprozessen und Konflikten, auch wir Fachleute werden älter. Emil Steinberger hat uns hier mit seinem Beitrag „Lachtzig" etwas hilfreiches in die Hand gegeben: *„Aber können Sie sich eigentlich vorstellen, welche Mühen und Leiden es mich gekostet hat"* um jünger auszusehen, als EMIL in Wirklichkeit ist (Steinberger 2013, p. 17).

Literatur zum Thema:

- Bernhardt Juan Andrés: Humor in der Psychotherapie. Weinheim, Beltz, 1985.
- Chaplin Charles: Die Geschichte meines Lebens. Frankfurt aM, Fischer, 1964.
- Steinberger Emil: Lachtzig. Olten, Knapp, 2013.
- Titze: Heilende Kraft des Lachens. (2007)
- Wild: Humor in der Psychotherapie (2016)

Obwohl ich in meiner Praxis viele schwerst traumatisierte Patienten sehe, haben wir uns oft zusammen die Bäuche gehalten, weil wir beide so lachen mussten ... das kann manchmal etwas ungemein befreiendes haben!

Zum Schluss

Aus dem Manual der World Medical Association: „Menschen gehen zum Arzt in der Hoffnung auf Hilfe in ihren dringendsten Bedürfnissen – Erlösung von Schmerzen und Leiden und Wiederherstellung der Gesundheit und des Wohlbefindens. Sie gestatten es dem Arzt, jeden Teil ihres Körpers – auch die intimsten – zu betrachten, zu berühren und zu manipulieren. Sie tun dies, weil sie darauf vertrauen, dass ihr Arzt in ihrem wohlverstandenen Interesse handelt" (Williams, 2005, p. 17).

Warum sollen wir uns mit Ethik „herumschlagen"? Haben wir nicht schon genug zu tun? Ethik hinterfragt und fordert zum kritischen Denken auf: *„Vielmehr sollen ethische Betrachtungen dazu anregen, eine kritische Bestandsaufnahme psychotherapeutischer Praxis durch eine Überprüfung gängiger Handlungsanweisungen vorzunehmen"* (Tress & Langenbach1999, p. 11). Die Psychotherapie als Teil der Humanmedizin muss in ihrer semantischen Doppeldeutung verstanden werden: *Als Medizin an Menschen und als menschlich praktizierte Medizin* (Waibl 2005, p. 66). Ergänzend dazu ein Zitat eines Anwaltes: *„Mehr noch als jeder andere Zweig der Medizin bedarf die Psychiatrie des Korrektivs der philosophischen Betrachtung, denn sie bezieht ihr Selbstverständnis ausschliesslich aus dem aktuell vorherrschenden Menschenbild"* (Strate 2014, p. 203). *„Nicht der Theorie wegen wird, wie wir in der Nikomachischen Ethik erfahren, philosophiert, sondern damit wir tugendhafte Menschen werden. Hierzu ist freilich ein schmerzhafter Prozess der Bemühung und Gewöhnung notwendig"* (Bergdolt 2004, p. 18).

Der Nutzen der Ethik könnte darin bestehen, dass Sie in Ihrer fachlichen Tätigkeit immer wieder den Dialog und die Auseinandersetzung mit Fachkollegen und Patienten über den *„richtigen Weg"* suchen. Dann habe ich eine meiner Zielsetzungen erreicht. Nicht ich heile die Patientin/den Patienten – die Patientin resp. der Patient heilt sich selbst und nutzt das, was ich ihm anbieten kann: *„Mache ich mir bewusst, dass erst meine Patienten mich zum Therapeuten machen und nicht ich mich selbst, dann kann ich respektvoll den Menschen annehmen, der mich in der von mir gewünschten Rolle annimmt"* (Requardt 2014).

Die heutige Weltperspektive sieht eher düster aus. Von mehreren Seiten wird die derzeitige Lebenssituation bedroht – Umweltkatastrophen, die globale Erwärmung, drohende Viruspandemien, die Folgen von Krieg und Vertreibung, Armut in vielen Teilen der Welt, der rasch voranschreitende Verlust an Biodiversität infolge des Aussterbens von zahlreichen Spezies, ökonomische Krisen, das Versagen der Führungskräfte (Damasio 2018). Auf der anderen Seite kennen wir viele Bemühungen zur Überwindung von Schwierigkeiten aller Art: *" … while including discrimination on the basis of disability, age, gender, sexual orientation and race, it leaves the dimensions of class, income and location to one side"* (Burton 2013, p. 802). Die systemischen Auswirkungen bedrohen letzlich die Basis der menschlichen Existenz – *"taken together the changed and worsening situation calls for a renewal of the ethical basis, not just for practising psychology, but for our whole society"* (Burton 2013, p. 802). In der Psychotherapie werden wir als Fachpersonen mit diesen Dimensionen konfrontiert – ein Orientierungsrahmen ist deshalb mehr als erforderlich.

Ein Rat ist sicher nie falsch: „… *all ethical standards strongly advise professionals to seek out advice from colleagues when they have questions about the ethics of an action"* (Welfel et al. 2008, p. 177). Im Zweifel tausche man sich mit FachkollegInnen aus.

Die Bedeutung der alten Kardinaltugenden von Thomas von Aquin (1224-1274): Klugheit (prudentia), Mässigung (temperantia), Tapferkeit (fortitudo) und Gerechtigkeit (justitia) hat sich bis heute gehalten. *„Die virtutes cardinales bestimmen den Umgang mit den Kranken. Dass die Pflege Notleidender […]*

durch den urchristlichen Gedanken der Caritas motiviert wurde [...] kann kaum überraschen: aus der Idee der Nächstenliebe wurde nicht nur das europäische Spital geboren, sondern, bereits in frühchristlicher Zeit, die ärztliche Tätigkeit überhaupt legitimiert" (Bergdolt 2004, p. 20-21). Ich hatte 2007 die herausforderungsvolle Aufgabe, den Ausbildungszyklus der Psychotherapeuten in Sydney mit meinem Beitrag über die Gestaltung der therapeutischen Beziehung und das Risiko von fachlichem Fehlverhalten zu eröffnen. Angehende Psychotherapeuten sollten in ihrer ersten Ausbildungsstunde die Berufsrisiken und wirkungsvolle Strategien zu deren Vermeidung kennen lernen – alles andere ist verantwortungslos. Es muss dabei den Fachleuten insbesondere klar gemacht werden, dass sexualisierte Grenzverletzungen im Rahmen therapeutischer Aufträge nicht als Übertragungsliebe und ähnlichen Unsinn verstanden werden dürfen, sondern als Verbrechen und kriminelle Tat – mit allen Konsequenzen für fehlbare Fachleute. Es muss den Fachleuten klar werden, dass die Nähe und Intimität der Behandlungssituation Gefühle und Bedürfnisse wecken kann, die unbeachtet zu gravierenden Behandlungsfehlern führen können, die der ausschliesslichen Verantwortung der Fachperson anzulasten sind.

Die Ethik der Psychotherapie befasst sich mit der Reflexion über die therapeutischen Interventionen inkl. der Rolle und Aufgaben der Therapeuten selbst. Die Beschäftigung mit der Ethik in der Psychotherapie dient nicht bloss einem Selbstzweck, sondern ist grundlegend für die Gewährleistung der Patientensicherheit. Im traditionellen Verständnis umfasst Ethik die Sittenlehre. Sie stellt dergestalt einen Aspekt der praktischen Philosophie dar – *philo* meint lieben, *sophie* die Weisheit, folglich ist die Weisheitsliebe als Streben nach Erkenntnis des Zusammenhangs der Dinge in der Welt (Duden 2004) zu betrachten. Die Medizinethik befasst sich mit den spezifischen Fragestellungen innerhalb des Gesundheitswesens.

Unter Ethik versteht man die wissenschaftliche Auseinandersetzung über moraltheoretische Fragen und im Besonderen vom moralischen Handeln. Mit Ethos wird die individuelle sittlich-moralische Gesinnung und die damit verbundenen Lebensgrundsätze bezeichnet. Die therapeutische Entscheidungsfindung hat neben fachspezifischen, wissenschaftlichen, ökonomischen und gesetzlichen Aspekten stets mit Haltungen zu tun. Was nachfolgend für Ärzte im Manual der Ethics Unit of the World Medical Association ausgeführt wird, gilt sinngemäss für andere Heilbehandlungen: „*Für den einzelnen Arzt [...] erschöpft sich die ärztliche Ethik nicht in der blossen Befolgung der Empfehlungen der WMA oder anderer Ärztevereinigungen. Letztlich ist der Einzelne für seine eigenen ethischen Entscheidungen und deren Umsetzung verantwortlich* (Williams 2005, p. 25).

In einem Interview mit den Medizin-Nobelpreisträgern May-Britt und Edvard Moser, die zusammen mit John O'Keefe 2014 geehrt wurden, antworteten sie auf die Frage, was das Wichtigste sei, damit bahnbrechende Forschung gelinge: „*Es ist sehr wichtig, anders als andere zu denken und Teile anders zusammenzusetzen, als es die Vorgänger getan haben. Sicher, man muss auch hart arbeiten. Aber ich glaube nicht, dass man mehr erreicht, je mehr Zeit man abends im Labor verbringt. [...] Glück spielt auch eine Rolle. Viele Entdeckungen geschehen unerwartet. Allerdings muss man eine solche Entdeckung dann auch als etwas Besonderes erkennen können und etwas aus ihr zu machen. Dazu gehören eine gute Beobachtungsgabe und ein flexibler Geist*" (Hübener 2014). Die drei Forscher haben die Raster- resp. Orientierungszellen im Rattengehirn lokalisiert. Sie liegen direkt neben dem Hippocampus. Im Laufe von 2013 wurden die Zellen auch beim Menschen nachgewiesen. Die Zellen werden aktiviert, wenn ein Lebewesen nacheinander bestimmte Punkte seiner Lebensumwelt (Raster) passiert – die Rasterzellen bilden eine Art Koordinatensystem im Gehirn und sind für die Orientierung im Raum verantwortlich. Damit wissen wir, wo wir sind.

Wenn Henry Ellenberger sinngemäss den Satz formulierte: „*Kein schöpferischer Geist arbeitet jemals allein*", so gilt dies nicht nur für die vorerwähnten Nobelpreisträger, sondern im besonderen Masse für das Fach Psychotherapie. Die Wissenschaft der Psychotherapie kann nie der Verdienst einer einzelnen

Person sein – sondern sie beruht auf dem Erfahrungsschatz der ganzen Menschheit und stellt damit ihr Erbe dar.

Das Schweizer Gesundheitswesen kennt das Prinzip der Selbstregulierung. Aufsichtsbehörden sind die kantonalen Gesundheitsbehörden. Die Ärzte haben sich in ihren Ethikkodizes verpflichtet: *„Mangelnde Sachkenntnis, Beeinträchtigungen oder Fehlverhalten der eigenen Kollegen zu melden"* (Williams 2005, p. 68). Es handelt sich dabei um eine Berufspflicht des Arztes: *„Er ist nicht nur dafür verantwortlich, den guten Ruf des Berufsstandes zu erhalten, sondern ist häufig der einzige, der Unfähigkeit, eine Beeinträchtigung oder Fehlverhalten zu erkennen vermag."* (Wiliams 2005, p. 69). Die Ethik der Psychotherapie befasst sich mit der Frage nach dem adäquaten Vorgehen und der angemessenen Anwendung therapeutischer Interventionsmethoden.

Die Ethik der Psychotherapie hilft mit, die korrekte Anwendung von therapeutischen Interventionen und das Verhalten von Therapeuten vor dem Hintergrund der grundlegenden professionellen Anforderungen zu verstehen und Behandlungsfehler zu erkennen resp. zu vermeiden – und zwar 1. vor Behandlungsbeginn (Kontaktaufnahme); 2. bei der Ausgestaltung des Behandlungsvertrages; 3. während der eigentlichen psychotherapeutischen Behandlung, und 4. nach deren Abschluss.

Anlässlich der 51. Generalversammlung des Weltärztebundes 1999 beschlossen die Delegierten: *„Den medizinischen Fakultäten überall auf der Welt dringend nahe zu legen, die Unterrichtung der ärztlichen Ethik und der Menschenrechte als Pflichtfach in ihre Curricula aufzunehmen"*.

Links:

http://www.wma.net

Die Auseinandersetzung mit der Ethik der Psychotherapie war mich eine spannende Aufgabe. Ich habe viel gelernt dabei. Wenn ich den Teilnehmern dieser Vorlesung dabei helfen kann, die herausforderungsreichen und spannenden Seiten der Arbeit als Psychotherapeut näher zu bringen und die ethischen Klippen in der Berufsausübung zu bewältigen, hat sich dieser Einsatz gelohnt! Wenn ich damit auch mithelfen kann, die Versorgungssituation von Menschen mit psychischen Schwierigkeiten zu verbessern, umso mehr.

Literatur:

- Aly Götz: Die Belasteten. Euthanasie 1939-1945. Eine Gesellschaftsgeschichte. Frankfurt, S. Fischer, 2013.
- AMA Policy: E-9.045 Physicians with Disruptive Behavior. Washington DC, American Medical Association, June 2000.
- Appelbaum Paul S., Gutheil Thomas G.: Clinical Handbook of Psychiatry and the Law. Philadelphia, Lippincott Williams and Wilkins, 2007.
- Arbeitsgruppe „Entstigmatisierung", Martino Heloisa, Rabenschlag Franziska: Arbeitspapier Entstigmatisierung. Grundlagen für eine nationale Kampagne zur Entstigmatisierung von psychischen Krankheiten und von Menschen mit Störungen der psychischen Gesundheit. Public Health Schweiz, Mai 2012.
- Babiak Paul, Hare Robert D.: Snakes in Suits: When Psychopath Go to Work. New York, HarperBusiness, 2007.
- Bamm Peter: Ex Ovo. Essays über die Medizin. München, Deutsche Verlags Anstalt, 1956.
- Baron-Cohen Simon, Tager-Flusberg Helen, Lombardo Michael V (eds.): Understanding other minds. Perspectives from developmental social neusoscience. Oxford, Oxford University Press, 2013.
- Barnett Laura (ed): When death enters the therapeutic space. London, Routledge, 2008.
- Baron-Cohen Simon: Mindblindness. An essay on autism and theory of mind. Cambridge, MA, MIT Press, 1995.
- Bateson Gregory: Geist und Natur. Eine notwendige Einheit. Frankfurt am Main, Suhrkamp, 1982. (Mind and Nature. A Necessary Unity. 1979).
- Baumann-Hölzle Ruth, Abraham Andrea: Zu teuer? Ethische Überlegungen zum Umgang mit seltenen Krankheiten. Schweizerische Gesellschaft für Psychiatrie und Psychotherapie und Schw. Gesellschaft für Kinder- und Jugendpsychiatrie und Psychotherapie, Bulletin 3/13, 2013.
- Baumann-Hölzle Ruth, Wils Jean-Pierre: Mangel und Überfluss. Gesundheitsversorgung unter neuen Rahmenbedingungen – eine ethische Reflexion. Schweizerische Ärztezeitung 2013; 94:5, 165 – 167.
- Beauchamp Tom. L., Childress James. F.: Principles of Biomedical Ethics. Oxford, Oxford University Press, 2001, 5th ed.
- Bentall Richard P.: Madness Explained. Psychosis and Human Nature. London, Penguin, 2003.
- Berg J.W., Applebaum P.S., Lidz C.W., Parker L.S.: Informed Consent. Legal Theory and Clinical Practice. Oxford, Oxford University Press, 2001, 2nd ed.
- Bergdolt Klaus: Das Gewissen der Medizin. Ärztliche Moral von der Antike bis heute. München, Beck, 2004.
- Bernhardt Juan Andres: Humor in der Psychotherapie. Weinheim, Beltz, 1985.
- Bhabha Jacqueline (ed.): Children without a State. A Global Human Rights Challenge. Cambridge, MIT Press, 2011.
- Biller Karlheinz, Stiegeler Maria de Lourdes: Wörterbuch der Logotherapie und Existenzanalyse von Viktor E. Frankl. Wien, Böhlau, 2008.
- Bilsker Dan, Goldner Elliot M.: Teaching evidence-based practice in mental health. Evid Based Ment Health 1999;2:68-69.
- Boisaubin E.V.: Causes and treatment of impairment and burnout in physicians: The epidemic within. In: Thomas R. Cole, Thelma Jean Goodrich, Ellen R. Gritz (eds.): Faculty Health in Academic Medicine. Totowa, Humana Press, pp. 29-38.
- Bok Sissela: Impaired Physicians: What Should Patients Know? Cambridge Quarterly of Healthcare Ethics, 1993;2, 331-340.
- Bolton Derek: What is mental disorder? Oxford, Oxford University Press, 2008.

- Boon Suzette, Steele Kathy, Van der Hart Onno: Coping with trauma-related Dissociation. New York, W.W. Norton, 2011.
- Bormann Monika, Muas Ulrike, Zilly Georg : Ethik für alle Fälle. Arbeitsbuch zur Ethik in Psychotherapie und Beratung. Tübingen, DGVT (Deutsche Gesellschaft für Verhaltenstherapie), 2009.
- Bowlby John: A Secure Base. Parent-Child Attachment and Healthy Human Development. London, Routledge, 1988.
- Breitenbach Gaby, Requardt Harald: Psychotherapie mit entmutigten Klienten. Kröning, Asanger, 2005, 2012, 4. Auflage.
- Bridi Morgan, Abel Ted: Histone Modification in the Nervous System and Neuropsychiatric Disorders. In: Sweat J. David, Meaney MichaelJ., Nesler Eric and Akbarian Schahram (eds.): Epigenetic Regulation in the Nervous System. Basic Mechanisms and Clinical Impact. Amsterdam, Academic Press, 2013, p. 35 – 67.
- Brisch Karl Heinz: Bindungsstörungen. Von der Bindungstheorie zur Therapie. Stuttgart, Klett-Cotta, 1999.
- Brundtland Gro Harlem: Grundrecht Gesundheit. Vision: mehr Lebensqualität für alle. Frankfurt am Main, Campus, 2000.
- Budras Corinna: Die dunkle Seite der Wohltäter. Frankfurter Allgemeine Sonntagszeitung Nr. 7, 18. Februar 2018.
- Burton Mark: A Renewal of Ethics. The Psychologist 2013, 26(11): 802-806.
- Charpak Yves, Danzon Marc: Notre santé dans l'arène politique mondiale. Paris, Belin Litterature et Revues, 2016.
- Damasio Antonio: The Strange Order of Things. Life, Feeling, and the Making of Cultures. New York, Pantheon Books, 2018.
- Dansauer Friedrich, Schellworth Walther: Neurosenfrage, Ursachenbegriff und Rechtssprechung. Leipzig, Georg Thieme, 1939.
- Dörner Klaus, Plog Ursula, Teller Christine, Wendt Frank: Irren ist menschlich. Lehrbuch der Psychiatrie und Psychotherapie. Köln, Psychiatrie-Verlag, 2013, 22. Auflage.
- Dörner Klaus: „Abgabe von Psychopharmaka ist noch heute teils kriminell". Interview durch Otto Hostettler. Zürich, Beobachter, 3/2014, p. 29.
- Drobinski Matthias: Rechtlos im Rechtsstaat. München, Süddeutsche Zeitung Nr. 286, 10. Dezember 2010.
- Ellenberger Henry: The discovery of the unconsciones. New York, Basic Books, 1970.
- Erikson Erik H.: Der vollständige Lebenszyklus. Frankfurt am Main, Suhrkamp, 1988. (Original: The Life Cycle Completed. New York, W.W. Norton, 1982).
- Faden Ruth R., Beauchamp Tom L.: A History and Theory of Informed Consent. Oxford, Oxford University Press, 1986.
- Fahrenberg J.: Annahmen über den Menschen: Menschenbilder aus psychologischer, biologischer, religiöser und interkultureller Sicht. Heidelberg, Asanger, 2003.
- Federation of State Medical Boards of the United States: Report of the Special Committee on Professional Conduct and Ethics. Dallas, Federation of State Medical Boards of the United States, 2010.
- Felitti Vincent J., Anda Robert F.: The relationship of adverse childhood experience to adult medical disease, psychiatric disorders and sexual behavior: implication for healthcare. In: Lanius Ruth A., Vermetten Eric (eds.): The impact of Early Life Trauma on Health and Disease: The Hidden Epidemic. Cambridge, Cambridge University Press, 2010, p. 77 – 87.
- Fielder Peter: Persönlichkeitsstörungen. Weinheim, Beltz, 2001, 5. Auflage.
- Fine Carla: No time to say goodbye. Surviving the suicide of a loved one. New York, Broadway Books, 1997.
- Fischer Anton M.: Sigmund Freuds erstes Land. Eine Kulturgeschichte der Psychotherapie in der Schweiz. Giessen, Psychosozial-Verlag, 2013.

- Fitzharris Lindsey: The Butchering Art: Joseph Lister's Quest to transform the Grisly World of Victorian Medicine. London, Allen Lane, 2017. (dt: Der Horror der frühen Medizin. 2018)
- Ford Donald H., Urban Hugh B.: Contemporary Models of Psychotherapy. A Comparative Analysis. New York, John Wiley & Sons, 1998, 2nd ed.
- Förstl Hans (Hg.): Theory of Mind. Neurobiologie und Psychologie sozialen Verhaltens. Berlin, Springer, 2012, 2. Auflage.
- Frances Allen: Normal. Gegen die Inflation psychiatrischer Diagnosen. Köln, DuMont, 2013.
- Freyberger Harald J., Heuft Gereon, Ziegenhagen Dieter J. (Hrsg.): Ambulante Psychotherapie. Transparenz, Effizinez, Qualitätssicherung. Stuttgart, Schattauer, 2000.
- Gabbard Glen: Lessons to be learned from the study of sexual boundary violations. American Journal of Psychotherapy 1996;50(3): 311-322.
- Gal Tali, Shildo-Hezroni Vered: Restorative Justice as Therapeutic Jurisprudence: The Case of Child Victims. In: Erez E., Kilchling M., Wemmers J.-A. (eds.): Therapeutic Jurisprudence and Victim Participation in Justice. Durham, Carolina Academic Press, 2011, 139 – 167.
- Galle Sara: Kindswegnahmen. Das „Hilfswerk für die Kinder der Landstrasse" der Stiftung Pro Juventute im Kontext der schweizerischen Jugendfürsorge. Zürich, Chronos, 2016.
- Gebauer Thomas: Die Macht des Geldes. Medicointernational, 15. Spet. 2011.
- Gergen Kenneth J.: Beziehungsethik in den helfenden Berufen. Familiendynamik, 2015;40(3): 188 – 196.
- Germann Urs: Psychiatrie und Strafjustiz. Entstehung, Praxis und Ausdifferenzierung der forensischen Psychiatrie in der deutschsprachigen Schweiz 1850-1950. Zürich, Chronos, 2004.
- Germann Urs: Medikamentenprüfungen an der Psychiatrischen Universitätsklinik Basel 1953-1980. Bern, Institut für Medizingeschichte, 2017.
- Geyer Dietrich: Trübsinn und Raserei. Die Anfänge der Psychiatrie in Deutschland. München, C.H.Beck, 2014.
- Giordano James J., Gordijn Bert (eds.): Scientific and Philosophical Perspectives in Neuroethics. Cambridge, Cambridge University Press, 2010.
- Glaser Danya: Child Abuse and Neglect and the Brain: A Review. Journal of Child Psychology and Psychiatry, 2000;5:38-103.
- Göpfert Michael, Webster Jeni, and Seeman Mary V. (eds.): Parental Psychiatric Disorder. Disstressed Parents and their Families. Cambridge, Cambridge University Press, 2004, 2009 2nd ed..
- Gøtzsche Peter C.: Tödliche Medizin und organisierte Kriminalität. Wie die Pharmaindustrie das Gesundheitswesen korrumpiert. München, Riva Verlag, 2015, 2. Auflage.
- Grawe Klaus, Donati Ruth, Bernauer Friederike: Psychotherapie im Wandel. Von der Konfession zur Profession. Göttingen, Hogrefe, 1994, 2001 (5. Auflage).
- Gray Gregory E.: Evidence-Based Psychiatry. Washington DC, American Psychiatric Publishing, 2004.
- Graybar Steven R., Leonard Leah M.: Terminating Psychotherapy Therapeutically. In: W.T. O'Donohue, M.A. Cucciare (eds.): Terminating Psychotherapy. A clinician's guide. New York, Routledge, 2008, pp. 53 – 97.
- Green Stephen A., Bloch Sidney (eds.): An Anthology of Psychiatric Ethics. Oxford, Oxford University Press, 2006.
- Hacking Ian: The social construction of what? Cambridge, Harvard University Press, 1999.
- Haenel Thomas: Zur Geschichte der Psychiatire. Basel, Birkhäuser, 1982.
- Hall Frank: Psychopharmaka – Ihre Entwicklung und klinische Erprobung. Hamburg, Verlag Dr. Kovac, 1997.
- Heuft Gereon, Freyberger Harald, Schepker Renate: Ärztliche Psychotherapie – Vier-Ebenen-Modell einer Personalisierten Medizin. Stuttgart, Schattauer, 2014.
- Hilgers Micha: Scham. Gesichter eines Affekts. Göttingen, Vandenhoeck & Ruprecht, 1996, 2013, 4. Auflage.

- Hinterhuber Hartmann: Ermordet und vergessen. Nationalsozialistische Verbrechen an psychisch Kranken und Behinderten. Innsbruck, Verlag für Integrative Psychiatrie, 1995.
- Hinterhuber Hartmann: Die Seele. Natur- und Kulturgeschichte von Psyche, Geist und Bewusstsein. Wien, Springer, 2001.
- Hoffmann Nicolas: Zwänge und Depressionen. Pierre Janet und die Verhaltenstherapie. Berlin, Springer, 1998.
- Hostettler Otto: Die Menschenversuche von Münsterlingen. Zürich, Beobachter, 3/2014, pp. 23-30.
- Hofstetter Yvonne: Sie wissen alles: Wie intelligente Maschinen in unser Leben eindringen und warum wir für die Freiheit kämpfen müssen. Gütersloh, Bertelsmann, 2014.
- Horn Benedikt: „Ist weniger mehr?" – Grenzen der modernen Medizin. Schweizerische Ärztezeitung, 2015:96(16): 580-581.
- Hübener Fabienne: Es ist wichtig, anders als andere zu denken. Interview mit May-Britt und Edvard Moser. Neue Zürcher Zeitung, Nr. 251, 29. Okt. 2014.
- Hudec Jan: Wenn Schmerz der einzige Ausweg ist. Zürich, Neue Zürcher Zeitung Nr. 53, 05. März 2015.
- Hunter Scott J., Sparrow Elizabeth P.: Executive Function and Dysfunction. Cambridge, Cambridge University Press, 2012.
- Hutter-Krisch Renate: Grundriss der Psychotherapieethik. Wien, Springer, 2007.
- Janssen Paul L., Franz Matthias, Herzog Thomas, Heuft Gereon, Paar Gerhard H., Schneider Wolfgang: Psychotherapeutische Medizin. Standortbestimmung zur Differenzierung der Versorgung psychisch und psychosomatisch Kranker. Stuttgart, Schattauer, 1999.
- Jesus John, Grossman Shamai A., Derse Arthur R., Adams James G., Wolfe Richard, Rosen Peter (eds.): Ethical Problems in Emergency Medicine. A discussion-based review. Chichester, Wiley-Blackwell, 2012.
- Kampusch Natascha: 10 Jahre Freiheit. Berlin, Ullstein, 2016.
- Keith-Spiegel P., Koocher G.P.: Ethics in Psychology. Professional standards and cases. New York, McGraw-Hill, 1985.
- Kirchmann Silke: Sexualität, Zärtlichkeit und Scham in der Pflege sterbender Menschen. Impulsvortrag am Expertenhearing des Erzbistums Köln, 03. April 2014.
- Kleinman Arthur: The Illness Narratives. Suffering, Healing and the Human Condition. New York, Basic Books, 1988.
- Kleinman Arthur: What really matters? Living a moral life amidst uncertainty and danger. Oxford, Oxford University Press, 2006.
- Kluft Richard P.: Wie viele Theorien braucht die Arbeit mit dissoziativen Patienten? In: Villa Lindenfels: Gesichter der Gewalt. Stuttgart-Fellbach, Kongressband 2012, p. 142-160.
- Koch J.L.A.: Die psychopathischen Minderwertigkeiten. Bd. 1-3. Ravensburg, Maier, 1891 – 1893.
- Kohler Paul: Menschen durchs Leben bis zum Tod begleiten. Schweizerische Ärztezeitung 2013;94:5, pp. 192 – 193.
- Krug Etienne G., Dahlberg Linda L., Mercy James A., Zwi Anthony B., Lozano Rafael (Eds.).: World Report on Violence and Health. Geneva, World Health Organization, 2002.
- Krummenacher Jörg: Münsterlinger Medikamententests an Patienten. Neue Zürcher Zeitung, Nr. 287 vom 10. Dez. 2014.
- Kübler-Ross Elisabeth: Interviews mit Sterbenden. Gütersloh, Bertelsmann, 1978.
- Kuntze Sven: Altern wie ein Gentleman. Zwischen Müssiggang und Engagement. München, Bertelsmann, 2011.
- Kupfermann Irving, Kandel Eric: Lernen und Gedächtnis. In: Kandel Eric R., Schwarzt James H., Jessel Thomas M. (Hrsg.): Neurowissenschaften. Eine Einführung. Heidelberg, Spektrum Akademischer Verlag, 1996; pp. 667 – 684.
- Kurmann Julius, Zimmer Alexander: Patientenaufklärung und –dokumentation in der Psychiatrie. Schweizerische Ärztezeitung, 2014;95:5, 348-350.

- Langer Gerhard, Heimann Hans: Widmung. In Langer Gerhard, Heimann Hans (Hrsg.): Psychopharmaka. Grundlagen und Therapie. Heimann . Wien, Springer, 1983; p. V.
- Leape L.L., Fromson J.A.: Problem doctors: Is there a system-level solution? Ann Int Med, 2006;144:107-115.
- LeDoux Joseph: Das Netz der Gefühle. Wie Emotionen entstehen. München, DTV, 2001.
- Leggett Andrew: Origins and developemnt of the injunction prohibiting sexual relationships with patients. Aus NZ J Psychiatry 1995;29:586-590.
- Lehmkuhl Ulrike (Hg.): Ethische Grundlagen in der Kinder- und Jugendpsychiatrie und Psychotherapie. Göttingen, Vandenhock & Ruprecht, 2003.
- Lenz Albert: Psychisch kranke Eltern und ihre Kinder. Köln, Psychiatrie Verlag, 2012.
- Lifton Robert Jay; Markusen Eric: Die Psychologie des Völkermordes. Atomkrieg und Holocaust. Stuttgart, Klett-Cotta, 1992.
- Maaser Wolfgang: Lehrbuch Ethik. Weinheim, Beltz, 2015 (2. Auflage).
- Maissen Thomas: Schweizer Heldengeschichten und was dahinter steckt. Baden, Hier und Jetzt, 2015.
- Martin Jean: Das kleinere Übel ist immer noch die bessere Lösung. Schweizerische Ärztezeitung 2013;94(48):1840.
- Meier Marietta: Spannungsherde. Psychochirurgie nach den Zweiten Weltkrieg. Göttingen, Wallstein-Verlag, 2015.
- Mertes Klaus: Verlorenes Vertrauen: Katholisch sein in der Krise. Freiburg i. Br., Herder, 2013.
- Miller Scott, Hubble Mark, Duncan Barry: Escape from Babel: Toward a Unifying Language for Psychotherapy Practice. New York, W.W. Norton, 1997.
- Moffett Peter, Kang Christopher: The impaired physician. In: John Jesus, Peter Rosen, James Adams, Arthur R. Derse, Richard Wolfe, Shamai A. Grossman: Ethical Problems in Emergency Medicine. New York, Wiley & Sons, 2012, pp. 15-26.
- Moll Albert: Ärztliche Ethik. Stuttgart, Enke, 1902.
- Moritz Susanne: Thesenpapier der Dissertation: Staatliche Schutzpflichten gegenüber pflegebedürftigen Menschen. Universität Regensburg, Fakultät für Rechtswissenschaft, 2013.
- Moser Tilmann: Für eine Ethik der Berührung in der Psychotherapie. 2005, http://www.tilmannmoser.de (Zugriff 04.02.2015).
- Nathanson Donald L.: Shaming Systems in Couples, Families, and Institutions. In: Nathanson Donald l. (ed): The many faces of Shame. New York, Guilford Press, 1987, pp. 246 – 270.
- Nathanson Donald L.: Shame and Pride. Affect, Sex, and the Birth of the Self. New York, W.W. Norton 1992.
- Nida-Rümelin Julian (Hrsg.): Angewandte Ethik. Die Bereichsethiken und ihre theoretische Fundierung. Stuttgart, Kröner, 2005.
- Nord Carlotta, Höger Diether, Eckert Jochen: Bindungsmuster von Psychotherapeuten. Persönlichkeitsstörungen 2000;4:76-86.
- Payer Lynn: Disease-Mongers. How doctors, drug companies, and insurers are making you feel sick. New York, John Wiley and Sons, 1992.
- Pennebaker James W.: Emotion, Disclosure, and Health. Washington DC, American Psychological Association, 1995.
- Perry Bruce D.: Der Junge, der wie ein Hund gehalten wurde: Was traumatisierte Kinder uns über Leid, Liebe und Heilung lernen können. München, Kösel, 2008.
- Petryna Adriana, Lakoff Andrew, Kleinman Arrthur (eds.): Global Pharmaceuticals. Ethics, Markets, Practices. Durham, Duke University Press, 2006.
- Piaget Jean: Das Weltbild des Kindes. München, DTV, 1988 (Original: La représentation du monde chez l'enfant. Paris, Presses Universitaires de France, 1926).
- Plass Angela, Wiegand-Grefe Silke: Kinder psychisch kranker Eltern. Entwicklungsrisiken erkennen und behandeln. Weinheim, Beltz, 2012.

- Pope Kenneth S., Vasquez Melba J.T.: Ethics in Psychotherapy and Counseling. A pratical guide. Hoboken, John Wiley, 2011.
- Popper Karl: Conjectures and Refuctations. London, Routledge, 1963.
- Porges Stephen W.: Die Polyvagal-Theorie und die Suche nach Sicherheit: Traumabehandlung, soziales Engagement und Bindung. Lichtenau, G.P. Probst, 2019.
- Precht Richard David: Jäger, Hirten, Kritiker. Ene Utopie für die digitale Gesellschaft. München, Goldmann, 2018.
- Requardt Harald: Scham erkennen, verstehen – und zum Thema machen. Fachvortrag in Karlsruhe, 17.10.2014.
- Rich Ben A.: Strange Bedfellows. How Medical Jurisprudence has influenced Medical Ethics and Medical Practice. New York, Kluwer, 2001.
- Roberts Laura Weiss, Dyer Allen R.: Ethics in Mental Health Care. Washington DC, American Psychiatric Publishing, 2004.
- Robertson Michael, Walter Garry: Ethics and Mental Health. The Patient, Profession and Community. Boca Raton, FL, CRC Press, 2014.
- Roy-Byrne Peter P., Upadhyaya Mahendra : Psychopharmacologic Treatment for Patients with Neuropsychiatric Disorders. In: Yudofsky Stuart C., Hales Robert E. (eds.): Essentials of Neuropsychiatry and Clinical Neurosciences. Washington DC, American Psychiatric Publishing, 2004 ; pp. 609 – 658.
- Rosenstein A., O'Daniel M.: Disruptive behavior and clinical outcomes: Perceptions of nurses and physicians. Am J Nurs, 2005;105:54-64.
- Rufer Martin: Erfasse komplex, handle einfach. Systemische Psychotherapie als Praxis der Selbstorganisation – ein Lernbuch. Göttingen, Vandenhoeck & Ruprecht, 2013.
- Russel Diana E.H.: The Secret Trauma. Incest in the Lives of Girls and Women. New York, Basic Books, 1986.
- Sackett David L., Rosenberg William M.C., Gray J.A. Muir, Haynes R. Brian, Richardson W. Scott: Evidence based medicine: what it is and what it isn't. Editorial. BMJ 1996;312:71-72.
- Schatz Gottfried: Jenseits der Gene. Essays über unser Wesen, unsere Welt und unsere Träume. Zürich, Verlag Neue Zürcher Zeitung, 2013.
- Schlegel Mario, Meier Isabelle, Schulthess Peter (Hrsg.): Psychotherapien. Ein Führer der Schweizer Charta für Psychotherapie für die in ihr vertretenen tiefenpsychologischen, humanistischen und integrativen Psychotherapieverfahren. Zürich, Schweizer Charta für Psychotherapie, 2011.
- Schleu Andrea, Schreiber Willnow Karin (Hg.): Verwickeln und Entwickeln. Ethische Fragen in der Psychotherapie. Bad Homburg, Verlag für Akademische Schriften, 2014.
- Schmerl Christiane: Die Frau als wandelndes Risiko. In: Hurrelmann Klaus, Kolip Petra (Hrsg.): Geschlecht, Gesundheit und Krankheit. Bern, Huber, 2002, p. 32-52.
- Schölzel-Klamp Marita, Köhler-Saretzki Thomas: Das blinde Auge des Staates. Die Heimkampagne von 1969 und die Forderungen der ehemaligen Heimkinder. Bad Heilbrunn, Julius Klinikhardt, 2010.
- Schöne-Seifert Bettina: Medizinethik. In: J. Nida-Rümelin (Hrsg.): Angewandte Ethik. Die Bereichsethiken und ihre theoretische Fundierung. Stuttgart, Kröner, 2005, pp. 552-648.
- Schore Allan N.; Affect Dysregulation and Disorders of the Self. New York, W.W. Norton, 2003.
- Schulte-Markwort Michael, Resch Franz, Plass Angela, Wiegand-Grefe Silke: Kinder psychisch kranker Eltern: Entwicklungsrisiken erkennen und behandeln. Weinheim, Beltz, 2012.
- Schweitzer Jochen, von Schlippe Arist: Lehrbuch der systemischen Therapie und Beratung II. Das störungsspezifische Wissen. Göttingen, Vandenhoeck & Ruprecht, 2007, 2012, 4. Auflage.
- Seung Sebastian: Connectome. How the Brain's Wiring Makes Us Who We Are. Boston, Houghton Mifflin Harcourt, 2012.
- Siegel Daniel J.: The Mindful Therapist. New York, W.W. Norton, 2010.

- Siegel Daniel J.: The Developing Mind. How Relationships and the Brain interact to shape Who We are. New York, Guilford, 2012.
- Simon Robert I., Hales Robert E.: Textbook of Suicide Assessment and Management. Washington DC, American Psychiatric Publ. 2006.
- Steinberger Emil: Lachzig. Olten, Knapp Verlag, 2013.
- Stoppe Gabriela: Es gibt keine Gesundheit ohne psychische Gesundheit. Deutsches Ärzteblatt 2013, 12: A543-A547.
- Strate Gerhard: Der Fall Mollath. Vom Versagen der Justiz und Psychiatrie. Zürich, Orell Füssli, 2014.
- Straubhaar Thomas: Ein neuer Gesellschaftsvertrag. Die Süddeutsche Nr. 283, 7.12.2016.
- Strauss Bernhard, Linden Michael, Haupt Marie-Luise, Kaczmarek Sophie: Unerwünschte Wirkungen, Nebenwirkungen und Fehlentwicklungen. In: Schleu Andrea, Schreiber-Willnow Karin, Wöller Wolfgang (Hg.): Verwickeln und Entwickeln. Ethische Fragen in der Psychotherapie. Bad Homberg, VAS – Verlag für Akademische Schriften, 2014, pp. 54 – 107.
- Tangney June Price, Dearing Ronda L.: Shame and Guilt. New York, Guilford, 2002.
- Taylor Richard: Der moralische Imperativ des Pflegens. Bern, Huber, 2011.
- Tiedemann Jens L.: Die Scham, das Selbst und der Andere. Psychodynamik und Therapie von Schamkonflikten. Giessen, Psychosozial Verlag, 2010.
- Tiedemann Jens L.: Scham. Giessen, Psychosozial Verlag, 2013.
- Titze Michael: Die heilende Kraft des Lachens. Mit Therapeutischem Humor frühere Beschämungen heilen. München, Kösel, 2007.
- Tress Wolfgang, Langenbach Michael (Hg.): Ethik in der Psychotherapie. Göttingen, Vandenhoeck & Ruprecht, 1999.
- Trestman Robert L., Woo-Ming Ann Marie, deVegvar Marie, Siever Larry J.: Treatment of Personality Disorders. In: Schatzberg Alan F., Nemeroff Charles B. (eds.): Essentials of Clinical Psychopharmacology. Washington DC, American Psychiatric Publishing, 2001; pp. 571 – 587.
- Tschan Werner: Missbrauchtes Vertrauen. Sexuelle Grenzverletzungen in professionellen Beziehungen. Basel, Karger, 2005, 2. Auflage.
- Tschan Werner: Sexualisierte Gewalt und gesundheitliche Folgen. Primary Care 2013;13(17): 308-309.
- Tschan Werner: Professional Sexual Misconduct in Institutions. Causes and Consequences, Prevention and Intervention. Göttingen, Hogrefe, 2014.
- Tschan Werner: Umgang der Professionellen mit Tätern und Opfern. Ein Gespräch mit Martina Raab-Heck mit Dr. med. Werner Tschan. Freiburg, FRIG: Interdisziplinäre Fachtagung am 9. Dezember 2014: Häusliche Gewalt und das soziale Umfeld; Wertevermittlung als gemeinsame Verantwortung. Dokumentation 2015; 37-44.
- Tschan Werner: Impact of Violence on Children. In : Catherine Bernard, John Shea (eds.): Giving Children a Voice. The Transforming Role of the Family. Newcastle upon Tyne, Cambridge Scholars Publishing, 2015; 109 – 126.
- Tschan Werner: Traumatische Lebensbelastungen: Neurobiologie und Psychosomatik des Traumas. Kröning, Asanger, 2018.
- Tsokos Michael, Guddat Saskia: Deutschland misshandelt seine Kinder. München, Droemer, 2014.
- Unterholzer Carmen C.: Es lohnt sich, einen Stift zu haben. Schreiben in der systemischen Therapie und Beratung. Heidelberg, Carl-Auer, 2017.
- Van der Hart Onno, Nijenhuis Ellert R.S., Stelle Kathy: das verfolgte Selbst: Strukturelle Dissoziation und die Behandlung chronischer Traumatisierungen. Paderborn, Junfermann, 2008.
- Van der Kolk Bessel, Weisaeth Lars, Van der Hart Onno: History of Trauma in Psychiatry. In Van der Kolk Bessel A., McFarlane Alexander C., Weisaeth Lars (eds.): Traumatic Stress. The effect of overwhelming experience on mind, body, and society. New York, Guilford, 1996, p. 47-74.
- Verbindung der Schweizer Ärztinnen und Ärzte: Standesordnung vom 1. Juli 1997 mit Änderungen. Bern, Federatio Medicinorum Helveticorum, 1997.

- Vees Martina: Die Begutachtung verfolgungsbedingter Störungen von Holocaustüberlebenden im Rahmen von Verschlimmerungsanträgen. Inaugural-Dissertation an der Medizinischen Fakultät der Eberhard-Karls-Universität zu Tübingen, 2010.
- Von Foerster Heinz, Bröcker Monika: Teil der Welt. Fraktale einer Ethik. Heidelberg, Carl-Auer, 2002.
- Von Uexküll Thure, Wesiack Wolfgang: Theorie der Humanmedizin. Grundlagen ärztlichen Denkens und Handelns. München, Urban & Fischer, 1988, 1998, 3. Auflage.
- Waibl Elmar: Grundriss der Medizinethik für Ärzte, Pflegeberufe und Laien. Münster, Lit Verlag, 2005.
- Wanner Jörg: Psychiatrie im Brennpunkt der Öffentlichkeit. Schweiz Med Forum 2004;4:1310-1311.
- Welfel Elizabeth Reynolds: Ethics in Counseling and Psychotherapy. Belmont, CA, Brooks/Cole, 2010, 4th ed.
- Welfel Elizabeth Reynolds, Danzinger Paula R.: Ethical issues in Termination. In: W.T. O'Donohue, Cucciare M.A. (eds.): Terminating Psychotherapy. A Clinician's Guide. New York, Routledge, 2008, pp. 163 - 180.
- White Williams: The Incestuous Workplace. Stress in the Organzational Family. Center City (MN), Hazelden, 1997.
- Willems Helmut, Ferring Dieter (Hrsg.): Macht und Missbrauch in Institutionen. Interdisziplinäre Perspektiven auf institutionelle Kontexte und Strategien der Prävention. Wiesbaden, Springer, 2014.
- Williams John R.: Medical Ethics Manual. Ferney-Voltaire, World Medical Association, 2005.
- Winnicott D. W.: Reifungsprozesse und fördernde Umwelt. Giessen, Psychosozial Verlag, 1974, 2001 (Original: Maturational Processes and the Facilitating Environment. London, Hogarth Press, 1965).
- Wittchen H., Jacobi F., Rehm J., Gustavsson A., Svensson M., Jonsson B. et al.: The size and burden of mental disorders and other disorders of the brain in Europe 2010. European Neuropsychopharmacology 2011; 21(9):655-679.
- Wolfradt Uwe, Heim Gerhard, Fiedler Peter (Hrsg.): Dissoziation und Kultur. Pierre Janets Beiträge zur modernen Psychiatrie und Psychologie. Lengerich, Pabst, 2013.
- WPA (World Psychiatric Association): Madrid Declaration 1997 and amendments. http://www.wpanet.org/detail.php?section_id=5&content_id=48

Der Autor: Dr. med. Werner Tschan MAE

Werner Tschan ist Facharzt für Psychiatrie und Psychotherapie in eigener Praxis in Allschwil/ Basel; er verfügt über einen Zertifikatsabschluss der Universität Mainz in der Behandlung von Sexualdelinquenten und einen Masterabschluss der Universität Zürich in Applied Ethics (MAE). Er hat das Beratungszentrum gegen sexuelle Grenzverletzungen in professionellen Beziehungen aufgebaut und das international tätige Institut „Psychotraumatologie" gegründet. Neben seiner Praxistätigkeit ist er als Dozent tätig und berät zahlreiche Institutionen und Einzelpersonen in ethisch relevanten Fragestellungen. Der Transfer von Wissen und Lösungsansätzen in den praktischen Alltag bildet den Erfahrungshintergrund von Werner Tschan.

Seine Masterarbeit an der Universität Zürich trägt den Titel: Sexuelle Missbräuche in ärztlichen Behandlungen.

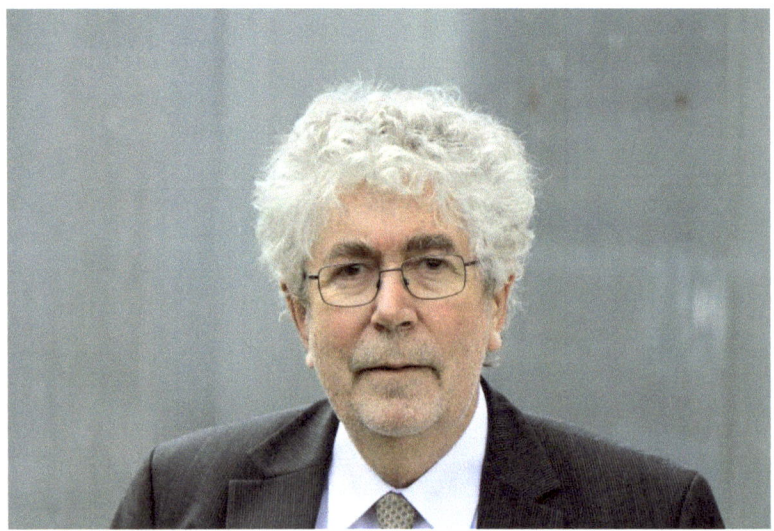

Foto: David I. Tschan (2017)

Werner Tschan hat sich früh in seiner Ausbildung zum Facharzt in verschiedenen Bereichen weitergebildet. Neben einer Tätigkeit als Assistenzarzt in verschiedenen Bereichen der Psychiatrie und Psychotherapie unterzog er sich einer eigenen langjährigen Psychoanalyse und kam in Berührung mit der Systemischen Therapie und der Biologischen Psychiatrie. Kurz nach Beginn der eigenen Praxistätigkeit im Januar 1990 vertiefte sich Werner Tschan in die Verhaltenstherapie und nahm an zahlreichen Workshops und Seminarien von international bekannten Fachleuten teil. Sein Hauptinteresse gilt einer nachhaltigen Gewaltprävention – die therapeutische Arbeit mit Betroffenen hat seine Sichtweise über die Jahre radikal verändert. Werner Tschan hat mehrere Bücher verfasst und zahlreiche Beiträge veröffentlicht. Seine Texte sind neben deutsch auf englisch, französisch und japanisch erschienen. Er hat in rund 20 Ländern mitgeholfen, Fachleute aus- und weiterzubilden und hat an zahlreichen internationalen Tagungen und Konferenzen mitgewirkt. Werner Tschan ist am E-Learning Projekt der Universität Ulm involviert und berät die Theatergruppe Knacknuss in der Konzeption eines Präventionsangebots. Er hat zahlreiche Organisationen und Einrichtungen in der Implementierung von Schutzkonzepten beraten.

Werner Tschan nahm von 2010 bis 2011 als Experte am Erweiterten Runden Tisch der Deutschen Bundesregierung in Berlin zur Prävention von sexuellen Missbräuchen teil. Von 2004 bis 2009 konzipierte und leitete er an der Universität Zürich den interdisziplinären CAS-Kurs „*Intervention und Prävention bei sexueller Gewalt*". Aus finanziellen Gründen musste der Kurs aufgegeben werden – im selben Jahr stellte die Schweizer Regierung damals für die Stützung der Bankenwirtschaft 6'000 Mio. Franken zur Verfügung. Werner Tschan bezeichnet die Arbeit im Bereich einer umfassenden Gewaltprävention als Minenfeld – nicht zuletzt, weil er bei der Thematisierung der Gewaltentstehung immer wieder bestehende gesellschaftliche Strukturen hinterfragt. Die Opfer interpersoneller Gewalt haben keine Lobby, und sie sind durch die Gewalterlebnisse ohnehin schon traumatisiert – durch die fehlende Anerkennung ihres Leidens werden sie erneut verletzt. Seine Ausbildung und seine Berufserfahrung gibt Werner Tschan den nötigen fachlichen Hintergrund für die Entwicklung von nachhaltigen Schutzkonzepten gegen Gewalt.

Das Masterstudium in Angewandter Ethik an der Universität Zürich hat ihm neben der Praxistätigkeit und den damit verbundenen Auseinandersetzungen die Augen für die Bedeutung ethischer Fragestellungen geöffnet. Weltweit stellen sich überall analoge ethische Überlegungen – die Lösungen müssen lokal im Hier und Jetzt gefunden werden. Damit ist ein steter Reflexions- und Transformationsprozess erforderlich, der sich in der konkreten Umsetzung gerade in der Psychotherapie immer wieder zeigt.

Werner Tschan hat in seiner Kindheit Gewalt erlitten, er wurde durch seinen Vater brutal zusammen geschlagen. Zweimal wurde er durch seine Eltern unter Mitwirkung von Sozial-Behörden und Ärzten in ein Kinderheim versorgt; das erste Mal im Alter von vier Jahren. Werner Tschan war jahrelang Bettnässer. Schliesslich wurde er als 18-Jähriger einen Monat in einer geschlossenen Akutabteilung der Psychiatrie versorgt. Werner Tschan hat lange geschwiegen – aus Scham, aus Unsicherheit. Mit seinem Berufsweg wollte er zeigen, dass er etwas kann, dass er ein Mann ist. Das ist ihm gelungen. Doch erst nach seiner Pensionierung konnte er sein Schweigen überwinden – unmittelbarer Auslöser war die Begegnung mit Norm Hewitt in Neu Seeland, dessen Biografie viele Parallelen mit seiner eigenen hat. Ein Hero, der geholfen hat, endlich zu reden!

Die Erfahrungen von Werner Tschan haben seinen Werdegang geprägt – gleichzeitig haben sie ihm zu einem unmittelbaren Verständnis für die Nöte von Menschen mit psychischen Beeinträchtigungen verholfen. Seine Patientinnen und Patienten haben erst nach seiner Pensionierung nach und nach etwas von seinem persönlichen Hintergrund erfahren; so auch Berufskolleginnen und -kollegen. Werner Tschan hat sein Schweigen beendet.